破解加工食品、營養和現代醫藥的偽裝和謊言

代謝

METABOLICAL

THE LURE AND THE LIES OF
PROCESSED FOOD,
NUTRITION,
AND MODERN MEDICINE.

ROBERT LUSTIG
羅伯·魯斯提

范瑋倫 譯

致謝

二〇一七年我從加州大學舊金山分校（UCSF）臨床醫學單位退休了，結束了四十年行醫生涯，本以爲可以有更多時間做自己想做的事情，但毫無意外的，計畫總是趕不上變化。過去五年來我遇到了生活上、工作上和健康上種種問題，但我的家人一直支持著我、陪伴我渡過難關，本書獻給他們。感謝女兒米莉安（Miriam）和梅若蒂絲（Meredith）、我的妻子茱莉（Julie），還有我的姊妹卡蘿（Carole Berez），謝謝妳們，本書是妳們愛與耐心的結晶，特別是過去那一年裡。我還要感謝我的親朋好友：鄰居瑪西亞（Marcia）和馬克（Mark Elias）、和我共同撰寫食譜書的作者辛蒂（Cindy Gershen）、我在加州大學的朋友愛莉沙（Elissa Epel）、傑克（Jack Glaser）、沃特（Walt Miller）、辛蒂（Sindy Mellon）、艾薇（Ivy）和佛萊德（Fred Aslan），還有我的編輯艾咪（Amy Dietz），感謝大家在我最需要的時候支持我，本書是大家和我共同的成果。

目次

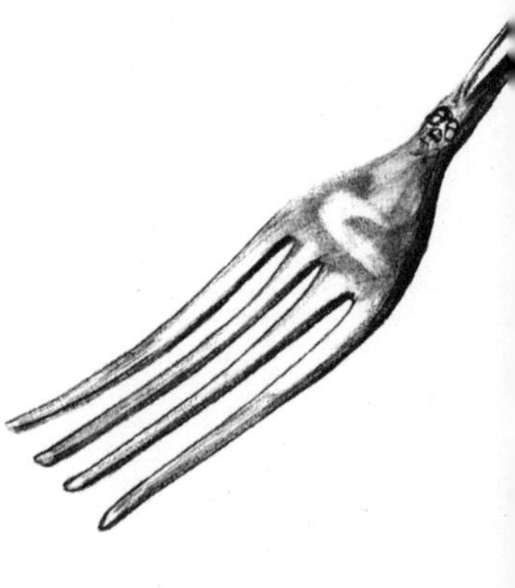

第三部 營養戰場筆記

第四部 加工食品大戰

第五部 食品警察到底在哪裡？

前言

經過了整日辛苦工作再加上長途通勤，好不容易終於回到家，肚子還餓著。你坐在餐桌旁打開電視，在不經意間吃下了一盤有毒物質。那盤看起來、吃起來都像食物的東西，甚至可能比眞正的食物還美味。要是有人在裡面下了毒呢？

不，這不是在演《權力遊戲》，這是大多數現代人每天、每頓飯、每包零食都會經歷的事。古時候國王會要侍從先試菜，確定自己的餐點沒有被下毒才吃，那些可憐人心知肚明每一口都可能是最後一口。但現今我們的食物都是安全的，對吧？進了雜貨店，購物車裡滿是眞空包裝、低溫保存、密封完整、防腐滅菌，經過病原檢測與邊境查驗的產品，完全符合美國農業部（U. S. Department of Agriculture, USDA）和食品藥物管理局（U.S. Food and Drug Administration, FDA）各項標準。如果這些食材在收成之前、烹飪過程中，甚至在包裝後摻假或被混入添加物來害人，那怎麼辦？而且還是有計畫地要你錢不要你的命？

我們偶爾會聽說漢堡肉裡有大腸桿菌污染、雞蛋有沙門氏桿菌、菠菜有李斯特菌，甚至連嬰兒配方奶粉也有三聚氰胺，可是當產品下架召回以後，這些事也就慢慢淡出大衆視野。所以我們的食物是安全的，對吧？要是它其實像慢性毒藥，比如像香菸這樣，一根無傷大雅，但十年累積上萬根，又是如何？這不像沙門氏桿菌，身體不會馬上有反應，但最後你終究會感覺到……它無處不在，心臟、肌肉、膀胱、大腦，特別是你的錢包最有感。如果在這種食物毒藥裡，摻入能玩弄大腦獎勵機制的添加劑，讓人上癮，讓人越來越離不開它，那又該怎麼辦？就像校園的毒販，引誘人們「免費吸一口」，然後就控制住你了，劑量越大時間越長，人就死得越快。

再說深入一點：如果這種毒藥不但會讓人漸漸死去，還會讓人容易被感染，比如遇到病毒大流行讓人一朝致命，這怎麼辦？如果美國農業部和食品藥物管理局，明知這種慢性毒藥在全國各地販售，還允許廠商大力宣傳呢？要是全世界都接觸到同樣有毒且會讓人上癮的毒藥，而且集體生病了，又該怎麼辦？

最後，要是這些慢性毒藥看起來就是一般商店裡會賣的東西，要怎麼辦？我們要如何保護自己？

這不是史蒂芬．金（Stephen King）的恐怖小說，而是眞實的生活，而且一直都是進行式，這種毒藥就叫加工食品。

美食評論家馬克．比特曼（Mark Bittman）曾說，既然食物被定義爲「提供營養和促進生長的物質」，而毒藥則是「導致疾病的物質」，那從字面上看，「大部分工業化生產的農業品都不是食物，而是毒藥。」比特曼此番言論重點在於使用農藥與永續農業的問題，他認爲食物裡已被添加了毒藥。不可諱言，農藥是讓食物帶有毒性的一個層面，但這只是冰山一角，重要性可能只占10%。另外90%的問題來自食品加工過程，它讓食物變成了新型慢性毒藥。麥片上可能標示著「有機」和「純天然」，但它仍可能有毒。重點仍在於把食物加工變成毒藥的過程，除非你能明白這點，否則難以理解食物與健康的變化，本書會解釋食品加工過程才是眞正的重點，而不是食物成分。這不是醫生、營養師、廣告、網路，甚至營養成分標示能教你的，這件事得要自己學。

營養學不等於食品科學，營養是食物在口腔和細胞間發生的事情，食品科學則是食物在送進嘴巴之前的處理。兩者相互依存，但對大衆來說，是混淆不清的。但這其實是故意的，因爲食品業和政府都不希望民衆注意到，營養成分會被加工過程毀壞，變得毫無用處。

食品標示只寫了食物含有什麼成分，並不會標上加工方式。但成分大多無關緊要，民衆眞正需要知道的是食品加工過程，可惜卻得不到任何說明。在本書中，我會把營養學和食品科學變得透明。基本上，你只需要知道兩個原則，總共只有八個字：**一是保護肝臟，二是滋養腸道**。不管農業部和食品藥物管理局要求廠商在包裝上標示什麼，能滿足這兩大原則的食物才是健康的，而兩者都不符合就算有害健康，其餘只滿足其中一項的食物，相對沒那麼糟糕。只有兩項都達標才能叫眞正的食物，也就是那些保留有益成分沒被加工去掉，也沒被添加有害健康物質的食物。

所以準備好了嗎？我要帶你踏上一段旅程。繫好安全帶，我們要從超微觀到超巨觀，從分子到行星，包羅萬象。我們會從細胞的胞器開始一路到高空俯視，穿梭時空回顧過去五十年。如此由下而上從前到後細細說明，就是爲了要回答下面這問題：爲什麼人類健康狀況每況愈下、醫療保健系統不斷退化、氣候變遷持續惡化？

可能有人會認爲這些問題之間並無關聯。但這一切都始於人類食品供應鏈的改變，這變革五十年前就開始了，目的在於促進加工食品的生產與消費。爲了證明這一點，我爲大家抓出幾個關鍵流程：從食物到生化、生化到疾病、疾病到醫學、醫學到人口統計、人口統計到經濟、經濟到農業、農業到氣候、氣候到地球，再從地球回到食物。

我知道這聽來像在踏上無限輪迴的學術夢魘之旅，但我請大家先冷靜下來，當你看到這些關鍵如何串連起來時，就會發現兩個鐵錚錚的事實。首先，大約五十年前開始的食品加工模式，慢慢在把醫療、經濟和氣候捲入無底深淵，隨著時間過去，漩渦速度越轉越快，導致醫療體系不堪重負，新冠病毒大流行讓情況更惡化，威脅著要耗盡整個地球資源。其次，在現今社會裡，飲食是唯一能立卽改變、以小博大的可能方式，如果不改善飲食，就只能繼續承受慢性病和死亡的威脅，社會和地球也會持續走向毀滅，而本書提出了解決之道。

大多數寫營養的書，都會推廣某種特殊飲食療法，限縮在某個狹隘的觀點，這些作者不是醫師，無法提供診斷或醫療建議，而且還認爲一種飲食法能適合百樣人。他們沒有能力或者也無心解決年齡、性別，或不同種族間的營養需求差異，因爲他們只了解營養的某個面向，無法靈活運用在不同背景的讀者身上，坦白說這些東西大概都只能當作參考。

另一方面，臨床醫事人員應該幫助人們維持健康，但如果他們沒有先學會怎麼做，當然也就辦不到。數十年來，醫界普遍認爲慢性病和衰老無可避免，而且一直用治療取代健康促進，這是因爲他們不知道其實能有別的選擇。醫生、營養師和牙醫是問題的一部分，但只要能夠改變舊思維，他們其實也能成爲解決方案的一員。透過在本書詳細解釋慢性病的科學機制和途徑，就能明白靠加工食品度日這種生活方式有明顯缺陷，必須改採眞食物。

很多人認爲眞食物就是個不食人間煙火的概念，認爲我肯定是什麼特權階級才能摒棄標準美國飲食，這想法完全錯誤。我母親兼兩份工作，白天在學校當秘書、晚上幫忙管理我祖父母出租的房子。我小時候都吃微波食品當晚餐，最討厭的就是微波牛肉漢堡排。長大後我也常在壓力下進食，唸醫學院時都是三兩口就草草解決午餐，也總是穿梭不同診間趕來趕去，只能隨便吃點三明治，這可不是什麼令人稱羨的特權生活。

我會注意到飲食問題絕非偶然，其實一開始我也和大家一樣，也向主流營養學低頭。一九七六年我從麻省理工學院畢業，主修營養生物化學，對微量營養素（例如維生素）如何改善特定的病症很著迷，報紙上相關報導也常引起我的興趣，比如有人因爲高蛋白質減重法而死於腎衰竭這類事件。從那時起，我就很清楚科學和營養生理學確實重要。接著我進入了康乃爾大學醫學院（Cornell University Medical College），儘管那裡有全世界最傑出的營養學家莫里斯·希爾斯教授（Maurice Shils, 1914-2015），卻沒有開設營養課程，也使得我對這門科學的興趣大打折扣。念醫學院時會聽到一些閒言碎語，說我大學讀的不是醫科，我只好屈從於熱量、肥胖和衰老那些大家認爲的「常識」，當作這一切都本於熱量攝取和消耗，我強迫自己去相信別人的說法，儘管這和我在大學時學到的完全相反。哎，這些人可都是醫生、專家，而我的父母爲了讓我學習他們的專業知識，可是不斷在努力工作支付那龐大的學費。

所以我得反省，身爲兒科內分泌醫師，在我行醫的頭二十年裡，並沒有眞正了解疾病背後的成因，我做的只是看病、診斷、開藥。就像玩推理遊戲一樣，推理，然後開些藥方應付著。

我的同事們不太喜歡爲那些肥胖兒童看診，因爲他們深信所謂的「常識」：能量平衡。孩子們就是吃得太多、運動太少，胖都是他們自己的錯。一九九〇年代後期我在田納西大學時，有位內分泌部門的同事寄了封通稿給院外的醫護，要他們別再把胖子轉診過來，免得大家會以爲內分泌學家能治療肥胖症。物質不滅，吃多少就是胖多少，別以爲醫生有什麼神力顛覆熱力學第一定律，這根本是污辱科學！強調熱量就是熱量的想法反覆出現，這讓醫學倒退了至少五十年，甚至退到更久之前。

我自己的研究結果就與這種主流營養教條有所矛盾，但也點出了眞正的治療之道。我們學校有句名言：我們無條件相信上帝，但其他人就得有憑有據。其他人或許一心信奉主流營養，可我有憑有據，只是這些數據並不主流。研究證實，並非所有熱量都一樣，重要的是食物的品質而不是數量。我當時並不知道，這一點將成爲我個人名譽、誠信和理性的唯一救贖，但這也讓我的職業生涯後半段成了個非主流人士，被排擠在白色巨塔和政府體制之外。

因此，本書可以看作是我對大衆的懺悔，也是在表達我對醫療體系的難以苟同。也許我就是得等到退休以後才能寫這本書，如此一來就沒有醫療的象牙塔在我背後施壓，讓我不敢在字裡行間出現那些非主流的文字。

做這研究的過程，就像是吃下電影《駭客任裡》裡的紅色藥丸一樣，現在我知道這腦洞有多深了。傳奇廚師安東尼・波登（Anthony Bourdain）即使面對心魔，也能大方道出他那行業的眞相。我最喜歡的波登名言是：「一勺醬汁就能掩蓋不少食品問題。」這句話也可以說是整個食品業、醫療、保健、製藥、化學、保險業，以及政府等各行業的座右銘，但眞相終將使人自由。本書是我對眞相的貢獻，是我的「臨床醫師機密」，我希望本書能教育讀者，這也是希望醫學界最後終能傾聽，並眞正治癒病人所做的努力。

要理解人類健康和醫療保健的問題有兩個關鍵，第一個關鍵是醫療機構不想讓你知道的，就是吃藥只能控制症狀，無法治癒慢性病。用藥的確可以控制高血壓、高血糖、高血脂這些症狀，但無法根除病因。現代醫學在某些疾病的治療上做得很好，像是傳染病（如小兒麻痺）、遺傳病（如兒童白血病），還有外科手術（如膽囊或闌尾切除術）。但對於慢性非傳染性疾病（Noncommunicable Diseases, NCDs），也就是一般所謂的慢性病，如糖尿病、心血管疾病、脂肪肝、癌症和失智症等，卻著實做得不怎麼樣，這些疾病會以最具破壞力的方式惡化，讓人截肢、透析、失明，害人英年早逝，也占據了75%的醫藥費用，現代醫學完全搞錯方向了。

本書會以通俗易懂的方式，解釋慢性病背後的科學理論。有八種細胞內病理因子，是所有慢性病的成因（請見第七～八章），而且這些因子都和飲食相關，它們雖然不是疾病，卻能夠引發疾病。當仔細研究這八種病理機制時，你會發現到沒有任何一項能用藥物治癒，這就是爲何吃藥沒用、爲何醫生盡了最大的努力病情卻還是會加重，卻能透過飲食調理（請見第十章）。儘管投入數十億美元研發藥物，但實際上沒有藥能治得了，因爲藥物不是營養，只有眞食物才能奏效。事實上，大型製藥公司擅於廣告宣傳，讓消費者誤以爲有症狀等於生病，可是實際上並不是這樣。當然，大眾想知道這八種致病機制是否可以透過運動來調節？答案是只有部分可以，在這八種機制中，只有五種能以運動改善。運動是有效的輔助手段，但無法單靠運動就擺脫不良飲食的影響，後面我會告訴你原因。

第二個關鍵則是食品業不想讓你知道的。其實所有食物本質上都是好的，糟糕的是對食物所做的處理。問題出在食品加工過程，要嘛用了添加劑（對肝臟造成負擔），不然就是去除了好的成分（缺乏纖維素使腸道挨餓），有時甚至兩種手法都有。加工程度較低的食物（如白飯、果汁）會有其中一種問題，而超加工食品（如芝多司餅乾）兩種問題都會有。人體會把多餘的醣類轉化爲脂肪，所以這些東西會把肝臟塞得滿滿滿，等於成了人體肥鵝肝。而腸道本來充滿益菌，這些益菌以纖維爲食，幫助身體正常運作，結果食品經過加工之後，纖維被盡數去除，等於讓腸道菌沒有食物可吃，逼得它們啃食腸道上的黏液屏障，引起發炎症狀和腸漏症。

相關研究也顯示，超加工食品也會造成其他慢性病增加，例如憂鬱、成癮、睡眠呼吸中止和自體免疫疾病。儘管這些疾病本來就一直存在，但它們的盛行率、嚴重程度和死亡人數呈現指數級攀升，尤其是在西方國家。當我們認眞尋根究柢，結果就追到了問題出在日常飲食，或者說得更精確些，是我們的日常飲食被人加了什麼工。

作家麥可．波倫（Michael Pollan）是我的朋友，他在《紐約時報》曾刊載過一篇著名的文章，裡面提出了「進食、別過量、多吃素」這三個簡單而獨立的概念，但我認爲這每一項都可能誤導人。所謂「進食」沒有考慮到個人差異，有些人體質適合低脂飲食，有些人吃高脂肪飲食更健康。「別過量」沒有說明如何適度控制飲食，因爲它沒考慮到對食物成癮者何爲適量，或是如何能產生飽足感。「多吃素」則沒想到許多速食比如可口可樂、薯條和多力多滋等，其實也都是以植物爲原料。即使到有機食品專賣店去購買有機、純天然、非基因轉殖的玉米片，吃進身體仍會造成肝臟負擔，腸道菌叢也會挨餓，這不過是在白花大錢。

還有安德魯・威爾（Andrew Weil）提倡以植物爲主的所謂「抗發炎飲食」。但植物油富含Omega-6脂肪酸容易引起發炎，相對在魚類所含的Omega-3脂肪酸才有抗發炎作用，所以是不是植物並非重點。還有所謂的低脂飲食，就是種胡亂混雜的素食版本，根本就是個錯誤，它害死的人比香菸還多。

至此，兩種截然不同的立場浮出檯面：素食主義vs.生酮飲食（請見第十四章）。比如二〇一七年《健康的祕密》（*What the Health*）和二〇一八年《茹素的力量》（*The Game Changers*）這類電影，主張動物產品有害健康，素食主義者認爲吃肉有害健康與地球環境。但這些論點有科學依據嗎？從期刊《刺胳針》（*The Lancet*）審查委員會，到政府間氣候變遷專門委員會，看來都贊同以植物爲主的飲食，認爲這既有益健康，也有利於環境。如果答案這麼簡單直白，那麼印度基本不吃牛，那裡的人應該更健康。可是他們的糖尿病盛行率有8.8％，而且還在不斷成長，相較美國的盛行率則爲9.4％。同理，阿根廷和紐西蘭的人均肉品消費量是美國的兩倍，照道理人民理應該更胖、身體更差，但他們心臟病、糖尿病和癌症的問題卻比我們少。

再看另一邊的立場，生酮飲食擁護者主張碳水化合物是疾病的根源，有人說只吃肉是最健康的飲食法，甚至可以逆轉大多數的疾病。這說法到底是人人適用，還是言過其實？生酮飲食擁護者不能理解草飼和穀飼動物的肉品有差，對於加工肉品可能導致與糖尿病和癌症的數據嗤之以鼻。

這場吃素或吃肉的爭議恰好轉移了大衆的注意力，讓食品業漁翁得利。事實上，純素與生酮都建立在新陳代謝正常健康的錯誤前提之下，而且這兩種飲食法都可能被有心人士利用作爲宣傳，因爲食品業要推銷的產品既有加工碳水化合物，也有加工肉類。本書的目標之一，就是要佐證眞正的純素和眞正的生酮，對身體健康都有益，希望有助於平息這場無謂的飲食之爭，因爲兩者的共通點其實比他們想像的要多。當我寫本書時心裡想著：「要嘛兩邊陣營都會歡迎我，因爲我證實了他們各自的論點，不嘛雙方都會排擠我，因爲我證實了對手的觀點。」但我不是敵人，兩邊都應該與我結盟，共同對抗我們眞正的敵人：加工食品。

接下來的問題就是生產食物造成的環境負擔。雖然畜牧過程的確會產生甲烷，但與其他農業（10%）、工業甲烷生產（35%）和交通運輸業（50%）相比，動物所產生的甲烷排放量（5%）其實微不足道。動物對氣候變遷的影響，與中西部農業生產噴灑化肥所產生的一氧化二氮相比，根本相形見絀（請見第二十五章）。我並不反對作物栽種，植物可以成爲眞食物，但它們同樣也能拿來加工。動物也一樣，可以是眞食物也能是加工食品。因此，我建議可以將麥可．波倫的健康飲食概念改寫成以下兩點：一、保護肝臟，二、滋養腸道，而且葷素不分。

當我從二〇〇七年開始揭穿營養神話時，所謂政治正確這樣的想法越來越受到強調，尤其是對於那些既得利益者來說。數十年來醫療保健領域深受道德風險的困擾，就是所謂損人利己、從中牟利的情況，一種幸災樂禍的牟利。醫療保險業就是一例。他們並沒有讓人生病，但顯然以透過拒絕理賠與抬高保費的方式從中獲利。這就像賭場的運作模式，付費玩遊戲、設定費率，這個行業樂見保戶生病，他們可以借此提高保費，但仍然拒絕理賠。直到現在保險業還在賺錢，這行業沒有改變的動機。

我挖得越深，就越覺得雙眼所見只是冰山一角，而我正在創造一個新的詞彙「不道德風險」（immoral hazard），用來形容那些心知肚明別人會受苦，卻仍刻意操縱牟利的情況。其中一例是菸草公司在法庭上對香菸成癮性的不實陳述，其二是石油業在一九八〇年代掩蓋氣候變遷研究結果，放任讓地球暖化更加惡化，其三是當前鴉片類藥物濫用，我們現在知道普渡製藥（Purdue Pharma）是二〇一六年馬利諾（Marino）法案的幕後黑手，限制了美國麻醉劑管理局對鴉片類藥物的管轄權。但我得說加工食品的詭計更陰險，因為不會有人說菸草、石油或鴉片是健康的，但人活著就需要吃喝，食品業會用盡方法，每一包、每一瓶、每一罐地引誘著大眾。

在本書裡，我要證明大型食品業、大型製藥業和政府所分別犯下的三種不道德危害。人們的罹病狀況越發嚴峻，大型製藥公司就越能牟利，食品業也無須因為產品造成的問題付出代價，政府則從加工食品關稅中獲利，讓那些產品銷往其他毫無戒心的國家。這些並不對，我們只是習以為常，為了自己和整個社會，為了醫療體系、經濟和環境，我們有能力改變這種現狀。是時候揭露食品業和製藥業的詭計，還有他們遊說國會左右政策讓人民變得肥胖、生病、貧窮的事實。

自從二〇一二年我出版第一本書《雜食者的詛咒》（*Fat Chance*）以來，這些年超加工食品相關的數據不斷浮現，眞相絕對讓人膽顫心驚。現在已知糖會在肝臟代謝產生毒素，也是癌症和失智症的危險因子。數據顯示糖會讓人上癮、回味無窮，反而是膳食脂肪並無害處，有些脂肪甚至能用於治療，不過反式脂肪當然除外。我們正要開始了解腸道及腸內菌叢對自體免疫疾病和精神疾病的影響。我們能證明化學甜味劑有副作用，還有除草劑例如嘉磷塞（Glyphosate）如何影響健康的資訊。還有巴西「NOVA食品分類系統」將食品依加工程度分類，如此一來我們就能知道哪些加工對健康危害最大，我也會說明機制和緣由，並告訴大家如何應對。

談到本書的英文書名Metabolical的意思，是融合了metabolic（代謝，指身體的運作）和diabolical（邪惡，指食品、藥商和政府的運作）兩種意思而成。這些人都聲稱和民衆站在一起，但實際上他們只是在謀私利，而大家都是他們宣傳底下的受害者。

本書會解釋醫生在某些方面認知不足，可能因此有害人們健康。而大家可以開始關心自己，去做檢查了解自己罹患慢性病的風險，以及如何治療，在許多情況下甚至可以逆轉病況停藥，但最重要的還是如何預防疾病發生（請見第九章）。

代謝營養這門學問讓人千頭萬緒，那是因爲相關資訊龐雜，甚至相互矛盾，遺憾的是這些資訊也影響了醫師、牙醫師和營養師。本書要傳達的訊息非常簡單，對抗這些混雜的資訊，我只用兩個簡單的原則：一、保護肝臟，二、滋養腸道。任何營養素、食物、飲食法、進食時間安排，都離不開這兩個原則，但要做到這兩點並不容易，必須吃眞食物，儘管食品業並不賣眞食物。

簡而言之，改善飲食、健康和生活的答案，都在本書裡。唯一沒有納入的就是參考文獻！因爲本書參考了一千零五十四篇研究，比大多數教科書都多，如果把參考文獻全部附上，那會讓頁數增加七十頁，這樣一來，書會更厚重、更不環保，而且更貴。需要的話，大家可以上www.metabolical.com這個網站查詢，裡面有參考文獻和連結，任何人都可以查閱。我們本於科學證據、敢於揭露不當政策，最終希望說服大衆摒棄舊有的錯誤觀念。也該是時候了解加工食品的眞相，以及什麼是眞食物了。

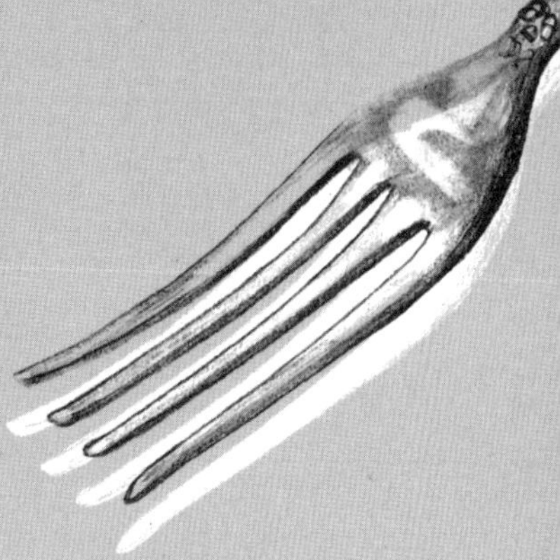

第一部、揭穿「現代醫學」

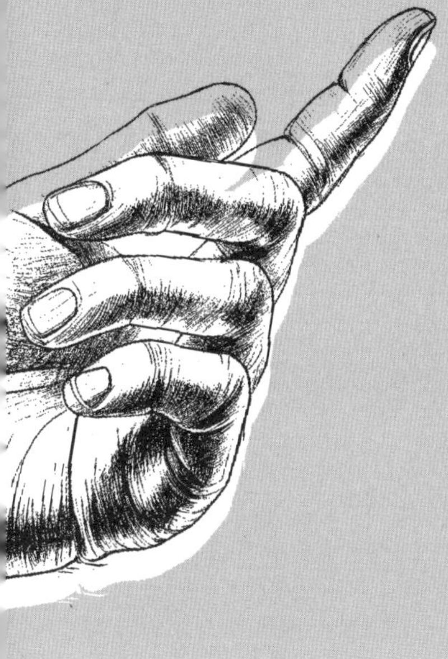

DEBUNKING “MODERN MEDICINE”

第一章　「治療」不等於「治癒」甚至算不上治療

家裡飛來了一隻虎頭蜂嗡嗡作響，你會怎麼做？殺死那隻虎頭蜂？還是除掉虎頭蜂的巢穴？要解決問題就得從源頭著手，頭痛醫頭腳痛醫腳，這只是治個表面。可是治表面是過去八十年來醫界一直做的事，結果最後放任虎頭蜂回老巢休息了。

美國是第一名！發病率、死亡率和醫藥開銷都是第一

美國有最優秀的醫生、最好的醫院和醫療技術、最創新的手術、最好最新的藥，可是在全球所有國家裡，人均醫療保健支出卻是最多。

美國人更健康嗎？醫療服務更好嗎？平均壽命更長嗎？對於這些問題，每個答案都很明確是否定的。事實上情況恰恰相反。在經濟合作暨發展組織（Organisation for Economic Co-operation and Development, OECD）全球前37名富裕國家之中，美國人的健康狀況最差。在幾種最致命的慢

性病裡，美國人的排名在已開發國家中是最差的：糖尿病排名第一差、阿茲海默症排名第二、癌症排名第五，心血管疾病排名第六。毫無疑問，在所有OECD國家裡，美國病得最重。我們有最貴的藥物，藥價是歐洲的兩倍，再加上最貴的醫生，花在住院和治療上的費用最多。但我們得到了什麼？來看看這張圖（圖1-1）。

從這張圖中可以看出兩個主要結論：一、我們投入的資金越多，問題就變得越嚴重，這表示我們根本沒有解決問題，甚至可能是越弄越糟。二、情況並非都這麼糟，儘管美國在醫療保健的花費從來都不是特別精省，但我們至少曾經與其他國家齊頭並進。我們從一九七〇年開始偏離軌道，一直到現在連問題出在哪都還沒有頭緒，更別提如何解決，別盼著有什麼萬靈丹。

那麼一九七〇年發生了什麼事？爲什麼會讓醫藥衛生破產？爲什麼現在問題變得無所不在，人人都深受其害呢？

傳染病過時了，是嗎？

代謝症候群從一九八〇年代開始抬頭，成爲了二十一世紀的災難。細想古今社會襲捲大量人命的疾病：漢生病、黑死病、梅毒、肺結核、流感、瘧疾、愛滋病，這些都是傳染病。或許你認爲代謝疾病和傳染病不能混爲一談，畢竟走過新冠大流行之後，大家都明白感染可是會死

年度人均醫療保健支出報告。數據依照通膨與各國物價水準調整校正，並以 2010 年虛擬國際貨幣（International Dollar）計價。

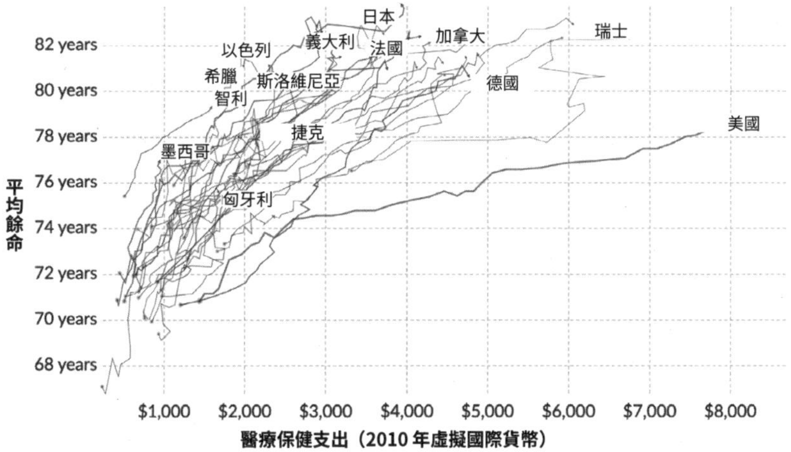

資料來源：醫療保健支出與財政統計數來自世界銀行，人口統計數據來自 2017 年 OECD，蓋普曼德基金會（Gapminder Foundation），2016 年全球環境歷史數據資料庫（History database of the Global Environment, HYDE），2019 聯合國。

圖 1-1 比較 1970-2015 這 45 年間，經濟合作暨發展組織（OECD）國家醫療保健支出與平均餘命。美國花的最多，但是效果最差。

人的，雖然有代謝問題的人死亡風險增加二十倍，但可這怪不了別人，因爲這都是那些貪吃又懶惰的人才有的問題。**想法完全錯誤！**事情很簡單，就像冠狀病毒一樣，任何人都可能有代謝症候群，即使體重正常的人也不例外，大家都一樣有風險。

正如本書試著說明的，所有代謝症候群相關疾病都是慢性病，包括糖尿病、高血壓和心臟病等，是由於身體不同器官不同細胞的代謝異常所致。爲了要解釋的更清楚一點，我們用糖尿病作爲例子吧。我在一九七六年進入醫學院時，糖尿病還很少見，當時美國六十五歲以上的人只有5％有糖尿病，整體人口盛行率爲2.5％，我會注意到，是因爲我的外公就是患者，不過他並不胖，我猜他得病只是「碰巧」。然而，因爲糖尿病的問題，他先後四次心臟病發，七十二歲那年是最後一次發作，也奪去了他的生命。糖尿病是籠罩在我家族的陰影……我也會得病嗎？

據估計，二〇〇〇年全球共有一．五一億糖尿病患者，當時預估二〇一〇年可能達到二．二一億，對照通貨膨脹率爲3.88％。然而這個估算並不準，實際上糖尿病患達到了二．八五億，通膨則爲6.55％，是預估值的兩倍。儘管擁有龐大的醫藥資源、健康知識加上健身房，糖尿病患數到二〇一四年仍然增加到四．二二億，同期間通膨達到10.3％，是預估值的三倍！而這數字到了二〇一九年已經變成四．六三億，統計模型顯示二〇三〇年還會升高到五．六八億。儘管全球普遍憂慮，但這種趨勢從未減緩。

這種流行病影響所有年齡、種族和信仰，但這並沒有阻止人們從中牟利。現在幾乎有近十分之一的美國人有糖尿病，需要用胰島素或二甲雙胍治療，儘管有必要性和急迫性，但胰島素的價格還是在短短十年內翻漲爲三倍。許多患者不得不在藥費、伙食費和電費之間爲難，有些人甚至會「省著點」用胰島素，但這可能會造成死亡。

雖然有人會說，這不過就是哄抬物價，石油短缺時期加油站也會有這情況，可是現在整個醫療領域都是如此。目前有六千四百萬人無力償還醫藥費，占了美國成年人口35％。當然，美國政府和保險業會把這些歸咎於患者，但要是現代醫學眞的讓人生病呢？如果就醫反而是這些慢性病的起因呢？我知道這聽來荒謬，但實際上這是有數據支持的。史丹佛醫學院健康經濟學專家傑伊・巴塔查亞博士（Jay Bhattacharya）分析了數百萬份醫療紀錄，發現與體重增加最相關的因素是健保就診次數，雖然這只是相關性而不是因果關係，但仍值得深思。一九七〇年我們的醫療保健支出就已經占GDP的6％，五十年後的現在這項支出已經達到了17.9％，而美國人的平均體重反而增加、健康狀況變差、荷包也縮水了。

最後，在平均餘命方面，美國在已開發國家中僅排名第二十八位，而且過去四年間還在後退。在OECD國家之中，也只有美國是這種情況。歐巴馬所推行的醫改政策在促進醫療可近性的同時，也試著涵蓋舊有疾病，結果證明並沒有解決問題，因爲它沒有解決問題的源頭。接著就是川普的態度，他打算放著這些病人自生自滅。即使是在二〇二〇年大選民主黨提議的政策「全民醫保」（Medicare for All），最後也只會讓支出增加達到三十兆美元，而且問題一樣解決不了。這些增加的財政支出，根本像是在鐵達尼號上加躺椅，最後反正都會一起沉入海底。

現代醫學並非解決之道，反而是問題所在

現代醫學宗旨在於維護人們的健康。邏輯上來說，今日人類比百年前的古人活得更久，而健康的人比較長壽，所以現代人肯定更健康，但事實眞的如此嗎？

全國各地的學者和臨床醫師都支持現代醫學和我們的醫療系統，他們認爲投注心力在「治療」癌症、心血管疾病或神經系統疾病並發展「精準醫療」，勝過把力氣花在公共衛生疾病預防措施上。但這想法是錯的，無論是從個體還是以社會的角度來看，完全搞錯方向，最壞的情況是以犧牲性命、付出金錢爲代價，去滿足各方既得利益者。我們花了97.5%的醫療預算在治療，卻只用2.5%作預防，實際得到的結果也並不好。以下有有六個明確的理由，能說明爲什麼我們需要重新思考現代醫學。讓我們以癌症爲例：

首先，先問問自己，是治好癌症比較好，還是根本不得癌症好？事實上，以五年存活率來看，只有33%的癌症患者經過治療後能「治好」，其中只有7%的人在接下來二十年內不會再罹患其他癌症。

其次，在如此有限的醫療成果背後，伴隨的卻是巨額的醫藥帳單。在過去的二十年裡，美國國家癌症研究所（National Cancer Institute）已經花費超過六百億美元在研究和治療。這些都是納稅人的錢，因此人們也希望能用一部分預算，去推動大衆負擔得起的癌症治療。但遺憾的是，過去十年間推出的抗癌藥多數價格不菲，每年的治療費用超過十萬美元，那種新型個人化嵌合抗原受體T細胞療法（Chimeric antigen receptor T-cell therapy），每年甚至要花上三十萬～五十萬美元。

第三，那些主張現代醫學的人認爲，把資源用於治療，就更有機會從中了解疾病成因，這可不見得。以癌症爲例，人們對於癌症是由遺傳還是環境所引起，以及癌症是否是在食物轉化爲能量的過程之間產生，能不能算是代謝性疾病，仍有不少爭議。同樣地，就阿茲海默症而言，過去十年間，我們每年花上二十三億美元研究，開發過不下百種藥物，最後都不了了之。我們和找出阿茲海默症病因之間的距離，就像人類能登陸火星一樣遠。心臟病就更別提了，解釋心臟病成因的理論至少就有四種。還有，別再講什麼「好膽固醇」和「壞膽固醇」了，那是上個世紀的知識了（請見第二章）。

第四，人們本應期望下一代能享受到醫學躍進，從更新的診斷和更清楚的慢性病研究中受益，然而事情卻恰恰相反。只有13%的嬰兒潮世代（現年五十四歲）的人，認爲自己的健康狀況良好，而一九八八～一九九四年間那時的五十四歲人口，反而有32%認爲健康良好。如今死於心臟病的人越來越少，但有心臟病發史的人越來越多。

第五，我們的醫療保健系統正在瓦解，因爲我們有更多病人要治療，患有多重慢性病的人口比例也在增加，因爲這些病往往只能控制無法治癒。在一九八〇年，美國成年人口中有30%約合五千兩百萬人至少罹患一種慢性病。這數字成長至今已經達到60%，也就是一．四五億人，而受兩種以上慢性病所苦的人口，比例也從16%增加到42%。更多嬰兒潮世代同時有高血壓、糖尿病和癌症，而且他們從更年輕的時候就種下病根，所以後續更早失能，也承受更長時間的病痛折磨。據蘭德公司（RAND Corporation）估計，美國有12%的成年人口患有五種以上的慢性病，花費占整體醫療保健支出41%。平均來說，患有五種以上慢性病的患者，醫療保健支出是沒有慢性病者的人的十四倍，結果我們竟然把心思都放在全民醫保。

最近有一項癌症發病率研究（每年新發病例數）顯示吸菸相關癌症發病率下降，這並不出所料，但結腸癌、前列腺癌、乳腺癌等這些較常篩檢的癌症發病率增加了，這是因爲早期發現的緣故，其餘所有的癌症不論性別或種族，包含白血病、黑色素瘤、腦癌、非何杰金氏淋巴瘤等，發病率都是增加，從23～34％不等，不僅有更多人罹癌，而且每年的發病率也在增加。雖然遺傳因素占了10～30％，但吸菸和飲食影響占50％，是造成癌症的主因。

當兒童罹患成人疾病

健康情形每況愈下，加上疾病發病率急劇上升，導致眼前的醫療系統一片混亂。我在康乃爾大學醫學院的同事、身兼史丹佛兒科醫生的保羅·懷斯（Paul Wise）說：「兒科醫師會是社會政策失敗的最終見證人。」從業四十年來，身爲兒科醫師的我，本來不應該有機會治療慢性病人，然而現在我的診間裡都是這類患者。當你看著因爲頭痛就診的青少年，看到他們的視網膜因嚴重代謝問題使顱內壓力升高而剝離時，你就會明白這是一記警鐘。爲了維持醫療保險和社會保障制度運作，年輕、健康的納稅人得先繳錢，到老了才能享有保障。但這些健康的納稅人卻有越來越多人提早生病、領身障津貼，沒辦法繳納費用，而且還會使用到資源，所造成的社保缺口只好舉債彌補，結果無可避免的會債留子孫。依據預算管理局（Office of Management and

Budget）預估，美國的社保制度將在二〇三五年面臨破產。

更糟糕的是，美國主要導致死亡和失能的疾病，對社保的負擔卻最沉重：癌症、神經退化性疾病（阿茲海默症和失智症）、心血管疾病和第二型糖尿病，都是慢性疾病。在美國，平均每人因為這些疾病失能或無法工作的時間長達十五年，算一算就有一．九兆美元，等於60%醫療保健預算浪費在本來不該發生的疾病上，而這筆錢由社會保險來付，並不是由個人買單。

如果醫界以治療或控制慢性疾病為前提賺錢，否認所有責任，那就是典型的道德風險，就像保險業一樣。但如果他們心知肚明自己根本無法解決問題，卻還是治療、收錢，那又如何？這就是不道德風險了，明知治療沒什麼幫助，卻仍若無其事的向大眾收費，甚至收取高昂的費用，這完全違背了醫師的誓言。

然而，解決這場代謝、經濟和環境末日危機的方法，其實非常**安全**、**簡單**、**廉價和環保**，它就叫「眞食物」，書中會說明原因，以及為何這是唯一解方。

「人生願望清單」

第二型糖尿病、心臟病和高血壓與飲食有關，這很容易理解，畢竟這些都脫不了肥胖。但是還有一類慢性病的發生率和盛行率也在上升，而大眾還未把他們和食物連在一起。人們通常不認爲癌症、自體免疫疾病、失智症和精神疾病與飲食有關，可是事實上，它們與加工食品是有關的。就在我們飲食習慣陷入泥沼的這五十年間，這些疾病的盛行率都在增加。

癌症確診年齡比起我們上一代要來的更早。一般認爲癌症是因爲遺傳，或是暴露於不當環境下導致DNA突變的結果。對於癌症的發生這看法或許沒錯，而且我們每個人的身體裡每天都會產生突變細胞，只是免疫系統會清除這些突變。癌細胞增生才是眞正的問題，因爲這就是它擴散和變大的關鍵，而加工食品正好爲這些突變細胞提供營養。

在過去的幾十年裡人們放棄適當營養，選擇了加工食品，結果在三十～五十歲的族群裡，與肥胖有關癌症例如結腸癌、肝癌、胰腺癌、腎臟癌發病率，都以每年2～6%的速度增長。加工食品例如多力多滋和威化巧克力棒促進了癌細胞的生長。具體而言，糖類因爲能夠提供脂質、核糖、胺基酸合成所需的骨架，所以能帶給癌細胞養分，促進生長分裂。

自體免疫疾病例如克隆氏症（Crohn's disease），原本被認爲是隨機攻擊自體組織的現象，但現在已經知道，其實加工食品進入腸道後，容易引發自體免疫反應，而這也呼應了我在前言所說：保護肝臟、滋養腸道，是維護健康的關鍵。早在包裝食品和微波食品出現之前，人體腸道菌已經習慣了以纖維爲食（請見第十二章、第十九章），但現在腸道菌飢腸轆轆，過得並不快樂，這使得腸道屏障開始「滲漏」，造成免疫系統異常活化與慢性發炎（請見第七章）。更糟糕的是，畜牧過程中會餵動物吃抗生素，這樣的肉品食用後可能會殺死腸道益菌，讓害菌更容易入侵，結果帶來更多的慢性疾病（請見第二十章）。

大腦也無法倖免於加工食品之害。我還在讀醫學院時，失智症病例相對罕見。回想一九七八年我上病理解剖課時，唯一的阿茲海默症大體是一名85歲的男性。當時85歲老人約有10～15%有阿茲海默症，而且根本沒人想到這與營養有關。然而在一九七〇～二〇一四年間，也是加工食品廣泛進入人類生活的那些年，阿茲海默症的盛行率在全世界翻了一倍。值得玩味的是，像美國這類高收入國家，阿茲海默症盛行率是6.5%，過去十年間保持穩定，而在發展中國家，盛行率在過去十年間卻增加了50%。人們對食物與阿茲海默症之間的關係雖然所知有限，但每天都有新的研究數據。最後，我們來談談精神疾病，大家很容易把它視爲個人問題，甚至是某些特定國家或地區的問題。但世界衛生組織（WHO）的報告顯示，全球憂鬱症和精神分裂病例在十年間增加了20%。這些都是慢性病對大腦的影響。我會證明給你看，加工食品雖非唯一病因，但的確會加重認知功能障礙（請見第十五章、第十九章）。

顯而易見的威脅

雖然其他先進國家的表現略優於美國，但事實上，壽命增長和健康改善的情況，在已開發國家間已經停滯不前。隨著全球化的蔓延，消費美味加工食品的習慣也逐漸成型，慢性病在開發中和已開發國家也隨之散播開來。慢性病發病率上升，導致全球每年三千五百萬人死亡，其中80%集中在中低收入國家，浪費了寶貴的醫療資源。二〇一一年聯合國秘書長宣布，慢性病對貧窮國家的威脅，甚至超越愛滋病這類的傳染病。美國的企業和政府向外輸出的不再只是反覆重播的《海灘遊俠》影集，還有糟糕的生活方式、加工食物與隨之而來的疾病。我們把自己的第一世界問題，變成了他們的第三世界的麻煩。

現代醫學的終極目標是要先有健康，然後才能談挽救醫療體系，但不先解決飲食問題的話，健康問題是無解的。大家的心思都放在醫療體系，卻少有人講健康促進，也沒什麼人從飲食層面切入。

現代醫學的無能

說得直接一些，現代醫學所做的無非是強化篩檢、診斷和治療；但預防或逆轉慢性病並不在考量之中，結果就是整體健康狀況變差，而且還會產出更多長壽但不健康的人口，使醫療保健支出快速增長，光看美國平均壽命已經連續四年下降，就足以證明這點。

強化篩檢、診斷和治療並不是重點，提升醫療資源分配或效率也不是重點。治療只是在善後，就像帶著蒼蠅拍走進滿是毒蜂的閣樓。當你拍死一隻，虎頭蜂就會群起湧上，螫到你潰敗爲止。

第二章 「現代醫學」治標不治本

何時是現代醫學「黃金年代」？

有史以來，直到二十世紀上半葉，人類從生病到死亡的過程很短，花不了太多錢。要是年輕力壯，也不用長期護理就會痊癒。當然有些人感染了肺結核、漢生病、梅毒或旋毛蟲這類疾病，時間會拖得久一些，但這也沒有讓任何醫療保健系統破產，當時的人是用水蛭和通便劑應付。除了「猶太飲食戒律」（利未記十一：三）外，預防措施是聞所未聞，而除了耶穌（馬太福音第八章二-三節）和以治療聞名的露德聖母朝聖地，很少能聽到完全治癒。中世紀的人會去街邊理髮店聊八掛，一邊剪頭髮順便讓理髮師放血治病，而療養院就可說是最早的慢性病護理機構、瘋人院則算是最早的精神衛生機構，把受苦的人隔離起來，沒事多祈禱，很省錢。

第一次成功的疾病預防措施首見於一七九〇年代，當時愛德華・詹納（Edward Jenner）發現牛痘疫苗接種於人體也能讓人對天花免疫。第二次則發生在一八五四年，倫敦對抗霍亂大流行那時。約翰．斯諾（John Snow）（英國麻醉醫師，不是電視劇《權力遊戲》的那個角色），使用三角定位測量法，找出傳染源是布羅德街的水源。在這個過程中，斯諾開創了流行病學這個領域，他不知道細菌是什麼，但他知道水源是疾病的根源。到了一八八三年，外科醫生約瑟夫．李斯特（Joseph Lister）因爲知道污染的水源會傳播疾病，因此開始主張消毒手術器械和勤洗手。回顧醫學的「黑暗年代」，預防是人類僅有的手段，可惜處於現代的我們，甚至都不知道要預防什麼，結果如何不言而喻。在公共衛生層面上，預防感染形成潮流，人們也不再向窗外扔出一桶桶的排泄物。個人衛生加上環境衛生、檢疫和疫苗，帶來了公共衛生史上的重大勝利，結核和傷寒都隨著衛生改善得到控制。政府必須肩負監督管理與資助的責任，以政策介入，確保「公共」健康嘉惠民衆。

接著是工業革命時期，隨之而來的是血汗工廠、意外事故、疾病和營養不良，但大衆的抗議聲浪被機器的轟鳴聲淹沒，直到工人們群起要求改善健康，政府才開始行動。但是到了十九世紀下半葉，罐頭食品蔚爲風潮，鉛中毒也成爲問題，隨之而來的鉛腦症（腦功能障礙和腦水腫）肆虐。政府這幾十年來都沒有介入，因爲清除慢性中毒比預防急性感染更難，尤其是還牽扯到大企業的利益。鉛中毒的問題自一八九二年首次浮上檯面，但美國政府直到一九八二年才明令禁止油漆和汽油含鉛，中間隔了整整九十年。

其他慢性有毒重金屬如砷、汞和鎘，也慢慢浮出檯面，但幾乎沒怎麼引起大衆的重視。結論是，若要有效控制各種急性、慢性疾病，最終還是需要政府公共衛生政策介入。先前的案例證明，政府介入的結果是成功的，不過如果政府不願承擔責任，就會發生像密西根州弗林特市那樣，飲用水被鉛污染的事件。

接下來，政府公衛守護者角色出現了大改變。在一九四〇年，倫敦警員亞歷山大（Albert Alexander）成爲史上首位接受青黴素治療的患者，當時他的感染已擴散多處，膿腫還奪走了一邊眼珠，如果不治療就會喪命。他對藥物的反應「非常好」，但這效果並沒有持續太久，不到六個月感染就復發，一年後亞歷山大去世。儘管如此，現代醫學的「黃金年代」就此開啟，對症下藥用對抗生素就能殺死病菌，患者就會好轉，「預防」滾蛋，因爲那不但花錢、花時間，還需要從基礎開始，治療就對了，反正病了就吃藥，對症下藥成爲現代醫學不可撼動的信念。

然而，現代醫學的黃金年代甚至撐不到十年。一九四七年，就在大規模生產青黴素的四年後，第一隻抗藥性菌株出現，自此各家競相研發新的抗生素，從甲氧西林開始，循環往復。

從那時起，我們一直在追尋著解方、對症下藥，每每感覺已經接近目標，疾病卻仍能逃避我們的追逐，纏鬥至今已到達抗藥性臨界點。抗藥性菌種多如牛毛，相互之間又能交流，抗藥性基因在不同菌種之間轉移，手邊的抗生素眼見就快抵擋不住，抗藥大軍眞要嚇壞醫療帝國的小小兵們。除此之外，還有病毒性疾病，它比細菌性疾病更加危險，而且難以控制，從一九七九年的ＨＩＶ、一九九三年漢他病毒、二〇一四年伊波拉病毒，到二〇二〇年新冠狀病毒，都能看出端倪，即便如此，這也還不是現代醫學最大的問題。

黃金年代2.0？

我們正處於醫學新黃金年代，因爲有高科技篩選藥物、大數據分析和CRISPR-Cas9基因編輯等技術，我們能做個人化的標靶治療，這對於某些遺傳疾病，例如嚴重複合型免疫缺乏症（「泡泡男孩」病）、鐮狀細胞貧血症，以及家族性黑矇性癡呆症等，這種以病理爲基礎的治療或許能把病治好，這很好，但也只解決發生率萬分之一到十萬分之一的罕見疾病。我們甚至希望利用病毒感染自體免疫細胞來編輯基因，使其能辨視並殺死體內的癌細胞，一種終極的標靶治療手段。我們利用電腦機器和放射手術，達成從前想像不到的癌症放射線治療效果，在加州大學舊金山分校，我的同事們正在研究，如何從第一型糖尿病患者身上取幹細胞，使用生長因子將它們分化爲胰島β細胞，然後將其注射回患者體內以治療糖尿病。的確，以前無望的患者現在有了希望，對那些患者來說，這是絕佳的契機，前提是要能負擔得起治療費用。

但這些特殊治療方法，根本無法解決人類壽命縮短和健康問題，不管醫生怎麼說，事實上並沒有治癒慢性病的特殊技術，發病率不斷上升耗費大量預算，正打擊著各國醫療體系。如今對於社會影響最大的慢性病，占去了美國75%、全球占半數的醫療保健預算，這些病都不是解決單一基因或單一致病因子就能治得好，這些都是多因子疾病，也具有多種不同的疾病樣態。雖然一九七〇年之前這些疾病就存在，但在現代它們的盛行率和嚴重程度呈現指數級飆升，而且都肇始於相同的原因。

認識胰島素

在我們繼續討論之前，我想簡單提一下胰島素及其在慢性病中的作用（更多內容請見第七章）。我們都需要胰島素，它是一種激素，可以讓人體主要的能量來源葡萄糖，進入人體細胞燃燒釋放熱量。但當肌肉、脂肪和肝臟中的細胞不再對胰島素訊號有反應，就會出現胰島素阻抗的現象。葡萄糖無法進入細胞，飢餓的細胞會促使胰臟分泌胰島素，但這無濟於事，因爲細胞挨餓時，葡萄糖卻在血液中積聚，雪上加霜，這正是大部分健康問題的禍根。

胰島素阻抗是代謝症候群的軟肋，它會以各種方式在不同的組織顯現出來，而且因人而異。患者可能超重也可能體重正常、可能高膽固醇也可能正常，或許是高血壓但也可能是低血壓。這些都是代謝功能失調的症狀。以前醫生只有遇到超重的患者時，才會診斷爲代謝綜合症候群，而現在我們了解得更多了，明白卽使體重正常的人也可能有。問題是，醫生仍然將目標瞄準肥胖，認爲胖這就是病，其實肥胖只是症狀而已。

還有兩種激素會影響飽足感，包含瘦素（Leptin），它是由脂肪細胞分泌，能夠使人產生飽足感的激素，功能在告訴大腦：「我有足夠的能量，可以停止進食了。」還有飢餓素（Ghrelin），它主要是由胃分泌的激素，告訴大腦：「肚子餓了，餵飽我！」胰島素通常具有雙重作用，既能要身體「儲存能量」，又會告訴大腦「停止進食」。血中胰島素濃度低但功能正常時，胰島素和瘦素會共同調節飢餓素，讓人保持體重穩定。但是在胰島素阻抗時，瘦素訊號就會被阻斷，結果飢餓素會主宰一切，使人容易感到飢餓而且不停儲存能量。也因此，治療代謝異常重點在「降低血中胰島素濃度」，不論病人胖瘦都一樣。

一、肥胖是個「煙霧彈」

「煙霧彈」指的是會讓人分心的線索，而這就是肥胖的本質：分散注意力。大家會都以爲是先變胖，然後才開始生病，然而，大部分的情況剛好相反，人反而是先生病了，然後才變胖。我們怎麼知道呢？因爲只有80％的肥胖者有新陳代謝問題，另外20％的肥胖者代謝正常。這群人在公共衛生學上甚至有個專門的稱呼，叫代謝健康肥胖（Metabolically Healthy Obesity, MHO）。他們的生活完全正常，平均壽命也與一般人相仿，染色體末端的端粒長度正常（那是生病與壽命的關鍵），而且也不是常需要用到健保的人。關鍵在於，這些人皮下脂肪多、異位性脂肪（在臟器等非正常處堆積的脂肪）少，代謝功能正常，而且血中胰島素濃度低。

代謝症候群是指以不適當的形式，將能量儲存在不正確的細胞裡。體內只有三種正常儲存能量的態樣，包含皮下脂肪（如臀部脂肪）、內臟脂肪（如腹部脂肪），還有肌肉和肝臟也能以肝醣的形式儲存能量。只有這三種，其他部位堆起的脂肪都是異位脂肪。如果肌肉、肝臟或身體任何其他組織堆起異位脂肪，該組織就會出現代謝功能障礙，加重代謝症候群的症狀。不同器官的代謝功能障礙形成非常複雜，但如果你眞的對科學有興趣，可以參閱我的好友兼同事、杜魯大學的亞歷山大・古柳奇博士（Alejandro Gugliucci）和我共同製作的說明（詳見網站：metabolical.com）。

那些80%超重又不健康的人情況又是如何？首先他們是眞的病了，有代謝症候群，還造成胰島素阻抗，血中胰島素濃度因此升高。由於他們的脂肪細胞對胰島素仍有反應，這些額外的胰島素促使脂肪細胞累積更多能量，越變越胖，所以超重是這群人代謝功能障礙的「表徵」。

當你觀察體重正常的族群，大約有40%的人有代謝功能障礙，合併胰島素阻抗和血中胰島素濃度過高（請見第七章），但無論什麼原因，他們看來並不胖。其中一些人是因爲脂肪細胞有胰島素阻抗問題，因此能量無法堆積在皮下組織，反而堆在其他不應該有脂肪的地方，比如肌肉和肝臟，這現象還催生了一個在醫學文獻中被引用過一千五百次的新術語，叫「外瘦內胖」（Thin-Outside, Fat-Inside; TOFI）。

還有20%的人超重但沒有生病。由於皮下脂肪組織實際上有保護作用，使多餘能量有個無毒的去處。肥胖並不必然代表脂肪以有害的形式存在於本不應該有脂肪的器官中，有問題的是「異位脂肪」，這才是決定了人們是否會罹患糖尿病或心臟病的因子。事實上，我們的研究團隊已經證實，脂肪肝是預測未來是否患上糖尿病最可靠的指標，這就是爲什麼本書的口號之一是「保護肝臟」。此外，非酒精性脂肪肝可能導致肝硬化，這和酗酒一樣傷肝致命。我曾遇過兩件男童肝移植病例，他們十五歲、一百八十公斤重，因爲喝太多汽水導致肝硬化。我們甚至已經證實，有脂肪肝的孩子也會有脂肪胰，胰腺塞滿脂肪，難怪無法好好製造足夠的胰島素。

體重正常的人也會發生這些情況！肥胖只是「表徵」，而不是眞正的問題。但現代醫學卻重治標（體重）而不治本，做得非常糟糕。

或許你會說，看過親友經過嚴格控制飲食加上運動，後來糖尿病就好了，這當然對個人健康有幫助，但就整個社會層面來看其實沒什麼用。以改善生活方式來預防糖尿病，其相對風險值爲〇．六一，換句話說，這能降低39%的糖尿病風險。聽起來不錯對吧？如果你剛好適合這種預防方式，那恭喜你，但相對風險值不是重點。我們換個數據，糖尿病的必需治療病人數（Number needed to treat, NNT）是二十五人，這等於得有二十五個人節食加上瘋狂運動，才能防止其中一人得糖尿病。

大家或多或少都看過這樣的電視節目，來賓透過減重改善了糖尿病，胰島素濃度下降，整個人煥然一新，攝影棚掌聲響起。但這個因果其實是倒反的，胰島素並不是因爲減肥成功而下降，反而是胰島素濃度先下降了，他們才能減得了肥。我怎麼知道這一點？那是因爲我們研究團隊實測，先降低兒童糖分攝取，在體重不變的前提下降低胰島素濃度，結果顯示能降低肝臟脂肪，提升胰島素敏感性。

這研究再次證明肥胖只是個「煙霧彈」，重點不在肥胖，而在於解決代謝問題。可惜現代醫學並沒有這麼做。

二、清除低密度脂蛋白

我們都需要膽固醇才能生存，膽固醇是細胞膜的成分之一，也是類固醇的前驅物。如果不攝取膽固醇，身體就會自行合成，其重要性可見一斑。你可能聽說過，膽固醇有「好」「壞」之分，醫生會測量壞膽固醇，並叮嚀病人要降低。

讓我們從低密度脂蛋白膽固醇（LDL-C）開始說，表面上它是罪魁禍首，是評估心臟病發風險的「典型」生物標誌。臨床醫師通常會用他汀類藥物來控制LDL-C，但這些用藥眞能減少心臟病發作風險嗎？

一項名爲佛萊明漢（Framingham）的觀察性研究，把膽固醇尤其是LDL-C列爲首要危險因子。這項研究始於第二次世界大戰之後，至今仍在進行，研究結論是體內LDL-C越高，就越有可能心臟病發。但是，在進一步分析數據時，發現除非LDL-C非常高，高到超過二〇〇（mg/dl），否則不能算是風險因子。事實上，LDL-C濃度高低大多是由基因決定，濃度非常高的患者通常有基因異常（很巧我就是其中之一）。另一方面，LDL-C濃度低於七〇（mg/dl）的人罹患心臟病的風險相對較低。的確，LDL-C濃度超低的群族較安全，而超高的群族就有風險，但這看來主要還是遺傳因素。

對於普羅大眾來說，LDL-C並不算是好的心臟病預測指標。的確，LDL-C的風險比（衡量個體風險與一般人口差異的指標）爲一．三，這表示如果LDL-C高，患心臟病的風險會增加30%，可是有關聯並不等於有因果關係，如果ＬＤＬ－Ｃ眞的像醫界所言是心臟病的危險因子，那麼爲什麼從分析數據中剔除年輕族群，單看六十歲以上的老年人時，會發現ＬＤＬ－Ｃ濃度高的人更長壽呢？撇除遺傳因素的影響，其實對一般人來說，ＬＤＬ－Ｃ也不見的眞的很糟，選擇這個評估指標或許不那麼正確。

當醫師診斷出ＬＤＬ－Ｃ過高，十之八九會開他汀類藥物抑制膽固醇的合成，目的是希望透過低脂飲食和藥物降膽固醇，這是他們所受的訓練，我都知道，因爲我也是臨床醫師。他汀類藥物眞這麼好嗎，效果在哪裡？儘管政府宣導低脂飲食，儘管他汀類藥物處方率很高，但以整體人口密度來看，ＬＤＬ－Ｃ濃度沒有明顯變少，不過問題也不只在於藥物，其實低脂飲食這個建議也不對（請見第十二章）。

相較於低收入國家心臟病發的高死亡率，美國和其他高收入國家的致死率的確較低。但統計數據無法完全反映事實，重點是死於心臟病的人越來越少，但罹患心臟病的人卻越來越多。當然，這個增加的數字可能是篩檢技術進步、救護反應時間更快、急診室運作更好、血栓溶解劑和心臟病發後的護理發揮作用。

眞正的問題是，有越來越多ＬＤＬ－Ｃ濃度不高卻仍心臟病發的人，這是因爲臨床標準空腹血脂分析驗的是總膽固醇，沒有進一步分析膽固醇種類。低密度脂蛋白膽固醇有兩種，但檢測時看的是總濃度，血中低密度脂蛋白約有80%爲大顆鬆散低密度脂蛋白（ｌｂＬＤＬ），或稱爲A型低密度脂蛋白，來源是膳食脂肪，而會受到低脂飲食與他汀類藥物所抑制的，也正是這一類，然而lbLDL對心血管最無害，並不是導致動脈血栓和心臟病的種類。另一種是較少見的種類約占20%，稱爲小顆緻密低密度脂蛋白（sdLDL），或稱爲B型低密度脂蛋白。有關它是不是血栓的元兇還有爭議，但這並不重要，sdLDL的確會增加心臟病發的風險。問題是，他汀類藥物降低的是那80%的A型低密度脂蛋白，有問題的B型低密度脂蛋白，反而不受影響。

多年來，醫界不斷擴大建議他汀類藥物的適應症範圍，支持者認爲他汀類藥物是「救命藥」，停用會「出人命」。曾有知名大學的著名研究團隊宣稱，爲降低罹患心血管疾病風險，「所有超過五十歲的人」都應該服用他汀類藥物。如果治療目的是爲了降低LDL-C，他汀類藥物的確是個簡單的方法，對於有遺傳病的人確實必要。但這能否全面降低心臟病發作的風險？毫無疑問，不可能！

他汀類藥物會減少大顆鬆散低密度脂蛋白，這點幾乎無庸置疑，但對小顆緻密低密度脂蛋白卻完全沒用，無法降低首次心臟病發風險。另一方面，有高達20%服用他汀類藥物的患者出現了糟糕的副作用，有越來越多研究顯示，他汀類藥物會造成葡萄糖耐受不良，使人糖尿病和體重上升風險增加。到底是他汀類藥物作用於肝臟，使胰島素阻抗惡化？還是服用他汀類藥物的人，誤以爲自己心血管疾病風險因此降低，所以隨心所欲的吃？或兩者都有吧。

那麼他汀類藥物到底是好是壞？不需要服用他汀類藥物的人，爲什麼要冒著肌肉崩解、腎衰竭和第二型糖尿病這些副作用的風險呢？眞正的問題是，這種藥誰需要、誰不需要？你需要嗎？這是你的醫生要知道的事，但十之八九他們不懂。對於保險公司來說，他們能夠以此提高你的保費，即使推行歐巴馬醫改之後，仍然如此，而對於製藥界來說，他們能夠兜售產品賺錢。對於一邊說是爲選民服務，一邊卻又接受大製藥公司遊說的政治人物（請見第六章），又是如何？

你要知道，他汀類藥物和心臟病發的數據來自業界，而且還可能是經過精挑細選過後、最適合用藥的病例。結果那些最適合用他汀類藥物治療的患者，五年內平均餘命中位數只增加了四天。四天？不會吧？這就是全世界都認爲該服用他汀類藥物的理由嗎？

這番大費周章，只讓人更明白一件事，用他汀類藥物治療膽固醇是錯誤的，因爲它減少了A型低密度脂蛋白，卻讓B型低密度脂蛋白逍遙自在，但B型才是導致胰島素阻抗和代謝功能障礙的關鍵。可惜膽固醇濃度對現代醫學，尤其是賣他汀類藥物的商人如此重要，連美國心臟協會（American Heart Association）都提倡要降膽固醇。事實上，美國心臟協會已經制定了明確的用藥標準。與此同時，製藥公司在全球售出近一兆美元的他汀類藥物，其中光美國就賣了四千億美元。相較於只能延遲四天發病與死亡的效果，這回報還眞是可觀。

就連美國兒科學會也表示，連八歲兒童LDL-C過高時，也要用他汀類藥物治療。我在臨床兒科工作四十年，其中二十四年專治兒童肥胖、糖尿病和血脂問題。猜猜我開給多少小病人他汀類藥物？只有五個。並不是因爲我放棄治療，也不是因爲我不懂。事實上我沒有開他汀類藥物，正是因爲我懂什麼是低密度脂蛋白，開這藥只治標不治本。當我要患者改善飲食習慣，以不吃加工食品的方式來降低胰島素時，他們的低密度脂蛋白和三酸甘油酯也都降低了。

那其他降血脂的藥物呢？市場上還有其他新藥，例如脂易穩（Zetia），它可以減少腸道吸收膽固醇，還有瑞百安（Repatha），一種酵素合成抑制劑，可以幫助肝臟更有效地清除低密度脂蛋白。這些藥物確實能降低LDL-C，但迄今仍沒有數據證實能降低心血管的風險。胰島素阻抗所引起代謝功能障礙，用他汀類藥物是無法解決的，加工食品才是眞正的始作俑者，但大家沒有面對這個現實。在第九章，我會說明該怎麼解讀檢驗數據判斷代謝疾病，以及如何處理。

血中LDL-C濃度過高的人，醫生可能會說要少吃油。但這麼做與他汀類藥物效果類似，雖然低密度脂蛋白會下降，但降的主要是大顆鬆散低密度脂蛋白，小顆緻密的卻是紋風不動，這才是問題。事實上，體內的小顆緻密低密度脂蛋白會因爲攝取精製碳水化合物（尤其是糖類）而增加，飲食中的脂肪並不是問題所在。降膽固醇不是預防或治療心血管疾病關鍵，其中最有力的證據來自里昂飲食暨心臟研究（Lyon Diet Heart Study），研究證明地中海飲食可以降低心臟病復發風險。很顯然，吃眞食物、遠離加工食品，比起服用他汀類藥物效果更好，更沒有副作用，而且成本低得多，但這絕不是指低脂飲食。他汀類藥物只給人保護心血管的假象，卻會引起嚴重的副作用，還不如停用他汀類藥物開始選擇眞食物，反而更能挽回性命，提高生活品質。

驗空腹血脂時，還會測一種比低密度脂蛋白更危險的成分：三酸甘油酯，它反映的是肝臟的狀況。與LDL-C的風險比率1.3相比，三酸甘油酯對心臟病的風險比更高，是1.8，這表示三酸甘油酯過高時，心臟病發作的風險就會增加80%。此外，導致三酸甘油酯升高的主要原因，是精製碳水化合物和糖，與LDL-C無關。再次強調，導致心臟病的頭號風險因素不是LDL-C，而是胰島素阻抗，而三酸甘油酯是比LDL-C更好的評估指標。事實上，美國最大規模的心臟病研究顯示，有66%的心臟病患者也有代謝症候群。代謝異常的主因是什麼？胰島素阻抗。阻抗現象原因爲何？糖分攝取過多。胰島素阻抗的程度可以用三酸甘油酯濃度來衡量（詳見第九章），用三酸甘油酯濃度來預測心臟病發與死亡率，比起用LDL-C濃度更有效。

三、血壓過高

眾所皆知高血壓有害健康，醫生幫你量血壓時，他們量的是心臟運作以及血液流動的情況。血壓看的是兩個數字：收縮壓（第一個數字）表示心跳時血液對動脈壁施加的壓力，以及舒張壓（第二個數字）表示心臟在休息時血液對動脈壁施加的壓力。

一九七四年間，美國有五千三百萬人有高血壓，而這個數字到現在已經翻倍，達到一億人。在一九八八～二〇一七年，接受高血壓治療的患者比例從7%，增加到31%。儘管美國心臟協會最近的確把收縮壓標準從一三〇降到一二五，但這並不只是因爲診斷標準改變。五十年前，所謂高血壓的數字，曾是以患者的年齡加上一〇〇，因此四十歲的高血壓標準是收縮壓一四〇毫米汞柱。但到了一九八〇年代，隨著降血壓藥湧入市場，這數字也降到了一三〇，而大型製藥公司還在倡議要更多人服藥。如今高血壓已經成爲全球首要死亡風險因子，血壓每升高五毫米汞柱，死亡風險就會升高10%。

只要用藥，血壓都能降下來，但首先要面對的是副作用。患者可能會有虛弱、頭暈休克、肌肉痙攣、嘔吐或電解質失衡的情況。一般來說，用降血壓藥是正確的，但仍有1～2%的死亡風險。比如說，用藥可能讓年長者暈眩摔斷骨頭，而跌倒是老年人受傷甚至死亡的主因，治病治出人命來，可就不美了。老年人用藥讓血壓降到低於一三〇，死亡率就會開始上升。

重要的到底是血壓高低，還是血壓異常可能帶來的問題？在美國，大部分輕度高血壓（收縮壓一四〇～一六〇、舒張壓九〇～一一〇）都是以藥物治療。然而，就心血管疾病、中風和死亡率而言，降血壓對輕度高血壓患者沒什麼特別幫助。改變檢驗數字並不能實質改善健康。此外，患者開始吃降血壓藥之前，也要先了解這些統計數據，這些事情醫生不會講，因爲他們自己也不清楚，他們懂的是藥物。然而，這就是本書的目的：解釋爲何改變飲食可以更有效地逆轉代謝問題，而且沒有副作用。

爲什麼「現代」有這麼多人有高血壓？爲什麼高血壓盛行率節節攀升？眞的有必要服用降血壓藥嗎？紀錄顯示英國在二〇〇六～二〇一一年，單以限制加工食品鹽含量這樣簡單的政策，就讓中風發生率減少了40%。這個策略之所以奏效，是因爲政府認識到主要問題出在加工食品，懂得治本而不只是治標。減少鹽分不花半毛，相形之下二〇〇六年高血壓患者藥費卻超過三十三億美元。所以，鹽眞的就是我們要找的禍源嗎？食品藥物管理局建議每人每日鹽分攝取上限爲二．三克、高血壓患者則爲一．五克。儘管有這樣的建議，但我們目前每日鹽分攝入中位數爲六．九克，是人體實際所需的三倍。話又說回來，在沒有冰箱的年代，那時的人每天會攝取超過十五克的鹽！在沒有冷藏設施的年代，肉品、漁獲需要用鹽醃製以免污染腐敗，春暖時分醃魚醃肉，冬天才有東西可以吃。

爲什麼那時天天吃十五克鹽，並沒有帶來超高的中風率呢？那是因爲腎臟會排出多餘的鈉。不過，有件事會抑制腎臟排鈉，那就是胰島素阻抗。即使鈉攝入量相對較低，但胰島素濃度過高，血壓仍會上升。許多人都有胰島素阻抗的問題，這些人的確需要減少鹽分攝取，但這不只是鹽分的問題，還有加工食品問題。

只要一匙糖就能讓血壓升高

什麼飲食方式可以更快速的控制血壓？試試限糖如何？請參見圖2-1的(a)、(b)，了解糖爲何比鹽更容易導致高血壓。糖也會造成脂肪堆積在肝臟、胰島素阻抗和血管舒張壓升高。只要患者本身沒有腎臟疾病，限糖就能很快把收縮壓和舒張壓都降下來。

那麼最有效的治療方法是什麼？減鹽、戒糖，或是服用降壓藥？如果能拒絕加工食品，就能同時減糖減鹽，也就不需要吃藥了。

四、血糖：你的血糖過高嗎？

讓我們談談糖尿病的典型症狀「高血糖症」（Hyperglycemia）。糖尿病有兩型：第一型是胰腺遭到自體免疫破壞引起的胰島素缺乏，通常幼年發病，但也有些患者是成年人。第二型則是由胰島素阻抗引發，代謝症候群是主因，患者以成人爲主，但也有部分是孩童，尤其是我診所看到的孩子都可能罹病。

除了檢測膽固醇以外，空腹血糖也是常見的檢測項目。第二型糖尿病患者的血糖會偏高，而且波動較大。另一項檢測慢性高血糖的方式是測糖化血紅蛋白（ＨｂＡ１ｃ）。對於第二型糖尿病人，血糖若是持續升高，則會使多重器官病變的風險會增加，例如視網膜病變（眼睛）、神經病變（周邊神經）和腎臟病變等。一旦被診斷出糖尿病，醫生常會開降血糖藥和胰島素針劑等，用來降低血糖和血紅蛋白。

爲什麼都用藥了，死亡率還是增加呢？這些藥物初期看來能改善病情，用藥物強化血糖控制，截肢率一開始也會下降。但第二型糖尿病的發病率仍會不斷攀升，而藥物潛在副作用包括頭暈、嗜睡、胃灼熱、胃腸道不適和癲癇這些症狀也會繼續增加。事實上，美國每年有十萬人因降血糖藥副作用掛急診。再次強調，這些藥物只能治標，無法解決病因。

事實上，問題不在血糖高低，血糖只是個可量測的指標，眞正的元凶是血中的胰島素濃度。胰島素才是這個故事裡的大魔王，它本身就是個危險因子，雖然高血糖會引發胰島素反應，但多數時候胰島素高低與血糖無關。波士頓喬斯林糖尿病中心（Joslin Diabetes Center）的卡恩博士（C. Ron Kahn）實驗室會做過一項開創性的小鼠研究，結果就證實了這點。

卡恩博士實驗室創造了八種基改小鼠，每種都各有一處胰島素受體基因被剔除。小鼠和人類一樣，每個器官都有胰島素受體，但實驗小鼠經過基因改造，分別有不同器官的胰島素受體缺陷，借此了解胰島素對不同器官的影響。科學家們分別剔除了肝臟、大腦、脂肪細胞、棕色脂肪組織、肌肉、胰島β細胞、血管平滑肌、腎臟胰島素受體基因。結果各種小鼠都出現了不同的病理變化，但共通點是，沒有半隻是健康的。有趣的是，只有肝臟和大腦同時缺乏胰島素受體的小鼠，才會有高血糖症狀，單單大腦缺乏受體的小鼠只會變胖、產生代謝障礙。更有趣的是，腎臟缺乏受體的小鼠的血糖正常，但即便如此最後仍會有糖尿病腎病變。各種不同胰島素缺陷的小鼠實驗，最後都指向同一個結果，那就是問題不在高血糖，而是胰島素！這不只發生在小鼠身上，我們知道在人類身上也是如此。因爲當患者被診斷出第一型糖尿病（胰島素缺乏）時，腎臟還是正常，只有在血糖控制不良持續十～二十年後才會產生腎病變。然而，有代謝症候群（胰島素阻抗）的患者，甚至在血糖濃度還沒失控前，就已經有腎病了。

讓人爲難的地方是，胰島素對人體來說亦敵亦友，它能降低血糖預防微血管病變，但又會使冠狀動脈周圍與腎臟平滑肌增生導致狹窄，增加心臟病發作或腎衰竭的風險，讓我多解釋一點。胰島素對細胞有兩個作用：一、代謝（降低血糖儲存能量），二、增生（生長與分裂）。胰腺所分泌的每一個胰島素分子對健康既有益處，同時又有害，短時間見效（降低血糖）、時間一長就成了問題（血管功能障礙和癌症）。所有強化血糖控制的研究中，都能看到這樣的兩難，例如「前瞻性糖尿病大型追蹤研究」，研究糖尿病用藥羅格列酮效應的「控制糖尿病患者心血管疾病風險行動」、「退伍軍人糖尿病對照研究」，以及「糖尿病與血管控制評估行動」都是如此。事實上，「糖尿病與血管控制評估行動」研究還因爲心臟病使患者死亡率增加，最後被迫終止。我們都需要胰島素才能生存，但如果我們有胰島素阻抗，額外補充胰島素來降低葡萄糖，只會付出慢性病纏身的代價，快樂一時痛苦一世。

高血糖不是病，它只是疾病的表徵（請見第七章），但它對現代醫學來說已經舉足輕重（因爲能夠測量！），現在甚至連非糖尿病患者，也有人開始配戴連續血糖監測儀（CGM），爲的就是要降低血糖波動、改善身體代謝。

血糖濃度無法取代胰島素濃度，這並不算是好的替代指標。把重點放在血糖過高而不是胰島素過高，會讓醫療保健系統付出不小的代價。去年美國花在糖尿病上，包含藥物、監測和治療的總支出，已達到三千五百億美元，占整體醫療保健總支出10%，這是歐巴馬全民醫保或任何健保政策，都無法解決的困難。醫療保健系統的問題不在治病，而在於如何促進健康，只治標是不夠的，必須治本。

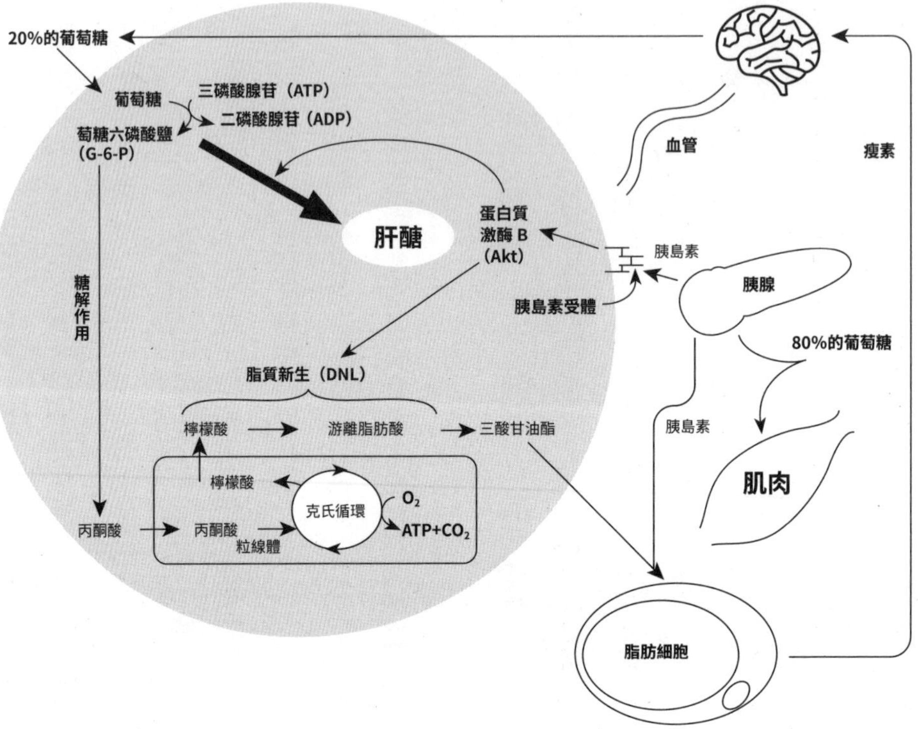

圖 2-1 (a)肝臟葡萄糖代謝途徑。詳細資訊可以參考第七章的〈細胞生物學基礎〉。只有 20%的葡萄糖會進入肝臟，其餘大部分會轉化為肝醣儲存。有少量的葡萄糖會進入無氧糖解（葡萄糖代謝的第一步）分解為丙酮酸，丙酮酸隨後進入粒線體，透過克氏循環（Krebs cycle）完全燃燒成二氧化碳和水，同時以三磷酸腺苷（ATP）的形式把能量儲存在磷酸鹽中。

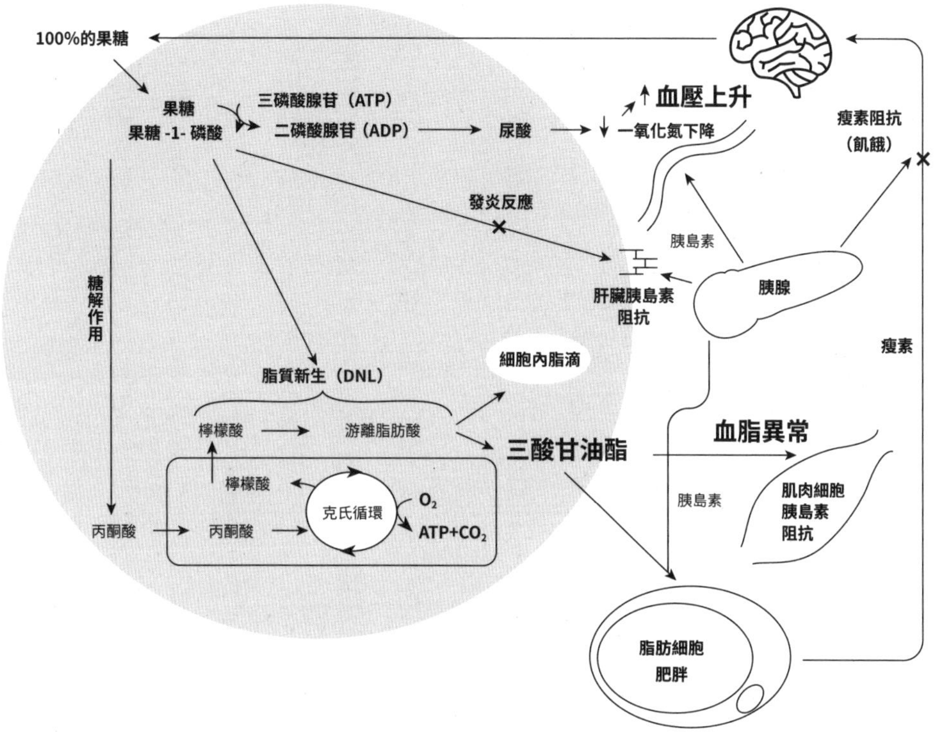

圖 2-1 (b)肝臟果糖代謝途徑。果糖 100%會進入肝臟，使 ATP 中的磷酸鹽流失產生尿酸，並使一氧化氮濃度降低，而一氧化氮是血管舒張劑，濃度下降會導致血壓上升。大部分果糖會轉化為丙酮酸，使粒線體超載，果糖過量會轉成肝臟脂肪，加重胰島素阻抗。胰島素濃度高會降低飽腹感，而讓人一直想要吃東西。

治療症狀還是逆轉疾病？

關於治療症狀與逆轉疾病的辯論相當普遍，各種研究都能看出端倪，發展個人化醫療的確不無可能，但倘若以此爲方向，最後可能要付出昂貴的代價，不僅對患者如此，對整個社會也是如此。

反之，以預防爲目標不針對特定對象，可以全面普及所有人，節省金錢拯救生命。治療代謝症候群占去整體醫療保健預算75%，而我們做的只是在掩蓋，不是徹底解決問題，這表示費用終將持續累積成長，生病以後會不斷消耗資源直到生命終點，而且死亡越早，社會保險能收到的保費也越少、成本也越高。

現代醫學治標不治本，醫生不斷朝錯誤的方向開藥，這讓大家付出沉重的代價，甚至危及生命。

第三章 醫生要「擺脫老舊營養學思維」

馬克・吐溫說：「教育的過程在於融會貫通。」《星際大戰》的尤達大師說：「不要被舊有所學限制住。」過去五十年醫學進步，如果要放下所學，那我們醫生有很多東西要忘卻——除了營養方面的知識，因為這根本就沒學過。

現代醫學是場騙局。坦白說吧，我過往四十年行醫生涯也算是騙局的一部分，儘管用收入來看，我的專長算是醫界裡收入最低的兒科，而且是兒科裡敬陪末座的兒科內分泌。我在大學修過營養學，後來進入醫學院，受到大型製藥公司課程的影響，也淡忘了這一門學科（請見第六章）。

因此，我不得不從頭開始，重拾關於營養學和慢性病的學習，儘管許多人勸我這樣做只是在搬石頭砸自己的腳。二〇〇九年，我遭人設計，被踢出加州大學舊金山分校臨床小兒糖尿病科，那是以治療第一型糖尿病童見長的院所。這場風波由營養師們發起，那時我當內分泌主治醫師已經二十六年，其中十四年專門研究胰島素對肥胖和慢性病的影響，還擔任「青少年與兒童健康體重評估」門診主任，這是從糖尿病門診獨立出來的特診。臨床上我看的正是因為胰島素阻抗和代謝障礙造成第二型糖尿病的孩童，而正如一般人的認知，這類病人罹患其他慢性病的風險也更高。

那如果是因爲缺乏胰島素所引發的第一型糖尿病呢？他們產生糖尿病併發症部分原因，是來自過量使用胰島素。但無論是第一型或第二型糖尿病患者，對碳水化合物的耐受性都極差。所以我思考著，如果能去除他們飲食中的精製碳水化合物和糖，是否就能減少第一型糖尿病童對胰島素的需求？他們的血糖控制會更好嗎？

即使在十年後的二〇一九年，這個概念仍舊不是主流，不過正逐漸爲人接受，而且也有越來越多研究支持。然而，回到二〇〇九年，提議減少胰島素用量算是異端。數十年來，美國糖尿病協會（American Diabetes Association）總是說，無論是第一型或第二型糖尿病患「只需要注射足夠的胰島素，都可以隨意攝取碳水化合物」（不過二〇一九年糖尿病協會出版的指引，首次提到限制碳水化合物，這點值得讚許）。

在我看來，這是有史以來最危險的醫學指引之一。儘管我在兒童糖尿病專科已有八年工作經驗，但單位裡有位營養師總是拿著這個指引跟我唱反調，告訴孩子們和他們的父母，只要注射足量胰島素，就能盡情攝取碳水化合物。她語帶不屑嗆我：「我可是出過書的人。」就因爲她這般輕率的作爲，我在加州大學醫學院發表了一場演講，題爲〈糖：苦澀的眞相〉（Sugar: The Bitter Truth），上線後已經累積了一千兩百萬觀看次數，並且持續增加中，接著我寫了本書《雜食者的詛咒》回應這種觀點。事實上，第一型、第二型糖尿病患者，不論是兒童或成人，攝取過多精製碳水化合物都會對健康造成長期且嚴重的後果。

科學的進展是「一場葬禮才進步一次」嗎？

這是二十世紀初德國物理學家馬克斯．普朗克（Max Planck）不經意的一句話，他觀察到科學家也像黑手黨一樣，牢牢掌握著手裡的資源，阻止新思潮浮上檯面，就像電影《教父》裡的老大柯里昂，非得等這些老大們作古了，才能有一番作爲。

美國國家經濟研究局（National Bureau of Economic Research）有份研究，彙整了二十年來美國國家科學院（National Academy of Sciences）所有院士論文，以及所有共同研究者的相關論文。他們觀察這二十年間過世的院士，然後評估院士離世之後，其共同研究學者的論文產出。不出意料，沒有教父帶領，共同研究者的學術成就便一落千丈。接著，再用醫學標題表（Medical Subject Headings, MeSH）關鍵字搜尋後續發表的論文，結果事實證明，產生了另一批有全新想法的科學家。結論是，大佬們的確會壓制異己，以保持自己的影響力。

一九七〇年代的營養學大師大多奉行「低脂高糖」口號，如今隨著衆大師逐漸離世，這個領域也不意外地改朝換代向前邁進，而無論是醫生還是患者，每個人都需要注意這「新營養學」的重要性。

學術的傲慢

學閥們對自身領域的控制如同八爪章魚，觸手伸進了各個層面。其中最主要的動機在於研究經費，畢竟研究結果若經證明有誤，那補助經費就會隨之枯竭。其次則是爲了追逐學術界短暫的虛榮，而這更是糟糕。在華盛頓，所謂的虛榮指的是權力，在華爾街指的就是金錢，但在學術象牙塔裡，那就是聲望。聲望眞的重要嗎？的確重要，聲望是學術界裡的大魔王。有了聲望，就有期刊論文發表數量、名字排首位還是末位，被排在不重要的序位，研究貢獻也會打折。學界座右銘「發表或滅亡」（publish or perish），應該改爲「發表卽滅亡」（publish and perish）才是，而醫學研究又是學界之最，因爲沒有哪一學門會爭成這樣。

最後也最荒謬的是「懷疑主義」。對學者來說，保持懷疑是好的，畢竟他們應該將科學方法融入思考，避免個人的偏見。但如果這種懷疑並不正確呢？如果是出於傲慢，而非良好的科學訓練呢？

我自己最近就遇到這樣的例子，說明懷疑主義如何損害廣大公衆，除了那位學者本人。我在二〇〇九年首次公開提倡「糖有毒」這個概念，接著二〇一一年蓋瑞．陶布斯（Gary Taubes）就在《紐約時報》發表了「糖有毒嗎？」這篇文章，隨後我在二〇一二年與加州大學的同僚史密特（Laura Schmidt）、布林迪斯（Claire Brindis）共同在《自然》期刊上發表評論〈關於糖的有毒眞相〉（*The Toxic Truth about Sugar*），到二〇一六年，我們又共同在《肥胖期刊》（*Obesity*）上發表了具有代表性的果糖研究（請見第二十章），證實吃糖與代謝症候群確有因果關係。儘管我和其他學者提出種種資料和科學證明，但醫藥媒體WebMD網站上仍出現了一段令人難以置信的影片，是哈佛大學喬斯林糖尿病中心執行長羅納德．卡恩（Ron Kahn）的訪問，片中提問：「糖類攝取過量會導致糖尿病嗎？」卡恩這麼回答：「只要別吃到發胖，那麼吃糖並不會導致糖尿病。事實上吃點糖沒什麼關係，因爲糖能刺激胰腺分泌更多胰島素，實際上反而有助於血糖控制。」

喬斯林糖尿病中心的負責人在二〇一五年還曾說：「熱量都是一樣的」「問題出在肥胖」「胰島素很好」。儘管那時已有不少資訊顯示事實並非如此，但他們在臨床意義如此重要的觀點上卻仍毫不掩飾既定立場，這點頗令人玩味。

卡恩後來終於改變立場，這點很值得肯定。有部分原因是他二〇一九年在《細胞代謝》（*Cell Metabolism*）所發表的小鼠研究結果指出，果糖會降低粒線體功能，而葡萄糖則會刺激功能。他在《每日科學》（*Science Daily*）的聲明中提到了自己的研究：「這項研究的關鍵結論是高果糖飲食有害健康。這不是因爲它熱量高，而是它會影響肝臟的新陳代謝，使其燃燒脂肪的能力變差。因此，飲食中添加果糖會使肝臟儲存更多脂肪，這對肝臟和全身整體的新陳代謝都不好。」

卡恩終於承認**熱量並非都一樣**，而且**糖有毒**，太棒了。但爲什麼？爲什麼現在才承認？答案很簡單：他親自作了研究。這樣一來，他得以嚴謹的角度審視並謹慎研究。但這也給了他機會撇清之前的說法，鄙視其他科學家，還把典範轉移的榮耀歸於自身。別忘了，在學術界，聲譽就是一切。

是利益衝突還是共同利益？

有些科學家的態度不只是謹慎或持反對立場，他們的思想根本就僵化了，就算有了新的數據或假設，腦袋也永遠轉不過來。當然每個人都有自己的信仰，有自己理解世界的方式，有些是溫和派，能容忍自己的信仰受到理性挑戰，但也有人會不惜一切代價維護他們的世界觀，這就是狂熱派。

還有另一類是永不妥協的，因爲他們就靠著既有理念賴以爲生，在營養界這種情況似乎更爲普遍。多數研究醫藥的科學家追求的是聲譽，而臨床醫師則被教導要尊重研究文獻。但許多醫生也信賴大衆媒體，而媒體報導內容經常有誤，要看媒體背後有誰贊助。醫師們仍會遵從著同業大老的建議，卻往往不明白大老背後有金主贊助。

近期知名的例子發生在二〇一九年，焦點是紅肉是否有益健康。由實證醫學（Evidence Based Medicine, EBM）評級系統創始人戈登．蓋亞特（Gordon Guyatt）領導的非營利組織「營養建議協會」（NutriRECS），在《內科醫學年鑑》（*Annals of Internal Medicine*）上發表的統合分析研究，認爲無法判定紅肉有害，但同時也無法明紅肉有益健康，只能總結爲無法證明紅肉有害。

這篇文章在營養學界引起了轟動，更令人擔憂的是，在文章發表前，自稱營養企業家兼反肉食倡議者大衛・卡茨（David Katz）所領導的「眞實健康行動」（True Health Initiative）非營利組織，在得知了發稿前的新聞內容後，竟開始攻擊費城的《內科醫學年鑑》辦公室網路，他們灌爆編輯的電子郵件信箱、用垃圾郵件攻擊，還史無前例地要求撤稿不得刊出。卡茨與美國責任醫師協會（Physicians Committee for Responsible Medicine, PCRM）的尼爾・巴納德醫師（Neal Barnard），聯合聲請地方檢察官立案調查《內科醫學年鑑》可能造成的危害，又向聯邦貿易委員會提出請願，而這一切只是因爲一篇根本還沒發表的論文，卡茨還聲稱《內科醫學年鑑》是「資訊恐怖主義」的工具。

卡茨和「眞實健康行動」組織對這篇論文的科學性並沒有異議，他們眞正質疑的是第一作者布蘭德利・約翰斯頓（Bradley Johnston），他在三年前從國際生命科學會（International Life Sciences Institute, ILSI）那裡拿了錢，而這實際上是個爲食品業做事的組織（詳見第二十三章）。他們也指責另一位共同作者派翠克・史托佛（Patrick Stover）有利害關係，因爲他是德州農工大學農業與生命科學院院長兼副校長，而該校國際肉牛學院曾獲業界捐贈資助。

不過「眞實健康行動」組織忽略了一點，他們自己的利益衝突更多，包括倡議無牛肉組織（NoBeef）、橄欖健康研究所（Olive Wellness Institute）、蔬食醫生計畫（Plantrician Project）、有益健康成分公司（Wholesome Goodness）、植物肉公司Quorn和加州核桃委員會（California Walnut

Commission）等等，都會提供捐助或爲其背書。其他「眞實健康行動」董事會成員，包括前美國聯邦公共衛生署長（US Surgeon General）理查・卡莫納（Richard Carmona）曾任職於賀寶芙（Herbalife）營養基金會董事，而大衛・詹金斯（David Jenkins）雖然寫了篇抵制企業利益的文章，但本人卻接受了來自脈衝研究網絡（Pulse Research Network）、加州杏仁委員會、國際堅果和乾果理事會、北美大豆食品協會、花生研究所、家樂氏和桂格燕麥加拿大公司的贊助，說實話，這根本五十步笑百步。

卡茨本人表示：「我認爲有**利益衝突**和有**共同利益**是完全不同的事……我做的就是我在乎的事，從來沒人付錢要我說什麼我不認同的話，接受企業贊助基本上並沒有錯。」他說這種話對嗎？

學術團體各有目的

而美國有許多醫學學會領域重疊，而且都帶有政治性，這就產生了模糊地帶，比如糖尿病誰說了算呢？聲稱自己是權威的組織包括內分泌學會、兒科內分泌學會、少年糖尿病研究基金會、美國臨床內分泌學會、糖尿病技術學會，以及無所不在、無所不及的巨獸：美國糖尿病協會。這些協會大多都會發布臨床指南，都聲稱是爲了推廣並維護業內的「專業護理標準」，但這更多是爲了壟斷業內的想法和論述吧？

美國糖尿病協會發布指南，但他們對其中所涉及的科學理論，無知到令人震驚。先說，我從來不曾加入美國糖尿病協會，部分原因就是他們建議的糖尿病治療方式，根本罔顧事實。

我在一九九五年進入肥胖症領域，其後於二〇〇二年首次參加了糖尿病協會會議，結果我傻眼了。首先，會中沒有任何一場演講是在討論第二型糖尿病的預防，只談治療內容。其次，這個學會對胰島素在疾病中的作用應該有最多的了解，但他們卻只會說這一切都怪胖子貪吃。還有，他們說糖尿病患想吃什麼就吃什麼，只要計算好碳水含量、注射足夠的胰島素即可。我們對葡萄糖和胰島素的波動所引起的慢性代謝疾病，已經有一定程度的了解，那他們爲什麼還要提倡這種做法？直到二〇一八年，糖尿病協會的指南都還是這麼建議。

這些年來，我看過不少第一型糖尿病的孩子，要降低他們糖化血紅蛋白，最好的方式就是減少碳水化合物攝取量，儘管不是所有個案都能做到減糖。我一直不理解糖尿病協會爲何不限糖，我在很多場合都公開表示不認同。

糖尿病協會爲何堅持這樣的立場？我直到二〇一七年四月二十八日才終於幡然醒悟。那天蘋果橘子經濟學（Freakonomics）播客主持人，也是我心中的英雄史帝芬・杜伯納（Stephen J. Dubner）發表了一份報告〈限糖之爭是否合理？〉（There's A War On Sugar. Is It Justified?）。報告中採訪了三個人：瑪格麗特・漢伯格（Margaret Hamburg，醫學博士，前美國食品藥物管理局局長）、理察德・卡恩博士（Richard Kahn，二〇〇九年之前爲美國糖尿病協會研究主任），然後還有我。

卡恩還眞是個好例子，二〇一四年他與人共同發表論文在《糖尿病護理》（*Diabetes Care*）期刊上，認爲戒糖是導致肥胖和糖尿病的原因。在《蘋果橘子經濟學》這一集當中，當杜伯納訪問卡恩肥胖成因時，他回答：「有證據顯示，精神藥、抗憂鬱藥、精神分裂症藥和其他精神疾病藥物的使用增加，會使體重上升⋯⋯戒菸時體重也通常會變胖⋯⋯許多人確實相信吃糖是肥胖和糖尿病成因⋯⋯但我認爲這方面的證據非常薄弱。」二〇一七年舊金山政府研擬要在汽水瓶身加上警語，就像香菸盒一樣，我是提供意見與審閱標示的專家學者，卡恩則是站在反對立場，他代表美國飲料協會與別人合著了一份專家報告。在那份報告裡，他寫道：「科學界並無共識認爲添加糖類包括飲料加糖，會導致肥胖和糖尿病。」這番操作難道是因爲卡恩在糖尿病協會任職期間，與世界最大的糖果製造商吉百利史威士（Cadbury Schweppes）簽署了一份爲期三年、價值一百五十萬美元的贊助協議？總之最後，加州政府迫於大食品商的壓力，放棄了這項政策。

有趣的是，我在加大的同事迪恩．席林格（Dean Schillinger）重新研究了卡恩研究過的那些數據（總共六十項研究，請見第二十三章），就數據上來說，卡恩是對的：沒有明確的共識。但席林格注意到了一個重點：食品業贊助。瞧瞧，食品公司贊助的二十六項研究裡，就有二十六項沒有結果。但在獨立的三十四項研究中，高達三十三項證明吃糖、肥胖和糖尿病之間存在明顯的關聯，這意味著食品業污染了數據（請見第二十三章），而卡恩就是循著同一條路線，把事實帶得更偏。最終，他被另一位眞正受過美國國家衛生研究院（NIH）訓練的糖尿病研究專家威廉・塞法魯（William Cefalu）取代，而且二〇一九年糖尿病協會指南首次提到限糖適用於部份糖尿病患者。然而，他們還是沒有承認糖類攝取是糖尿病的原因，不過他們也不是唯一這樣的機構。英國糖尿病協會在官網站上說：「糖不會直接導致第二型糖尿病，不過超重的人的確更容易有第二型糖尿病。」也許這種說法與英國糖尿病協會收到的五十萬英鎊捐款有關，這筆錢是來自百事可樂在英國的經銷商碧域（Britvic）公司。相對的，國際糖尿病協會（International Diabetes Federation, IDF）（此協會有一百九十八個會員國，但不包括美國、英國和澳洲）曾告訴二十大工業國集團（G20，國際經濟合作論壇），開徵糖稅不但能救命，還能因此省下預算。

爲什麼美國和英國糖尿病協會都說吃糖不會導致糖尿病，而國際糖尿病協會卻說徵收糖稅可以預防第二型糖尿病？因爲國際糖尿病協會有許多成員國都是貧窮國家，他們連儲存胰島素的冷藏設備都買不起，更別提購買胰島素。因此他們必須預防疾病，這表示得改變飲食習慣。但美國、英國和澳洲要改變不那麼容易，他們的糖尿病協會得要願意認錯，而且要承認自己錯了幾十年。在還有選擇的情況下，用藥物治療解決問題，再譴責反對聲浪，的確比較容易。

學術團體常混淆事實。如果人們知道他們可以預防糖尿病不用吃藥，那麼美國糖尿病協會的命運會如何？大型製藥公司還會大方贊助嗎？在「不堪的舊時代」裡，許多學術組織將自己的招牌賣給了企業。例如美國醫學會（American Medical Association）賣給了夏繽（Sunbeam）公司，美國糖尿病協會賣給SnackWell's食品公司等等，但這種做法現在已日漸式微。美國糖尿病協會在盈利慈善機構中排名第一百名，年收入一．八二億美元，其中40%來自製藥業捐贈。在二〇〇二～二〇一三年這十年間，就因爲糖尿病協會說可以用藥治療，市場因此擴大了，但胰島素的價格卻比原先貴了三倍。

話說回來，以根除疾病爲本的私立非營利組織，怎會眞的希望他們的本被根除掉呢？大多數醫學協會不提供營養衛教資訊，雖然適當的飲食**既能治療又能預防疾病**，但大多數協會目標工作只有**藥物治療**。舉例而言，吃糖會導致第二型糖尿病，但美國、英國和澳洲的糖尿病協會都不願承認限糖能預防並治療第二型糖尿病，他們建議用藥。爲什麼？答案很簡單：要是預防得好，沒有糖尿病了，那他們也就該關門大吉了。

畢竟這些協會是人治的，而這些人也需要賺錢吃飯，其中利益糾葛遠比我們想像的要複雜。近期有分析顯示，美國花費前十名疾病的相關協會中，有72%的董事會成員與業界唇齒相依，他們每年獲得的酬庸中位數爲三萬兩千美元，腫瘤科醫師的上限甚至超過五十萬美元，難怪藥物主宰了醫學（請見第六章）。

臨床醫師的難題

象牙塔裡的學者本應推動科學進展，但事實上他們經常出手阻撓，尤其是受制於指導教授、學會組織、學校或學術團體時。但是，臨床醫生知道眞相時，又是什麼考量阻止他們爲患者做正確的事呢？

我們在過去的四十年裡，了解到的第一件事是，醫生們有其局限，都是和其他醫生那裡交流獲取新知，而這些資訊常是從期刊文章、臨床醫學會議和網路研討會而來。這些活動大多由大型製藥公司贊助，爲的是推廣自家產品，不信你可以看看，都是哪些單位贊助糖尿病協會的大小活動。

我們了解到的第二件事是，醫生就像綿羊，是會跟隨其他醫生的羊群，這背後有它的道理。如果醫生不按照醫療指南，在醫療評鑑網站 Healthgrades 的評分就會很差，然後會被醫療委員會調查，甚至可能撤銷行醫許可。

最後第三件事是，大多數醫生都不聽病人說話，只趕著把要說的話告訴病人，部分原因是由於保險公司緊縮限制，所以每位患者就診時間只有十分鐘。一旦了解患者症狀並作出初步診斷，醫師就會選擇最快、最簡單的治療方式，無論那是否最有效，而且同時也準備接著看下一位病患。下次看醫生時，計算一下就診時間。向患者衛教改善生活方式，那得花上我們寥寥無幾的時間，而直接治療才是醫師所學與賺錢的方式。

對營養「一無所知」

在營養領域中，醫藥界帶來的挑戰比其他都要多。要保持最佳的身心狀態，沒什麼比營養更重要了，然而醫藥界只不過讓營養產生更多爭議，沒帶來太多啟發。

在美國，只有28%的醫學院提供正式的營養課程。這甚至比一九七七年國會通過制定飲食指南法律，並呼籲在醫學院加強營養科學教育那時候還要少。現在醫學院學生四年受訓期間，平均只上過十九・六小時營養學課程，占整體上課時間0.27%。如果醫生一開始就沒有學過營養學，又怎麼有能力提供飲食建議呢？

除了少數專業研討會，例如亞利桑那大學（University of Arizona）的整合營養年度論壇，或杜蘭大學（Tulane University）的健康與食品研討會以外，幾乎沒有不受食品業影響的營養學繼續教育計畫。還有膳食補充劑的營養補充品公司，他們想把自己的產品置於食品和藥品之間。更令人擔憂的是，這不只是美國的問題，全球營養學教育都不足。

可以預見，醫學院的養成重點在於治療，包含藥品、醫藥設備和手術。因爲醫生、大型製藥公司和醫學工程公司，都靠這個賺錢。這就是爲什麼製藥業願意資助醫學院（請見第六章），畢竟醫生何苦推薦每天只要〇・一美元的膳食補充劑或〇・五美元不用處方的蔬菜，而不是十美元需要處方箋和醫師簽名的慢性病藥物？

營養流行病學充滿爭議，最近有人呼籲限制營養研究，因爲要確保研究結果正確並不容易。詢問患者的飲食內容，是了解營養情況的不二法門，但人們常會記不清楚，尤其是對於不健康的飲食，此外數據分析結果總是讓人存疑，因爲有相關性並不見得會有因果關係。要確定研究中的因果關係，就要從以下兩種研究方法中擇一來做。第一種稱爲隨機對照試驗（Randomized Controlled Trials, RCTs），這是藥物評估的黃金標準，但這在營養學研究相對困難，因爲這需要長期追蹤研究，而要長期控制人們飲食很難。當一種營養素（例如碳水化合物）增加時，另一種營養素（例如脂肪）就會減少。第二種研究稱爲計量經濟分析（Econometric Analysis），方式是分析疾病發生率隨時間變化的歷史脈絡，同時加計所有可能共同因素。

菸草會導致肺癌，就是用這種方式推估得知，因爲這要是做隨機對照試驗肯定犯法。計量經濟分析更適合用來做營養學研究，而這也是我們用來證明糖會導致第二型糖尿病的方法。

當然這兩種研究方法都很複雜，需要經過適當的統計分析，也因此墊高了研究成本。另外正如先前所討論，還有個要考慮的點，就是食品業染指了許多營養研究，使相關文獻結果有偏誤。最後，是必須找出正確的指標，這不但困難、昂貴，而且很耗時間。例如拿低密度脂蛋白膽固醇這類生物標記來看，就無法與心臟病發作劃上等號（請見第二章），所以醫師會覺得何必浪費力氣。

反正患者就是不聽醫師建議，即使會影響壽命長短。大多數人不能或不願改變飲食習慣，也不會因爲醫生的一句話，就奇蹟般開始保持運動習慣。史丹佛營養學家克里斯多夫·加德納（Christopher Gardner）透過研究各項飲食法，總結出任何飲食法最後都會回歸均值，不論哪種飲食法執行兩個月後，受試者都會回到原先的飲食方式。節食很難，而且很少能長期維持下去。健康狀況是可以改善的，但你必須知道原因，你的醫生也是，他們要有能力向你解釋爲何某種方法會有效。行醫四十年後，我學到的一件事就是，如果沒辦法先理解並解釋到讓病人也明白，那他們就不會照做。

眞的不能怪罪大衆對營養感到困惑。我們每天都被醫生和營養師發表的那些相互矛盾的觀點和謬誤困擾，像是一下說「脂肪不好」一下又說「脂肪很好」這類，還忽視了生物化學（指的是代謝過程和熱量計算等等與體重之間的關係），就連醫生們自己也不明白。如果不理解或沒有科學證據，那人們就不會覺得有需要改變。

患者不能或不願改變飲食的另一個原因，是糖類濫用，糖是最容易讓人上癮、誘發代謝疾病、縮短壽命的食品添加劑。這些患者最需要醫生的幫助，但醫生對成癮的理解與他們對營養的理解，一樣不足。看看醫生們對當前鴉片類藥物危機的反應，成癮者有兩百萬，卻只有五千五百名醫生師受過成癮醫學訓練。

長期以來，營養研究的補助非常有限，而大型食品公司也趁機塡補了這個空白。他們自己作研究，研究結果支持自家產品的可能性，是不支持的七．三六倍。他們利用偏誤的研究結果污染專業期刊，還能借此指稱某個營養原則「不科學」。他們用錢收買營養師的忠誠（請見第四章）、拉攏科學家和評論家。

誰站在火線上？

醫生受醫療機構的監管，而這些機構制定的最新臨床指南，使得醫生只能忠實遵守。照著指南醫治，卻有許多人沒有得到改善，醫生也要對病人保持忠實。精明的臨床醫生能夠看出端倪，當他們一次又一次遇到同樣的情況，就會察覺有問題，或許不確定問題出在哪，但他們知道需要調整。羅伯特．阿金（Robert Atkins）就屬於精明的醫師，他重新思考了營養與代謝，意識到精製碳水化合物有害健康，也寫了書來解釋他在臨床上的調整。有人罵他是江湖騙子，有人說他是危險人物，但阿金博士聆聽了患者的訴求，最終證明他是對的。醫學界最不光彩的一面，是把這種精明幹練看成有罪，只因爲這些人敢於跳出框架思考。南非的提姆．諾克斯（Tim Noakes）、魁北克的艾佛琳．布多亞羅伊（Evelyne Bourdua-Roy）和澳洲的蓋瑞．費特克（Gary Fettke）這三位醫師，都曾因爲推廣低碳飲食，而受到所屬國家的醫療委員會調查。他們都被指控在訪問或演說裡推廣「可能誤導大衆的低碳、高脂（生酮飲食）」醫療建議。在這些案例中，都是由各自國家的營養學委員會向醫學委員會提出控訴，卻沒有證據支持這些指控，也沒有任何人因爲這些「危險的醫療建議」受害而出面指控。

諾克斯博士因爲一則爲哺乳婦女寫的推文，被南非膳食協會（Dietetics in South Africa）主席克萊兒．史特里多姆（Claire Julsing Strydom）告上了醫療管理委員會。推文裡，他說嬰兒斷奶的首選是生酮飲食。對於嬰兒，他建議的食物包括肉類、魚類、雞肉、蛋類、乳製品和蔬菜。南非膳食協會支持的是傳統的低脂、高碳飲食，例如米糊、水果泥這類的食物，認爲低碳高脂飲食只不過是個潮流。諾克斯兩度接受審查，行醫執照差點被吊銷，儘管他在國際代謝與營養專家的證詞下獲得無罪判決，但仍遭受了一波波的輿論攻擊和譴責。

魁北克醫療委員會對羅伊博士的調查仍在進行中。營養師們在《太陽報》（*Le Soleil*）上發表了評論，對羅伊提倡的生酮飲食提出指控。這篇評論的作者以加拿大營養師協會（Dietitians of Canada）魁北克地區主任卡洛琳・杜波（Caroline Dubeau）爲首，儘管杜波小心強調她與協會都沒有指控羅伊，但她不願透露提出控訴者是否爲協會成員。協會網站稱，在魁北克的營養師和營養學家都經過專業訓練，不是可以隨便使用的頭銜。但與各國營養師協會一樣，加拿大營養師協會也存在嚴重的利益衝突，他們也和一些醫學會一樣，接受大型食品業、大型製糖業、以可口可樂爲首的大型碳酸飲料業和大製藥公司的贊助款。他們有許多會員都與業界有關聯。去年有超過七百名醫生、營養師和營養學家連署致信給政府，表達對羅伊的支持，並呼籲徹底改革營養指南，納入低碳、健康天然脂肪的飲食法。羅伊本人在《哈芬登郵報》（*Huffpost*）上發表了一篇措詞強硬的文章，回應了杜波的信，還有其他八十位加拿大醫生也連署了這篇文章。文章標題是：「低碳、高脂是醫生的飲食方式，你也該這樣做。」羅伊博士目前還未被宣告無罪。還有費特克博士，他是一名骨科專科醫師，曾罹患惡性腦下垂體腫瘤得接受手術、化療和放射線治療。他自行研究現今稱爲生酮飲食的極低碳水、高脂肪飲食，成功抑制了腫瘤惡化（請見第十二章）。這種飲食法現正於紐約紀念斯隆凱特琳癌症中心（Memorial Sloan Kettering

Cancer Center）、休士頓安德森癌症中心（MD Anderson Cancer Center）等世界各地著名研究機構試驗中，原理在「餓死」腫瘤細胞、抑制腫瘤增生。費特克身爲醫護人員，不希望看到糖尿病患因病截肢，因此他告訴患者，簡單改變飲食可以拯救生命避免截肢。但就是爲了告訴糖尿病患減糖，費特克被禁止提供營養諮詢和醫療服務。費特克至今仍不知道是誰向澳洲健康從業者監管機構（Australian Health Practitioner Regulation Agency）舉報他，但他知道投訴人是澳洲營養師協會成員。他們指控他「不當提供糖尿病患者醫療建議」。眞的嗎？澳洲營養師協會反低碳、反生酮的立場廣爲人知，而澳洲健康從業者監管機構禁止費特克行醫，只因爲他試著避免糖尿病患截肢並挽救生命。好消息是，費特克博士終於在國際醫學界的幫助下，於二〇一八年勝訴。

很明顯，糖和加工食品會導致肥胖、心臟病、中風、糖尿病和脂肪肝（請見第二章），而且有越來越多數據顯示加工食品也會導致癌症和失智症。而低碳飲食並不會加劇此一趨勢，在某些情況下還能逆轉這些疾病，可惜醫療機構不但拒絕接受，反而還對提倡再教育的人興訟。

健康專業人士的新浪潮

我沒有《星際大戰》裡的歐比王來敦促我「使用原力」，也沒有深喉嚨教我「順著金流追下去」，但結果這正是我在做的事，也是醫界現在應該做的。現代醫學有些分支已經認識到營養療法的重要性和問題所在，例如整合醫學、功能醫學以及精神醫學。他們的職責是治療疾病的上游原因，而不是下游症狀。這些學科已有許多醫生開始減少開藥，選擇用改變飲食取代藥物。這當然是有道理的，正如第十章會討論到的那樣，導致慢性病的細胞訊息傳遞途徑並無法用藥物改善，卻能透過飲食調節。

不幸的是，這樣的醫生仍屬少數。有少數勇者已經站出來發聲，大部分卻因爲前述種種原因，被醫界排擠而邊緣化了。然而，這波新浪潮裡有數據作爲明燈引路，能幫助我們解決現今的醫療危機，是時候改變了。

第四章 失去理智的營養師

雖然醫師養成過程沒學過營養學實在很糟，至少他們的證書執照上寫的是**醫學**，不是**營養學**。然而，營養師的證書上清楚寫著他們受過營養和膳食的訓練，可事實卻並非如此。一九四七年以前，牙醫會上營養課，後來卻不上了。爲什麼呢？營養學以某種方式影響了整個健康相關領域和產業，每個人都深受其害。而宗教則詭計多端地藉著各種直接（透過從業人士）和間接（透過公衆）的力量，深深操控著營養學。

營養師和數學

營養師「號稱」有能力提供營養建議，但現代膳食營養源於兩個概念，這兩個概念後來都被證明是錯誤的。第一個概念是「卡路里就是卡路里」，這是一九一六年由農業學家威爾伯·奧林·艾華特（Wilbur Olin Atwater）所提出。他運用測量物質放熱的裝置，把三大營養素的**熱量**

標準化，訂出蛋白質爲每克四大卡、碳水化合物每克四大卡、脂肪每克九大卡，用以計算食物所含熱量。也因爲脂肪的卡路里最高，所以艾華特推論脂肪就是主要導致發胖的元兇。

從那時起，營養師就一直用熱量控制的思維幫病人規劃飲食。問題是我們的身體代謝並非如此單純。艾華特忽略了腸道微生物菌叢及其對食物的代謝作用，這占了總進食量25～30%，還有纖維素的影響（請見第十二章）。纖維不會產生熱量，但會改變人體吸收總熱量的百分比，所以攝取的熱量與身體吸收到的熱量並不能劃上等號，這點以堅果爲例尤其明顯。比如杏仁，吃進身體實際吸收的熱量就比所含的熱量要低30%。現在有些食品製造商試著不標示卡路里，就是這個原因。時間回到一九一六年，那時我們連腸道微生菌叢是什麼都不清楚，時至今日雖然我們已經知道了，但營養師還在算熱量，他們在方法論或衛教資訊上並沒有與時俱進。

現代膳食運動始於一九一七年，當時美國膳食協會（American Dietetic Association）成立，二〇一二年更名爲美國營養與膳食學會（Academy of Nutrition and Dietetics）。美國營養與膳食學會一直主張肥胖症以及整個營養學都可以用簡單的數學算出來。只要將食物中的成分與人體所需一比較，就能判斷營養素是缺乏還是過剩。他們認爲慢性病是攝取過多熱量所引起，肥胖症也是，這就促成了大型食品公司與營養學會之間的合作夥伴關係，正如他們的口號「正確飲食」和做運動。在這個過程之中，有些組織對大眾宣揚錯誤的觀念，包含某食品業聯盟「明智選擇」（Smart Choices）、卡茨創立的NuVal和「全球能量平衡聯盟」（Global Energy Balance Network）（兩者都與可口可樂有關）等等，幸運的是這些詭計後來都被揭穿，丟進歷史的垃圾堆。然而，這種情況仍在繼續。可口可樂還在贊助非營利組織「運動是良藥」（Exercise Is Medicine），要人們注重運動，而不是飲食。

多年來，大企業的營養師和美國營養與膳食學會一直在為加工食品辯護。他們這樣做有三個原因。首先，是他們擁護熱量說，幾乎所有食物都有熱量，那麼食物不同又怎會是問題呢？但事實上艾華特計算熱量的系統，不論放在過去、現在或將來，都有其缺陷。食物熱量來源不同，也決定了他們在人體裡的代謝差異。我們討論的是營養生物化學，並不是單純物理學。我希望你們能看穿這個謬誤，也希望本書最後能一舉**殺掉卡路里**，讓飲食營養的謬誤從核心潰滅。其次，他們還強調食物成分才是重點，這從他們對營養標示的支持就能清楚看出。但事實上重要的不是食物中成分，而是食品**加工方式**，但這不會出現在食品標示上（請見第十七章），他們眞的都劃錯重點了。

最後，公共衛生律師米歇爾．西蒙（Michele Simon）的紀錄指出，他們有九成的預算來自大型食品公司。時至今日，他們仍然在爲糖辯護，因爲他們不可能殺掉會下金蛋的雞。我所經歷的事情就能證明這點。二〇一三年，我受邀參加黛安．雷姆秀（Diane Rehm Show），就遭受德州達拉斯市的營養師尼瓦．科克蘭（Neva Cochran）的言語攻擊，因爲我說熱量並非都相同。儘管有證據支持，但科克蘭女士後來在 YouTube 上猛烈抨擊，堅稱卡路里就是卡路里。爲什麼科克蘭反應如此激烈？因爲她代表著食品加工業，卡路里是這行的盾牌，這就是他們逃避責任的手段。科克蘭女士的工作就是詆毀我，當然還有任何妨礙加工食品的人。

營養師需要再教育

公立學校現在已經成爲世上最大的連鎖食品零售商，我們該對此感到不安。學校營養協會（School Nutrition Association）是加工食品的最大支持者，這點毫不意外，看看都是哪些人贊助了學校。那麼你如何期望學校會改變飲食呢？二〇一五年在美國營養與膳食學會的聖路易士分會上，我本來預計會與糖業協會（Sugar Association）主席寇特妮．蓋恩博士（Courtney Gaine）辯論，她是受僱支持糖業的營養師，但卻在辯論前兩天取消行程，改由美國營養與膳食學會的當地發言人康妮．迪克曼（Connie Diekman）來和我辯論，而迪克曼也支持糖業協會的立場。所以你還希望誰來改變校園飲食？

自從營養師在一九六〇年代接管營養諮詢工作以來，大家的健康狀況一直在惡化。也許這只是相關性而不是因果關係，但我們能說的是，儘管美國人的健康狀況嚴重惡化，營養師們仍不願改變，固守熱量觀念，困在卡路里中。以目前的模型預測，到了二〇三〇年，將近半數的美國人都會有肥胖症。患者因爲加工食品上癮病痛纏身，醫生要不是感到矛盾困惑就是純粹無知，然後營養師則繼續與大型食品業者勾結。

如果你還需要進一步的證據，只要看看醫院裡的飲食卽可。美國兒童醫院有28％提供速食，但醫院美食街裡所有食物無論是給病人、員工還是訪客，都必須經院內營養師的核准，這對父母和孩子來說是什麼樣的示範？有些醫師建議把含糖飲料從菜單中剔除，但醫院營養師反對，聲稱這是「殘忍和不人道的懲罰」（是的，他們就是這麼說）。即使在加州大學舊金山分校，我們最後成功把汽水趕出校園，也證明了校內員工的代謝改善了（請見第二十八章），卻仍趕不走果汁，因爲營養師不願妥協。

我們終究要選擇，成爲製造問題的一員，或是成爲解方。可以肯定的是，許多營養師都試著從社群內部開始改變，這些人應該受到讚揚和支持。但這個職業的核心仍在於順從美國營養與膳食學會及其背後企業金主，因爲非得如此才能獲得並保有營養師認證。

你如何辨別一位營養師的立場？只需要問一個問題就好，問他們：吃糖，是否爲生存之必需必要。

膳食營養界存在利益勾結

全國各地的營養師都受到一個名爲「營養師協會」（Commission on Dietetic Registration）的法律免責保護。他們的宣言是：「辦理有效、可靠且嚴格的認證流程，以保護大衆並滿足認證營養師、業者和消費者的需求。」

目前美國有十萬四千名營養師和營養學家在這個協會注冊。有四十七個州（不包括亞利桑那州、密西根州和紐澤西州）立法保護營養師協會注冊營養師。這造就了該協會在飲食指南上的壟斷地位。他們唯一的責任是遵守美國營養與膳食學會的政策，也包括那些加工食品政策。那美國營養與膳食學會又是從哪裡得到的指示？以下是二〇一九年的贊助名單：亞培、美國開心果種植者協會、a2牛奶公司、貝利優（BENEO）食品公司、湯廚公司、康尼格拉食品（Conagra Brands）、達能食品集團（Danone）、蛋類營養中心、佛羅里達柑橘部、化合物製造商FMC、扁豆網（Lentils.org）、美國國立養牛協會（National Cattlemen's Beef Association）、國家乳製品委員會（National Dairy Council）、美國雀巢、優質蛋白（Premier Protein）營養補充劑公司、桂格佳得樂、Splenda代糖公司、太陽牌食品公司（Sunsweet Growers）和食品商The Wonderful Company。這裡頭確實有些企業提供真食物，但也有很多加工食品公司。

營養師的「專業操守」之爭

膳食營養學科的第二個錯誤概念源自宗教信仰，並非科學原則。爲了滿足第一次世界大戰期間士兵的飲食需求，萊娜．庫珀（Lenna Cooper）和露露．格雷福斯（Lulu Graves）於一九一七年共同創辦了美國營養與膳食學會。庫珀曾擔任巴特爾克里克療養院（Battle Creek Sanitarium）執行長兼醫務長，同時也在約翰．哈維．家樂（John Harvey Kellogg）醫師家裡當家教。家樂資助她完成護理學士學位，她則一邊當家樂醫師的學徒，一邊自學膳食營養，一路上宣揚家樂的原則。換句話說，除了從家樂醫師那裡學到的知識，她沒有接受過任何專業膳食營養訓練。庫珀就像家樂一樣，也是低蛋白、高碳水飲食的支持者，她認爲：「我們的健康和精力取決於飲食，菜單的比例應該是10%蛋白質、30%脂肪和60%碳水化合物。」她在一九一三年撰寫了低蛋白素食食譜《新烹飪法》(*The New Cookery*)，還創造了這個小小口號：「早餐最重要，因爲是開啟一天的第一餐。」這個口號也被家樂博士編輯的《好健康》(*Good Health*)雜誌引用。畢竟，吃起來爽口無比的甜麥片，味道棒極了！

另一位格雷福斯女士，她的專長是家政，過去曾接受營養師的訓練和認證。她處理糖尿病住院患者的經驗豐富，知道高蛋白和高脂肪飲食是當時對抗高血糖唯一有效的方法。一九二一年她甚至在《現代醫院》(*Modern Hospital*)雜誌上發表了一篇名爲〈糖尿病患者的高脂肪飲食〉的論文。事實上在那之前，高脂肪飲食是糖尿病患者唯一合理的治療方法。哈佛大學喬斯林糖尿病中心創辦人艾略特・喬斯林博士(Elliott Joslin)的繼任者弗雷德里克・艾倫博士(Frederick Allen)在一九一九年提出，70%脂肪搭配8%碳水化合物，對糖尿病患者來說是最佳的飲食。但隨著一九二一年發現胰島素，那年成了糖尿病的分水嶺。胰島素的出現表示糖尿病患者又能開始吃碳水化合物，治療比預防更單純，因此高脂肪飲食治療只能束之高閣，被埋藏了至少九十年。庫珀和家樂勝出，低蛋白、高碳水化合物被奉爲膳食圭臬。

營養與宗教

家樂博士本身就是個相當有故事性的人物，一九九三年博伊爾（T. Coraghessan Boyle）的小說《窈窕男女》（*The Road to Wellville*）描述的就是他的故事。這部小說在一九九四年被改編成電影，由安東尼．霍普金斯（Anthony Hopkins）扮演家樂。他的巴特爾克里克（Battle Creek Sanitarium）療養院結合了水療中心、飯店還有教堂，吸引了名人富豪蜂湧而來，希望紓解二十世紀的各種疲憊症狀。家樂的健康觀可以說相當奇特，維持健康的方法也很荒謬。他提出了他特有的哲學，認為生活中有兩大敵人：便祕和手淫，並聲稱這兩者都來自營養不良，而他的療養院致力於根除這兩種所謂的惡習。家樂在一八八七年出版了《老少皆宜的知識：擁抱有機生活中的自然進程與衛生習慣》（*Plain Facts for Old and Young: Embracing the Natural History and Hygiene of Organic Life*），書中寫道：「如果非法性交易令人髮指，那麼自慰就更加可憎。」家樂列出了沉溺於自慰導致的三十九種症狀，包括全身虛弱、發育不良、情緒波動、善變、害羞、大膽、姿勢不良、關節僵硬、愛吃辣、長青春痘、心悸、消化不良、記憶力減退、視力受損、心臟病、癲癇，當然還有精神錯亂。

療養院用了幾種讓人質疑的方法，要讓上門療養的人消除他們聲稱的這兩個禍害。例如院內規定用福萊柴爾咀嚼法（Fletcherizing），吞嚥前要先嚼三十二下、正弦電流（沒錯，就是電擊）、四十六種不同的洗浴方法、五十七公升灌腸劑等等，其中震動椅還算是比較不那麼獵奇的方法，但有些方法的確駭人。爲了改掉年輕男孩的那個習慣，家樂提出要綁住他們的手、把那器官包紮起來，或者在那上面加上籠子。他在《老少皆宜的知識》裡寫道：如果這些方法都沒有用，他建議要在不麻醉的情況下切除包皮，因爲「手術造成的短暫疼痛，對心理健康有益」。對於女孩子，家樂有一套更可怕的治療方法，比如把純石碳酸塗在陰蒂上，或是更極端地以手術切除。

好消息是家樂的醫療方式早已成爲歷史，但壞消息是，家樂的飲食法仍然存在，而且影響力更勝以往。家樂認爲營養的剋星是肉，視其爲魔鬼的化身，他說吃肉會導致便祕（好吧，沒有纖維，這話或許不無道理），而且他堅信吃肉是造成手淫的原因。家樂是虔誠的素食主義者，他說：「吃素的人不必擔心盤中飧帶有禽畜瘟疫病菌，能安心享用愉快的大餐！」實話說，家樂這番話早在一九〇六年厄普頓・辛克萊（Upton Sinclair）著名的肉類加工業揭祕小說《叢林》（*The Jungle*）裡就用過了，所以家樂的觀點或許也是受到當時品質低劣的加工肉類影響。早在巴特爾克里克療養院時期，家樂就開始爲病人製作一種稱爲「健康食品」的食物，他把燕麥片和玉米粉烘烤成餅乾，然後壓成小塊，他稱之爲「燕麥片」。這是後來家樂氏各種早餐麥片的原型，它們非常受歡迎，甚至在一八九〇年代早期家樂的患者借用了這個點子，自己開了早餐麥片食品公司競爭，而也就是現在知名的穀物食品商 Post Consumer Brands 公司。

家樂醫師的營養知識和做法從何而來？顯然不是從醫學院學的。蛋白質是在一八三八年發現，到他一八七五年畢業於紐約大學貝爾維醫院（Bellevue Hospital）那時，已經有很多人研究蛋白質，但推動醫學教育改革的《弗萊克斯納報告》（*Flexner Report*）一九一〇年才出版（請見第六章）。那時達爾文的物競天擇假說和演化生物學，已經取代了原本醫學認為上帝是生命起源的假說。家樂肯定錯過物競天擇那堂課，而他在就讀醫學院以前，肯定已經有根深蒂固的食品「信仰」，這些觀念或許在他小時候就形成了。他本身是虔誠的基督復臨安息日會（Seventh-day Adventist Church）教徒，奉行著二十八條基本教規，其中第二十二條是飲食與藥物規範：「除了充足的運動和休息，還應該盡量選擇健康的飲食，並戒除聖經中指稱的不潔食物。至於酒類、菸草以及藥品和毒品濫用，因為對身體有害，這些也要戒除。」事實上在他十二歲時，就曾受僱為教會的共同創始人兼公關發言人艾倫・懷特（Ellen G. White）排版她個人的名言集錦。一八七〇年懷特曾出版《嚴肅的呼籲》（*A Solemn Appeal*），警告人們吃肉危險、吃肉會激起獸性，使兒童發生所謂可恥的自慰行為。懷特對年輕的家樂印象深刻，甚至還自掏腰包幫他付了醫學院的學費。

有許多合理的原因能勸人少吃肉，包括環境（請見第二十五章）、動物福祉、成本，以及宗教信仰，比如安息日會反對吃肉等。但便祕和手淫這兩個原因並不在其中，代謝健康也不是，至少針對懷特和家樂所談論的一般肉類來說並不是。不過，目前美國加工肉品存在的問題確實讓人質疑，例如添加硝酸鹽、支鏈胺基酸和抗生素等，這部分會在第十八章和第二十章討論。儘管猶太教和伊斯蘭教對宰殺牲畜和製作肉品皆有規範，但宗教對肉類的妖魔化是美國獨有的（還有印度人，他們是因為印度教徒傳統上崇拜牛，轉而對牛肉有所避諱、敬而遠之）。

我們可以從懷特的基督復臨安息日會教義，追溯當前以素食爲主的神學觀念，就像是這膳食運動的起源一樣。安息日會鼓勵自我克制，以追求道德、身體上和心靈上的健康。她曾說：「大洪水之前的人們以動物爲食、沉溺於情慾之中，直到罪孽深重，上帝才用洪水潔淨了被污染的道德。」她聲稱，上帝告訴她肉是有毒的興奮劑，與酒精或菸草一樣有害甚至更糟，會激發更低級的慾望和動物本能，導致男人、女人和兒童犯下可恥的「自慰惡行」。她說：「那些沉溺於肉食、茶飲，以及暴飲暴食的人，是在播下痛苦和死亡的種子，吃肉會引發人的獸性、削弱靈性，思想倒退到無法明白眞理。」

大自然厭惡眞空。由於一直沒有正式的國家醫學營養教育（請見第三章），所以大家開始各據山頭，假裝自己說的那套就是營養學。安息日會反對肉類的信仰以各種形式持續存在，而且不只針對膳食。

但我可以毫不猶豫地斷言一件事，那就是儘管在這五十年間美國人的健康狀況嚴重惡化，但美國營養與膳食學會的立場百年不變。他們以及整個醫療保健機構只會指責患者，認爲這是他們不遵守醫療和飲食指導的結果。如果愛因斯坦對瘋狂的定義是正確的（重複做同樣的事情，卻期待有不同的結果），那麼營養學會確實已經失去理智。

純素主義與社會接受度

時間回到一九七〇年代，羅馬琳達大學（Loma Linda University）兼任教授納森・普里特金博士（Nathan Pritikin），他在一九七九年出版的著作《普里特金飲食》（*The Pritikin Diet*），裡面規範了第一個純素飲食法，羅馬琳達大學是一所由基督復臨安息日會籌辦的學校，到一九六一年改名之前稱為福音大學醫學院（College of Medical Evangelists）。南達科他州參議員喬治・麥戈文（George McGovern）的助手尼克・莫特恩（Nick Mottern），據稱也是安息日會的成員，負責起草一九七七年初版的膳食指南，裡面建議避免食用飽和脂肪。莫特恩把低密度脂蛋白膽固醇寫成了心臟病的主要元兇，他利用的是近年越來越完整卻存在致命缺陷的飽和脂肪相關研究（請見第二章）。至此，宗教和科學在一九七七年交會、重疊，共同改變了現代醫學和公共衛生，影響了未來數十年的發展，同時也為另一個結合科學與宗教的組織「基督教生活型態醫學協會」（Christian Association of Lifestyle Medicine）埋下了種子。

基督教生活型態醫學協會於二〇〇三年在加州羅馬琳達市成立，其後更名為美國生活型態醫學會（American College of Lifestyle Medicine）。他們的《十五位醫師的生活型態醫學核心能力》（*15 Physicians Core Competencies in Lifestyle Medicine*）指引，是由一群美國醫學會安息日會醫師共同撰寫、制定，裡面就差了一件事：沒有科學依據，因為「上帝是科學的創造者」。所以，怎麼可能有科學，因為那會把「被創造者」置於「造物主」之上。事實上，醫界裡推動純素飲食的人，大部分都是安息日會信徒。

基督教生活型態醫學會裡有項「教育」指引，目的是開發全球性的醫學課程，確保所有醫藥健康專業人員都能教人「多運動、少吃肉」。他們特別提到以素食爲基礎的伊甸園長壽飲食（Garden of Eden Longevity Diet）。這股素食狂熱利用的是大家對健康的重視，還有對地球環境的關切，但它的理論基礎是什麼？有科學依據嗎？

最近肉類生產被帶入了氣候變遷議題，這爲主張素食者注入了新動力。雖然氣候變遷似乎可以作爲反肉食的理由，但事實上科學並不支持這種觀點，本書後面會有個專章來說明、駁斥這個看法（參見第二十五章）。

激進素食在最近一集的《醫師們》（*The Doctors*）脫口秀節目裡特別明顯。我在節目中與減肥手術外科醫師，同時也是素食主義者葛斯·戴維斯（Garth Davis）辯論，他在二〇一七年曾出版《蛋白質狂：沉迷肉食爲何傷身及因應之道》（*Proteinaholic: How Our Obsession with Meat Is Killing Us and What We Can Do about It*）。我們針對紀錄片《健康的祕密》裡三十七項錯誤資訊相互辯論，其中之一是「一顆雞蛋的害處等同五根香菸」。

與純素飲食一樣，低碳高脂與生酮飲食的好處，也都有足夠的醫學證據支持。不管是哪一種飲食法，若要有益健康，主要還是得要滿足以下兩點：一、保護肝臟，二、滋養腸道（參閱第十一章）。飲食方式是種選擇而不是規範，但不論是哪一種，都很容易被人利用，造成負面影響。

純素與生酮兩個派系都有科學依據，而且兩者可以互相學習。但事實上兩邊互不來往，部分原因就是出於對信仰的狂熱。

在我看來，營養學已經從科學變成信仰了。我想試著用本書的資訊，來結束不同營養派系間信仰凌駕於科學之上的競逐。

第五章 牙醫們迷失了方向

你有沒有經歷過難以忍受的牙痛？牙齒不斷隱隱作痛？吃不下、睡不好，也沒辦法思考。也許你是不小心弄裂了牙齒，但更有可能的是蛀牙。蛀牙的正式名稱叫齲齒，92%的成年人都有。你以爲木糖醇口香糖會有所幫助，但它並沒有什麼用，所以最後只好做了根管治療、裝上牙冠，這可不是閃閃發光的那種皇冠。即便有醫療保險，荷包還是會大失血，爲了出國度假存的錢也泡湯了。

自此以後，你就一直按照牙醫指示刷牙，但付給牙科的費用還是沒停過。爲什麼？牙醫們知道如何保護牙齒，一直到一九四七年牙醫學校都還會教營養學，但後來就拋諸腦後。他們從未眞正忘記營養學，但這反而成爲阻礙現代牙科發展的「尷尬眞相」。

牙醫曾是反糖先驅，現在為什麼發起糖果來了？

古早時代常有人找理髮師拔牙，那時的習慣也就是理完髮、刮完鬍子以後順便拔個牙。直到二十世紀初，俄亥俄州牙醫韋斯頓．普萊斯（Weston Price, 1870-1948）才將口腔健康納入牙科的範疇。事實上，也正是普萊斯醫師，讓牙醫們認識到了齲齒的眞正原因。普萊斯可以說是牙科史上最重要、最有影響力的牙醫，但今天他（幾乎）沒什麼存在感，這不是因為他說的事情有什麼錯，反倒是因為他說的都是對的。

有種疾病稱為「汽水牙」（Mountain Dew mouth），是美國東部的大禍害，而且一路穿過中部田納西州，甚至觸及更遠的地方。齲齒是全球慢性疼痛的頭號元凶、造成兒童牙齒脫落，是門診麻醉的原因，也是美國執業牙醫的收入來源。現在情況越變越糟，沒有往正面發展，這可說是牙醫們的災難（或說是福音，看他們怎麼想，有蛀牙等於有生意）。

我最近有機會在加州聖克拉拉的年會上對三百四十名牙醫作民調：如果有一天，齲齒神奇地消失了，對他們的影響是好是壞？絕大部分都認為診所生意會受損，但現場除了一位醫師以外，剩下的人都說不想再看蛀牙了。

齲齒是種當代現象。我們的祖先不刷牙，但也沒有明顯的齲齒。如果分析舊石器時代的化石，能看到當時人類牙齒礦化不良，偶爾看到牙齒排列不齊，但幾乎沒有齲齒。即使從有記載的歷史開始（西元前三〇〇〇年），歐洲人口齲齒盛行率仍普遍不高，維持在1～5％之間，直到工業革命。後來在很短的時間內，蛀牙盛行率躍升到25%，為何會有這樣的變化呢？

齲齒問題在英國更為明顯，英國人經常因牙齒不好受嘲弄。一九九七年的電影《王牌大賤諜》（*Austin Powers*）就是個例子，不過現在情況已有不同，事實上現在英國人的牙齒比美國人要好，至少他們齲齒的情況沒那麼嚴重。十九世紀的英國是加工食品的試驗廚房，麵粉和糖被加入各種食品。在工廠和礦山長時間工作的英國工人沒時間吃正餐，就隨便拿塊餅乾充飢，而且通常是甜的，他們還喝印度進口茶，並且會加上一兩塊糖。結果，齲齒的盛行率顯著增加。

現在英國人又回到了齲齒比賽前段班，至少在整體情況較佳。為什麼？這並不是因為他們變得更常刷牙，而是因為英國佬吃的糖比我們美國佬少。

營養牙科的開端

普萊斯注意到他在克里夫蘭診所裡的齲齒病患變多。他的評估認為原因是「現代商業化食品取代了一般食物」。罪魁禍首是精製麵粉和白米、包裝甜點和烘焙產品、精製糖和果醬、罐頭和化學防腐食品，以及加工植物油。普萊斯放棄了他大好的醫師前程去周遊世界，為了探究蛀牙、心臟病和癌症在不同地方的差異，在一九二五～一九三五年這十年間，他的足跡從原始部落到工業化國家。

結果普萊斯發現，遺世獨立的族群無論是因紐特人、瑞士或秘魯印第安山區居民、澳洲原住民、肯亞圖西人還是馬賽人，只要他們吃的是傳統飲食，普遍都會有一口近乎完美的整齊牙齒和下巴，而且沒有齲齒。相對地，那些轉型走向加工食品的國家，無一例外牙齒情況都會急劇崩壞。他將這一過程稱爲「**現代退化**」(modern degeneration)，並在一九三九年出版了他的經典著作《體質大崩壞》(*Nutrition and Physical Degeneration*)。透過研究美國南部離群索居的族群，普萊斯得出了個簡單的結論：飲食習慣主宰一切。他帶來的知識爲新興的營養人類學 (Nutritional Anthropology) 奠下基礎，意義重大。

一九三四年三月二十七日這一天，紐約賓州車站對面的賓州酒店 (Hotel Pennsylvania) 展開了一場辯論，這可謂是牙科史上最盛大的辯論。在一千五百名醫藥衛生專業人士面前，牙醫們辯論齲齒的成因。一邊主張細菌是問題，有代表大都會人壽的薩迪厄斯·海雅特博士 (Thaddeus P. Hyatt)、紐約大學阿爾弗雷德·沃克博士 (Alfred Walker)，以及紐約口腔衛生委員會的莫里斯·威廉博士 (Maurice William)。他們帶來了正確刷牙就不會齲齒的證據，只要牙刷得夠勤，一切都沒問題。另一邊認爲問題出在營養，有約翰霍普金斯大學艾爾默·麥科倫博士 (Elmer V. McCollum)、美國牙周病學會亞瑟·梅里特博士 (Arthur H. Merritt)，當然還有普萊斯。他們握有的證據顯示，即使是刷牙頻率較美國低的國家，蛀牙情況仍然少見。

站在細菌學的角度，我們知道口腔和腸道菌叢隨著人類進化，也發生了相當大的改變。人類遠祖口腔中的菌群，對比現代人已經不同，至少不存在口腔裡，那些細菌已經大量遷移到腸道中。當環境變得不適合居住時，生物們就得搬遷到其他地方，否則就只能死亡。舉例來說，若檢測牙結石裡的DNA，就能找到變形菌門（Proteobacteria）這種特殊的病原菌，但這在以狩獵採集爲生的遠古人類口腔中很罕見，只不過現在因爲文化演變時代已經不同，它們現在反客爲主了。還有另一種細菌叫厚壁菌門（Firmicutes），本來在遠古時期普遍存在人類口腔，但後來移到了下腸道，引發各種問題（請見第十九章）。事實上，古早時代人類口腔存在的各種細菌具有多樣性，但隨著工業革命的到來，這種多樣性已經減少，而以前看來屬於「外來種」的細菌，則開始出現在口腔裡。後來人類口腔中出現了新菌種，一種特別難纏稱爲轉糖鏈球菌（Streptococcus mutans）的菌種，已經證實是乳酸主要生產者，會腐蝕牙齒造成蛀洞。雖然這種細菌並非蛀牙的唯一元兇，但它是主要的嫌疑犯。

是什麼原因導致了這種大規模的微生物滅絕和細菌遷移？在一九一〇年代初人們發現了牙菌斑，並證明裡面含有各種細菌。儘管當時證據不一，但許多牙醫仍認爲牙菌斑是齲齒主因，所以主張多刷牙清除害菌。

有些人認爲多刷牙這觀念是牙膏行業推廣出來的，因爲早在一九一九年牙膏大廠Pepsodent就如此提倡，而當時其實還沒有任何相關數據（大企業再次出擊）。即便現今這個說法已經被推翻，但牙醫們還是以此爲本提倡多刷牙防齲齒，這個作法沿用至今。這麼做也許多少有些道理，比如近期研究顯示多刷牙可能降低心臟衰竭風險，但這與防蛀無關。想要靠著吃糖以後馬上刷牙去除乳酸、預防齲齒，這是行不通的。

就營養的角度來看，一般認爲碳水化合物是蛀牙的主要原因，牙醫們也是這麼想的。這理論正確，但又不完全正確，因爲這說法其實沒抓到重點，比如像前面討論的，遠古人類食用了大量碳水化合物，卻沒有齲齒。

可消化的碳水化合物有三種不同的形式：一、單醣（一個糖分子，例如葡萄糖、果糖或半乳糖。高果糖玉米糖漿是兩個單醣組成）。二、雙醣（兩個單糖結合而成，比如麥芽糖是兩個葡萄糖、蔗糖是葡萄糖與果糖、乳糖是葡萄糖與半乳糖）。三、澱粉。是由一串葡萄糖分子聚合在一起。這三種醣類只有前兩種：單醣和雙醣，會引發齲齒。原因是口腔菌只能代謝「可發酵」的碳水化合物，也就是單一自由分子。這在含糖飲料中尤其明顯，因爲飲料裡含的葡萄糖和果糖分子並未相互結合，也沒有被包覆在食物基質中，細菌能直接作用。而澱粉分子因爲是聚合的，所以細菌無法立即發酵，實際上反而有防止齲齒的功用，因爲它有助於在牙齒周圍形成生物膜。然而，最容易引起蛀牙的「轉糖鏈球菌」（Streptococcus mutans）會耍把戲，它有酵素能瞬間裂解蔗糖分子內的葡萄糖與果糖的鍵結，是造成蛀牙的元兇。蔗糖與齲齒間的關聯可以追溯到一九五四年的維芬霍姆（Vipeholm）研究，該研究觀察了四百三十六名受試者，時間長達五年。結果顯示，兩餐之間增加糖分攝入頻率，會增加齲齒發生率，戒糖則能阻止惡化。此後不久，齲齒與吃糖畫上等號；而在紐西蘭學校餐廳戒糖後，兒童齲齒比率也隨之降低了。

牙醫們明白了……

普萊斯的忠告在一九三〇年代似乎很有影響力。他的同事麥科倫寫道：「看來，如果我們改採低糖、高脂飲食，就像糖尿病患者的飲食那樣，就有可能會讓齲齒情況顯著減少。這種飲食在許多國家都可行，但有不少地區脂肪的生產成本比澱粉和糖要高得多。」另一位醫師威廉．戴維斯（William Davis）則總結了這個困境：「大多數人寧願有點蛀牙，也不願意放棄甜食……我們還是希望研究人員能找到更實際的方法，用來控制或預防蛀牙。」

這我明白，我也喜歡霜淇淋、每天刷牙兩次，也像大家一樣討厭看牙醫。但是如果戒掉飲食中大部分的糖分，就可以完全不用看牙醫，你覺得如何？

氟化物又讓大家誤入歧途

戴維斯的期望在一九四五年有了回應，第三個齲齒假說出現了，有研究團隊加入戰局，永久改變了牙科醫學。人們發現了氟化鈉這種單純化合物，只需要千萬分之一這麼低的濃度，就可以抑制齲齒的形成。它有兩種防蛀牙機制：減少酸性唾液以避免牙齒受到酸蝕；與牙釉質內的磷酸鈣結晶結合，使齒質更抗酸。氟化物正成為現代牙科霸主，研究員法蘭克．麥柯爾

（Frank McClure）說：「一九四五年密西根州大湍城（Grand Rapid）率先在自來水加氟，成爲世界上第一個飲水含氟的城市……在這個長達十五年的追蹤研究裡，研究人員監測了大湍城近三萬名學童的蛀牙率。研究到第十一年時，迪恩醫師（H. Trendley Dean），也是美國國立牙科研究院（National Institute of Dental Research）院長，宣布了一項驚人的發現：在水中添加氟化物政策之後出生的兒童，齲齒率下降超過60%。」接著政府就介入了，全面性的開始在飲用水中添加氟化物，蛀牙的盛行率減少了一半，這是一次重大的公共衛生勝利。

然而，就像家樂操弄他的研究結果一樣，氟化物成功的背後也有陰暗的一面，而且很可能是籠罩在政治和商業利潤的陰謀之下。幾十年來，氟化物從工業污染變爲公衛靈丹的故事一直是無數環境與健康的研究主題。一開始氟化物的「魔力」是在很偶然的情形下被發現的，最早是牙醫弗德里克．麥凱（Frederick McKay）在一九〇九年指出，住在科羅拉多泉（Colorado Springs）的孩童，八個孩子中有七個都是黃牙，但卻看來沒什麼蛀牙，麥凱將此歸功於水中含氟。

一九二七年，麥凱請求當時隸屬於美國財政部的美國公共衛生服務部（U.S. Public Health Service）協助。同一時期，以鋁含量高而得名的阿肯色州鋁礦市（Bauxite），居民也出現了相同的黃板牙，這是美國鋁業公司（Aluminum Company of America）鑽探了三口水井後的結果。這兩個分開的牙齒異常現象，引起了卡內基梅隆大學創辦人之一安德魯．威廉．梅隆（Andrew W. Mellon）的注意，他不但是時任美國財政部長（一九二一～一九三二年），也同時是美國鋁業公司聯合創辦人。

在此之前，氟化物被認爲是鋁業和磷酸鹽礦業產生的有毒廢棄物，是環境污染的主因，鋁業顯然需要光鮮亮麗的新包裝。梅隆快速地下了三個指令，一九三〇年他首先派牙醫傑拉德·寇克斯（Gerald Cox）在匹茲堡大學新成立的梅隆研究所，研究氟化物在預防齲齒方面的作用，這項工作爲社區飲用水加氟鋪下了康莊大道。接著，他再派美國鋁業公司化學家亨利·丘吉爾（Henry Churchill）與辛辛那提大學的凱特琳實驗室合作，在不造成像科羅拉多或阿肯色州那樣的黃板牙的前提下，尋找用氟化物預防齲齒的「最佳濃度」，他們後來確定了最適劑量是百萬分之一。最後是在一九三一年，梅隆將美國海軍陸戰隊醫院的牙醫師迪恩調到美國國家衛生研究院（National Institutes of Health, NIH），把氟化物的正面資訊帶回牙科界。迪恩雖然沒有受過正規的研究訓練，但這並不妨礙梅隆的目的。一九三二年迪恩向美國聯邦公共衛生署長報告，指出牙齒上的褐斑也就是所謂的氟斑牙（dental fluorosis），實際上正是對抗齲齒的關鍵。迪恩在接下來的職業生涯中，一直致力於推廣氟化物是牙科靈丹妙藥，他後來在一九四八年被任命爲國立牙科研究院首任院長。

飲用水加氟和牙膏含氟看來是種神奇妙方，還被吹捧爲「齲齒終結者」。是這樣嗎？從一九七一～一九八八年間，美國幼兒齲齒率從25％下降到19％，六～九歲孩童齲齒率從55％下降到24％。這絕對是進步，但儘管牙醫界用了最大努力，卻無法讓齲齒率再往下降。他們試遍了所有方法：標準含氟牙膏（1,500ppm）讓成人齲齒盛行率降低30％，後續將氟化物提高到5,000ppm也只能減少40％。連50％都突破不了，實在算不上奇蹟。

還有，牙醫們也開始感嘆：「要是蛀牙根除了，那還有誰上門來求診？」預防齲齒對各國來說可能是公共衛生問題，但對牙醫和大企業來說，那是個經濟問題，是各種牙膏、漱口水、牙科X光和補綴物的銷售動力。漸漸地，一般牙醫揚棄了普萊斯和抗糖的立場，越來越多的牙醫會在檢查結束後送孩子們棒棒糖（畢竟牙醫很可怕，他們可是用器械和鑽頭對付你的嘴），結果就是，過去七十年來「汽水牙」越來越多，在美國不斷擴散，健康情形也發生各種變化。

氟化物的失敗

牙醫對氟化物寄予厚望，他們不會輕易放棄。但最近美國各地開始出現不認同和不信任氟化物的浪潮。事實上，奧勒岡州波特蘭市自一九五六年起，就禁止在公共水源中添加氟化物。現在，全美有七十四個城市跟隨波特蘭的腳步，也禁止使用氟化物。難道他們知道什麼不爲人知的祕密？

有很多假設性的理由讓人摒棄氟化物。有些人認爲推廣氟化物是在促進糖業發展，讓人以爲能吃更多甜食不會蛀牙。有些人認爲在推動添加氟化物政策數十年以後，官員只是沒有勇氣認錯停止。還有些陰謀論者相信這是蘇聯爲控制人心設下的陰謀，一九六四年的電影《奇愛博士》（*Dr. Strangelove*）中，美軍指揮官傑克·里巴將軍（Jack D. Ripper）說：「氟化物是我們面臨過最可怕、最危險的共產主義陰謀！」還有新數據顯示，氟化物與兒童智商之間存在微小但具有統計學意義的負相關，尤其是使用含氟的水調配嬰兒奶粉，這種負相關似乎更加明顯。

不過，坦白說影響很小，而且有相關不等於有因果關係。我不是氟化物專家，這個問題我無法置評。我所知道的是：氟化物是一種經過驗證的輔助性預防措施，但它並不是主要的預防方式。如果能立竿見影，那預防齲齒成果不會只少了50％。我的看法很簡單，要做就做有效果的事。那如果以科學的角度，會怎麼看？

限制糖分攝取是降低並預防齲齒最有效的方法。根據英國流行病學家奧布瑞・謝漢（Aubrey Sheiham）估計，將膳食中的糖分控制在總熱量的5％以下，能顯著降低齲齒的盛行率。這種方法不但無毒而且也不花錢，也許到時候甚至都不需要氟化物來抗蛀了。

親愛的，我牙痛無法出戰

滿口爛牙聽起來可能不算大事，但卻是嚴肅的事情，特別是對於美國武裝部隊來說。一九九四年有30％的陸軍新兵因第三期齲齒（牙髓感染）無法上戰場，而這個可能還會持續發展成為牙膿腫。到了二〇〇八年，在美國國防部紀錄裡有42％的新兵患有第三期齲齒，這表示有將近一半的陸軍因為牙齒問題無法作戰。

這不是火箭科學，甚至連牙科學都算不上。要是不吃糖，蛀牙問題可以拋諸腦後，專業人士了解情況，但專業機構看來並不清楚。美國牙科協會發布了齲齒指南，裡面甚至都沒提到可以考慮限糖。他們列出了八種非手術治療齲齒的作法，裡面完全沒提到能用飲食預防措施。

相反地，由兩百個會員組織組成的世界牙醫聯盟（World Dental Federation, FDI）別無選擇只能預防，尤其是在南美洲和亞洲的貧困地區。他們沒有足夠的牙醫補蛀牙，當然也沒有足夠的錢來付醫藥費。在世界牙醫聯盟白皮書中，限糖是預防齲齒首要策略。這本應該是全球的共識，但事實並非如此，而這也同樣是金錢考量。

好消息是，牙醫們開始重新加入反對吃糖的潮流，因爲他們得到了醫界的支持，新興研究也顯示，糖會損害新陳代謝和心血管健康。當醫師、牙醫師、營養師和患者齊心協力，當醫療與營養專業人士能站在同一陣線清楚發聲，食品業和政府就無法忽視，但在此之前，仍會因循舊習。

第六章 製藥業帶風向

在博士後研究期間那六年裡，我是紐約市洛克菲勒大學（Rockefeller University）學術堡壘裡的一名小小兵，穿梭在內分泌學和神經生物與行爲學兩個實驗室之間。遇到壞天氣時，爲了往返兩個實驗室，我得穿過弗萊克斯納大樓。那時我總誤以爲，那座建築是用來紀念亞伯拉罕·弗萊克斯納（Abraham Flexner），他是弗萊克斯納報告的作者，那份報告可說是孕育了現代醫學的誕生。但事實證明，大樓實際上是紀念他的兄弟西蒙·弗萊克斯納（Simon Flexner），他是洛克菲勒醫學研究所的第一任院長，研究所成立於一九〇一年（他們從一九五九年他們開始頒發學位，後來轉型成爲大學）。

但我的誤解或許也不算錯的太離譜，因爲弗萊克斯納兄弟密不可分，而且他們兩人都同樣直接得到約翰·戴維森·洛克菲勒（John D. Rockefeller）的資助。正是這種特殊的贊助兼客戶的關係，將醫學引導到了現在這條路上，無論是好是壞，醫界會向大藥廠請求藥物和資金，也順從著大藥廠的意願。

弗萊克斯納一夥

大多數醫學專家認爲《弗萊克斯納報告》是實證醫學演進的分水嶺。整個十九世紀，美國醫學就像狂野的西部，什麼都可以。蛇油很暢銷，可卡因和海洛因不用處方箋就能買到，全國各地的醫學院的課程都不同，完全沒有標準。此外，十九世紀末出現了兩個挑戰傳統醫學的另類分支：全人治療醫學（osteopathy）*和脊骨神經學（chiropractic）。全人治療醫學認爲應該提升全身血液循環促進患者健康，脊骨神經學則認爲許多疾病都源於脊椎問題。除此之外，約翰霍普金斯醫學院則在嘗試革新，他們採用德國的階層學習教學法，希望成爲實證醫學和科學的燈塔。每個實驗室都有主持教授，其他人則都是可以流動的次階層（洛克菲勒大學也採用了相同的組織結構）。也就是在這種背景下，德州弗萊克斯納家族的孩子（七男兩女）脫穎而出。在當時的猶太家庭要求小孩要讀書，不然就要有虔誠信仰，兩者兼俱當然更好。弗萊克斯納家裡各個都是能人，但現在這個故事聚焦在西蒙和亞伯拉罕兩兄弟身上。

亞伯拉罕在約翰霍普金斯大學待了兩年後，獲得了學士學位，在那裡他接觸了德國學術模式。當他回到路易士維爾，開設自己的大學預備學校時，也欣然採用了這種模式。亞伯拉罕在行政和財務上都做得不錯，還利用他對教育和管理學校的知識，在一九〇八年寫了一部針砭美

* 編注：Osteopathy 原意為整骨療法，但在美國已發展為以全人治療為宗旨的醫療系統。

國高等教育缺陷的重要著作《評論美國大學》（*The American College: A Criticism*）。

亞伯拉罕透過興學賺到了足夠的錢，讓他的藥劑師兄弟西蒙回醫學院深造，後來又鼓勵他繼續在約翰霍普金斯大學攻讀研究所。於是西蒙也接受了德式教育，完成訓練成爲了病理學家、細菌學家與研究人員。他的導師是加拿大醫界代表性人物，著名的醫師威廉・奥斯勒爵士（Sir William Osler），是他創建了住院醫師訓練制度（這個也是德國階層教育模式）。西蒙頗受老師疼愛，奥斯勒爵士最後爲他爭取到了賓州大學病理學系的教職。

對於弗萊克斯納家族來說，大概就到這邊了，但後來又加入了一些偶然的機遇和貪婪的成分。在十九世紀末，浸信會牧師弗雷德里克・蓋茨（Frederick Gates）結識了浸信會慈善家洛克菲勒（John D. Rockefeller），兩人共同於一八九二年創立了芝加哥浸信會大學（現已成爲非宗教性的大學）。蓋茨牧師成爲洛克菲勒的商業顧問，持續透過戰略性的慈善事業幫助他重振商譽。此舉如同安德魯・卡內基（Andrew Carnegie），也與今時今日的比爾・蓋茲（Bill Gates）、馬克・祖克柏（Mark Zuckerberg）等人沒什麼太大的區別。

老牌藥品大亨

一八九七年夏天，愛讀書的蓋茨牧師讀到了一八九二年奥斯勒（Osler）寫的《醫學原理與實踐》（*The Principles and Practice of Medicine*）。蓋茨眼見美國醫學界的混亂，認爲醫學需要像洛克菲勒對標準石油公司（Standard Oil）般的改革，於是敦促洛克菲勒贊助他創辦他的同名醫學研究所。洛克菲勒算不上改革派，他相信民俗療法能治病，但他也相信金錢。

標準石油公司有項未開發的副產品：柏油。柏油是在採煤和煉油間所產生，是公司資產也是負債。當時的醫生使用各種柏油製劑治療某些皮膚增生疾病，例如濕疹和脂漏性皮膚炎，現在仍偶爾有人用柏油短期治療這類疾病。洛克菲勒需要推銷這種產品，他需要創造一個大規模的市場，所以他成立了洛克菲勒研究所，裡面所有的研究都要有關柏油的益處。由蓋茨負責尋覓第一任所長。他直接聯繫了奧斯勒，然後奧斯勒推薦了西蒙。這間研究所始於一九〇一年，而西蒙・弗萊克斯納則在一九〇三年開始當所長，也是從那時起開始蓋了紀念大樓。

但洛克菲勒的事業只是剛剛開始，這次是從藥品生意著手。除了洛克菲勒家族，標準石油公司的第二大股東是德國化學集團法本公司（IG Farben），該公司以生產奧斯維辛集中營裡的神經毒氣聞名。到一九〇〇年初期，法本公司已經發展成大製藥商，生產阿斯匹靈、砷凡鈉明（一種用於治療梅毒的砷化合物）和麻醉藥諾伏卡因等等。洛克菲勒看到了新的藥品商機和未開發的市場，但他同樣也看到美國醫生因爲養成過程沒有學過，所以不太了解這些新藥。洛克菲勒需要人推銷這些產品，因此他同意了推動全面評估美國醫學院系統的計畫，方便未來能改革醫學教育，把重點擺在醫學研究和藥物治療。誰應該帶頭進行這樣的評估呢？有德系背景的教育家如何？西蒙不意外地提名了他的兄弟亞伯拉罕。

有鑑於卡內基基金會主席亨利・普里切特（Henry Pritchett）已經讀過了《評論美國大學》，所以這個人選對他來說很有說服力。最後一票來自美國醫學會，他們希望擺脫煩人的替代療法學校，成爲未來醫學教育監管機構。這些寡頭「把現代醫學當作是一種意識型態工具，用來構築一種適合並能支撐工業資本主義的新文化」。

《弗萊克斯納報告》及其效應

亞伯拉罕本人對醫學一無所知，這也沒有關係，畢竟醫生才是問題的源頭，對吧？爲了增長見識，他花了兩年時間評估了幾所歐洲醫學院的組織結構，包括英國、法國和德國的醫學院。一九一〇年《弗萊克斯納報告》發表，內容譴責美國醫學教育缺乏實證醫學佐證，並主張改革醫師培訓制度。順帶一提，現今大家仍是這麼呼籲。

除了有科學研究支持的醫學，弗萊克斯納對其他所有形式的醫學都存疑，認爲剩下的都是蒙古大夫、是江湖術士，或者說得中立些，他認爲大部分都是。醫學院不得不放棄電磁療法、光療、理療、自然療法、順勢療法和其他受到質疑的做法，而其中最重要一點，營養學也在此時被一併略去了。弗萊克斯納兄弟兩人都沒有把飲食或營養概念納入醫學課程，因爲這部分無利可圖。但還是有點值得肯定，洛克菲勒大學到了一九七〇年代終於認可了營養的重要性，我心目中的兩位英雄都是那裡的教授，其中愛德華．皮特．艾倫斯（Edward "Pete" Ahrens）研究脂質，而朱爾斯．赫許（Jules Hirsch）則研究肥胖症。

一九一〇年那份《弗萊克斯納報告》惹惱了很多人。它讓大多數的地方醫療學校、輔助和替代療法學校關門，尤其讓美國所有非裔醫學院幾乎都關閉，最後只剩兩所。那兩所存在是因為在他認為「應該讓黑人醫生幫自己種族看診，換個角度說，讓優秀的黑人醫生照顧黑人，比讓三流白人醫生看來得好。黑人必須受教育，這不僅是為了他們自己，也是為了大家好，這是大家肉眼可見永遠不變的事實。」難道美國醫學會有種族隔離，而且沒有整合的計畫？嗯……

非裔美國人並不是唯一對弗萊克斯納報告不滿的族群，全國80％的醫學院都不認同，他們因為不符標準或是未修改課程而被迫關閉。全人治療醫學和脊骨神經學的學校直接成為靶心，但他們大聲抗議也於事無補，事情早就安排好了。

儘管弗萊克斯納報告中的替代療法醫學院幾乎都被迫關閉，但國際脊骨神經學院校協會（International Association of Chiropractic Schools and Colleges）還是成立了，擁有十九所學院成員。美國全人治療醫學協會（American Osteopathic Association）還讓許多全人治療法醫學院遵守弗萊克斯納的建議，讓臨床醫療符合實證基礎。培育一般醫師（Medical Doctor, MD）和全人治療醫師（Doctor of Osteopathic, DO）的醫學院，授課內容幾乎相同，除了後者多了整骨手法醫學（osteopathic manipulative medicine）的訓練。

如果全人治療醫學對患者來說有缺陷和風險，那為什麼這些學校仍然蓬勃發展？從二〇一〇～二〇一六年，美國持有DO醫師證照的數量增加了近40%，從五．八萬增加到超過八．一萬人。而我在退出臨床工作之後，每週會到加州杜魯大學（Touro University California）教書，那是家猶太全人治療醫學大學。就我的觀察，全人治療醫學生和一般醫學生同樣專心研究，兩者最大的區別在於全人治療醫學生更重視患者整體狀況，而不只是單一部位或器官。還有，他們也會**具備**「藥食同源」這個概念。

洛克菲勒、普里切特和美國醫學會一九一一年把《弗萊克斯納報告》原封不動地提交給國會，自此之後就再也沒有更新過。這份報告與弗萊克斯納的策略、美國醫學會的方向、約翰霍普金斯大學想在美國醫學院中保持龍頭地位的意志，以及新興製藥業（和洛克菲勒）推動新藥發展的目標，完全融合。

科學是種工具，沒有所謂好壞。價值判斷端視使用者的角度。推廣科學不但應該，也有必要，因為它是社會進步的主要動力。然而，弗萊克斯納報告明顯帶有政治性質，被大企業、大藥廠與醫療集團用來牟利，這使醫藥衛生體系留下了破口，而且不斷擴大，吞沒我們所有人。

大藥廠橫行

大型製藥公司已經立下了幾個里程碑，例如抗生素（儘管抗生素現在也難說勝利，請見第二章），但其中無庸置疑的肯定是他們的利潤。排名前十一家的大型製藥公司，每年淨利潤差不多就有七百五十億美元；光二〇一二年單一年度，前十一家淨利潤總共就有八百五十億美元（這是淨值，不是毛利），這是一大筆錢，而且每年還在增加。世界主要的幾家大藥廠總部多半在美國，包括前四名：嬌生集團（富比士五百大位列第三十九名）、輝瑞（第五十一名）、默克（第六十五名）、禮來（第一二九名）、亞培（第一五二名），以及必治妥施貴寶（第一七六名）。二〇一五年美國處方用藥銷售額爲四千五百七十億美元，二〇一八年全球銷售額超過一．二兆美元。有了這麼大筆的不義之財，大製藥公司幾乎可以爲所欲爲。

他們的目標就是維持現狀。專家指出，製藥業貢獻了美國食品藥物管理局大約三分之二的預算，所以政府無力去指責他們。大型製藥公司還僱了一千三百七十八名遊說者團隊，以此壯大他們在國會山莊的影響力，而且這群人長袖善舞。

製藥公司在行銷上的花費也都比研發多，比如嬌生的行銷預算就是研發的兩倍。一九九七～二〇一六年，前十大製藥公司的其他九大（諾華、輝瑞、羅氏、賽諾菲、默克、葛蘭素史克、阿斯特捷利康、禮來和艾伯維）年度行銷預算也都翻了一倍，從一百七十七億美元增加到三百億美元。與醫生應酬的花費從一百五十億美元增加到兩百億美元，而對消費者廣告的經費增加了四倍，從二十一億美元增加到九十六億美元。大藥廠每花一元在研究上，大概就會花十九元在促銷和廣告。

製藥業的隱藏商業模式，是將一種藥物變成多種產品，方法是做一點點變更，延長專利壽命，並透過臨床試驗、研究出版、監管遊說、洗腦醫師和患者、藥品定價、廣告和促銷，來爲類似產品創造獨特的行銷形象和品牌忠誠度。爲什麼？因爲學名藥便宜，而且只要稍微調整一下成分內容，就能獲得更長的專利保護時間。哎，要是這招不管用，你知道的，他們才不會這樣做。

面臨困境的大藥廠

在這個過程裡，藥廠也犯下了一些大錯。在一九九七～二〇一六年間，因非法行銷藥品和隱瞞健康危害數據，總共被處以一百一十億美元的民事罰款。但這與我們在二〇一九年所見，普渡製藥（Purdue Pharma）爲了一百二十億美元罰款申請破產保護，以及強生公司因爲引發鴉片類藥物危機罰款五．七二億美元，相比之下，過去都是小巫見大巫。

儘管製藥業如此成功，但只有28％美國人對大藥廠有好感。事實上，這是美國第三名令人厭惡的行業，僅次於菸草和石化產品。他們之所以如此成功卻又如此惹人厭，或許是因爲他們只是頭痛醫頭，並沒有徹底治療疾病（請見第一章）。患者的症狀越來越多，需要治療的人也越來越多，而他們也投注預算和精力在慢性病治療（需要持續服藥二、三十年），而不是急性治療（比如一週內可痊癒）。

這一點在大藥廠對新冠病毒的態度上尤其明顯。因爲疫苗的利潤不夠高，美國政府最初收到的八十九件疫苗開發提案，其中七十七件都是來自大學。在數百家美國製藥公司中，只有十二家交了提案。難道大藥廠不懂病毒嗎？

多重用藥害人性命

隨著公共衛生改善和抗生素的普及，過去一百年來世界人口的壽命不斷延長，無論從總數或是人口的百分比來看，老年人口都在不斷增加。在美國，六十五歲以上的人口占總人口16%，他們消耗了三分之一的處方藥。事實上在六十五歲以上的人口裡，有20%的人至少服用五種不同的藥物。相較於英國，同一個年齡層的人占總人口數18%，消耗45%處方藥。

關於這個主題，還沒有全球性或跨國的研究，但已經有多項前瞻性研究，結論相當肯定：多重用藥（指每天服用超過五顆處方藥）會增加死亡風險，而這不只是年紀因素。事實上，處方藥是現今第三大常見的致死因素。也許是美國人用藥過度，在過去的十年間，因藥物副作用住院的老年人是原先的三倍。

服用太多藥物可能危害生命，但這只是問題的一部分。藥丸，無論數量多少、效果如何，都不能讓慢性疾病痊癒，他們只能治標（請見第二章）。對於某些疾病，例如高血壓和愛滋病，使用固定劑量複方劑型單顆藥丸，的確能提高服藥順從性。但代價是什麼？以Zegerid爲例，它是一種由非處方的Prilosec成分和碳酸氫鈉組合的複方藥物，能提高胃液pH值，對胃潰瘍患者非常有用。但現在我們知道提高pH值，可能導致維生素B_{12}吸收不良、改變腸道菌相，使困難梭狀芽孢桿菌（Clostridioides difficile）等腸胃細菌感染風險升高。這難道是好事嗎？針對這些複方劑型的定價，藥商可不會手軟，近期有研究指出，醫療保險每年額外花費十億美元在複方劑型上。

現在還有更新的數據顯示，即使是藥品本身的非活性的塡充劑或賦形劑，例如染料、乳糖、果糖等（占藥丸總重75％），對部分患者可能有害，會引發過敏、腸躁症和其他發炎反應等，用藥越多、問題越多。

大公司、小政府

那公共衛生呢？大型製藥公司在公共衛生上曾有過巨大貢獻，尤其是二十、三十年前的抗生素（儘管現在效果日漸減退），當然還有疫苗。但從那以後就沒什麼進展了。在二〇〇〇～二〇〇八年間，美國食品藥物管理局總共核准了六百六十七種藥品，但只有11％屬於新藥，其餘的都是老藥新用、舊瓶裝新酒的方式，重新進入市場。

醫生懂得開藥是因爲醫學院有教，也因爲醫生是開處方的人，所以成爲大藥廠的首要目標。現在，有約70%的美國人至少服用一種處方藥，是這70%的人口都病了嗎？好吧，實際上是的。事實上，88%人口的代謝功能都有問題，但這應該用藥物來解決嗎？

如果你問大型製藥公司，答案當然是肯定的。自從政府退出醫藥研究領域以來，大家就各展身手了。從雷根總統（Ronald Reagan）開始，美國連續幾屆政府持續推動撤出研究，到二〇〇一年小布希總統（George W. Bush）上任時，已經完成轉型。在小布希的領導下，美國國家衛生研究院院長伊萊亞斯．哲胡尼（Elias Zerhouni）公告了新醫學研究藍圖。從表面上看這個藍圖是「爲了造福大衆，加速從基礎研究走入臨床應用的時間」，但實際上它終止了全國臨床研究中心運作。結果正如哲胡尼所說，患者相關研究應該由大藥廠來做，我就親眼目睹了這番轉變。大多數政府和大學臨床研究經費都被削減，留給大製藥公司廣大空間投資任何高利潤的計畫。

除了大型製藥公司做的報告很令人存疑，非營利組織考科藍（Cochrane）的統合分析顯示，同一藥物若由大型製藥公司贊助以及獨立研究機構實驗分頭實驗，儘管實驗結果相近，但兩者的結論卻會天差地遠。製藥業的報告缺乏透明度，不太談論研究方法的限制，而且比起獨立研究更傾向給予正面結論。

這目的很明顯就是爲了宣傳。醫生們眞能相信製藥公司對自家藥品的研究嗎？不幸的是，答案是否定的，我們不能，企業公司對自家藥品的評估偏誤高達37%。

在新千禧世代裡，大藥廠的主要貢獻，就是讓發病人數增加，換句話解釋，他們讓有慢性病（癌症、糖尿病等）的病人存活下來，累積更多病人、賺他們更多錢。在沒有政府管控的情況下，一些已經問世一世紀以上的藥物比如胰島素，價格在短短十年內漲成三倍。對於糖尿病患者來說，胰島素是不可或缺的，而市場定價追逐的是最大利益。還有一個極端的例子是速效腎上腺素 EpiPen 的價格變化，那些患有過敏的孩子別無選擇，被迫支付四倍藥價，這可是人命關天的事。

但要是活著感覺卻像行屍走肉一樣怎麼辦？活著但身體不好，並不能算是贏。在二〇〇〇～二〇〇八年期間，確診後的五年存活率增加了10.2%，而多一種藥物核准上市，會使五年存活率增加2.4%，可是這些多出來的壽命，大多在病痛中度過。活得更久、病得也更久，這並不好。除了癌症以外，還有一百萬糖尿病患者需要洗腎，這些多出來的五年生命都是罹病患者，而且每位患者每年要花掉八萬八千美元。

不穩定的共生關係

大型製藥公司需要醫生來推升他們的獲利，在每年八百五十億美元的利潤中，只有三分之一約兩百六十億美元來自非處方藥，因此製藥公司必須吸引醫生把自身藥廠的藥寫進處方裡。最好的方法是什麼？控制醫學院的課程。如何做到這一點？給錢。

美國醫學院的個別數據較難獲得，但我們知道北邊鄰居加拿大的情況。加拿大製藥公司奧貝泰克，在十年內向多倫多大學捐贈了兩百八十七萬五千零七十七加幣研究經費、葛蘭素史克在二十年間捐了四百五十六萬六千九百三十加幣、楊森製藥五年捐了一百六十四萬兩千九百九十八加幣、愛力根兩年捐了二十七萬兩千六百九十六加幣，還有必治妥施貴寶贊助了兩位醫師科學家的薪水，我們也只能假設美國醫學院上演的是同一套劇本。

對於大學來說，與製藥業保持關係，符合他們的最大利益。原因有二：一、如上所述，直接拿到贊助。二、透過研發找到潛在藥物，開拓財源。國會一九八〇年通過拜杜法案（Bayh-Dole Act），賦予大學執行聯邦政府資助的研發計畫後，可保有研究成果專利權，然後能將這些發明成果授權給大型製藥公司，換取權利金。

在拜杜法案之前，大學只是跑龍套的配角，但在那之後，大學加入了與大型製藥公司共舞的行列，一同跳起了美麗的華爾滋。

招待旅遊與免費午餐

大型製藥公司維持藥品利潤的方式之一，就是完全繞過機構，直接抓緊醫師們。過去為了讓自家藥品走向世界，製藥公司會辦醫學論壇，辦在渡假勝地坎昆、好萊塢或茂伊島這樣的地方，邀請醫學院教職員相互交流。噢對了，老婆們要跟來的話，開銷也會一起由藥廠吸收。

上午談科學、下午玩潛水。我自己是在一九九〇年七月進入威斯康辛大學（University of Wisconsin）任教，到了一九九一年二月就已經受邀到羅德岱堡（Fort Lauderdale），在潟湖中裡玩漁獵。當然，這些研討會成本高昂，這都是因爲我能開立生長激素處方。到二〇〇〇年，美國醫學會開始細查這種做法，因此大藥廠產品經理開始外圍運作。他們每個禮拜都會帶著午餐出現在診間，表面上說是爲生長激素處方療程，提供文書上的協助。我不好說我有多少頓午餐不是自己付的錢，有時還會遇到不同藥廠的業務代表爭著來餵飽我們。

爲了限制他們的影響力，二〇一三年教學型醫學中心禁止藥廠業務代表進入校園，隨後原廠藥處方減少、學名藥增加。然而，只有36%私立醫院採取這個做法，大藥廠仍持續遊說全國醫生，而且製藥帝國正在反擊。二〇一七年美國最高法院有個案例，寰宇藥品資料管理公司（IMS Health Inc.）狀告佛蒙特州政府，主張製藥公司有權取得醫師的處方資訊，最終上訴獲勝。

最近，有一些阿斯特捷利康（AstraZeneca-affiliated，英國藥廠）的臨床醫生主張，若限制醫師與藥廠產品業務接觸，醫生們就無從掌握最新的醫學突破。所以現在醫學院加強管束有利益衝突的教授，等於是將責任歸咎於醫生，而不是製藥公司。重點是，現代醫學和大型製藥公司仍然陷入惡性循環：醫生需要大型製藥公司，因爲他們受到的教育是治療而不是治癒或預防，但他們無法知道更多方法，是因爲醫學教育已經被大型製藥公司掌控。這個循環也因此不斷往復。

A疾病加上B治療仍然等於死亡

所有藥物都是經過選擇的毒物，作用在體內特定的路徑。製藥公司在一九五〇年代得以發展壯大，那是因爲抗生素成功的毒害了細菌（類似植物細胞），而沒有毒害其他不可或缺的動物細胞。這就是爲什麼抗生素能有效解決大多數急性傳染病。但是我們處理慢性疾病時，需要處理的是人體的能量代謝途徑異常，尤其是粒線體（請見第九章），這無關細菌的問題，可惜沒有藥物可以進入並修復粒線體。事實上，使用抗生素可能已經大幅改變了人體腸道中的菌叢，產生了新的抗藥菌，並取代原有腸道菌。腸道內這場細菌風暴會帶來腸漏症和全身慢性發炎，進一步加劇慢性疾病。此外，我們的腸道菌相也受到了食物中可能存在的抗生素影響（請見第十八章），這也會導致全身慢性發炎，讓慢性病更惡化。

種種藥物都是爲了治療各種因粒線體異常引起的病症，例如降壓藥可以調降血壓，但不能修復粒線體。然而，僅僅靠著症狀治療，就足以讓人產生錯誤的安全感，認爲自己的病況已經改善，但事實並非如此，改善的只是疾病症狀。解決病根才叫康復，而這沒有捷徑，也**不是用藥就能做到**。

解決之道爲何？醫療業有人認爲他們只是做該做的事，但大家都知道他們是在賺錢。該如何讓醫界爲他們治標不治本、在無辜患者身上牟利負起責任？製藥業是本書所說「**三個不道德風險**」**中的第一個**，他們製造問題、從他人的不幸中獲利。後面有更多精彩內容，敬請期待。

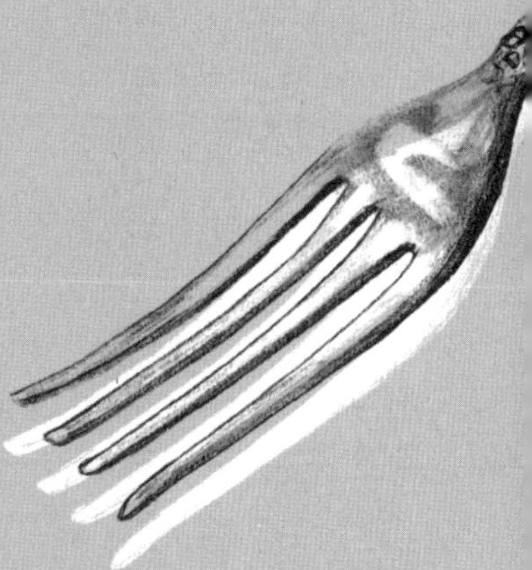

第二部、揭穿「慢性病」

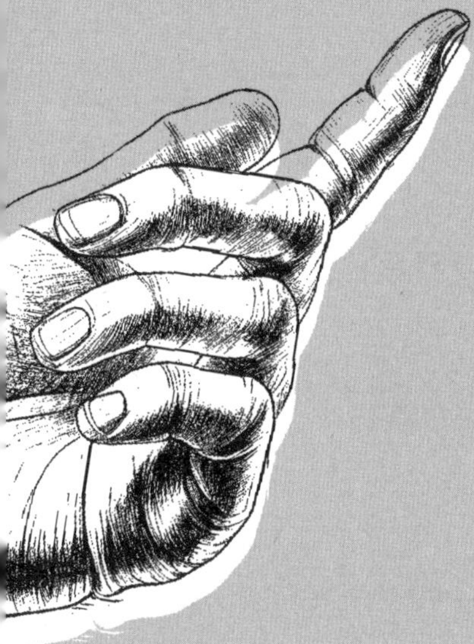

DEBUNKING “CHRONIC DISEASE”

第七章 不是病的病

疾病的正式名稱往往是難懂的醫學術語，而且一般人不會唸，所以通常會以最先發布疾病醫生的名字來稱呼，例如阿茲海默症，或是以最著名的患者來稱呼，例如路格瑞氏症（Lou Gehrig's disease）。有時它甚至是冠上來源國，例如牙買加嘔吐症，以患部組織來稱呼，例如口蹄疫、多囊性卵巢症候群，或是以疾病症狀來叫，例如纖維肌痛等等。然而，有時以症狀命名疾病可能會不夠清楚。比如「糖尿病」（diabetes）來自希臘文，原意是虹吸管。原名取其液體在管中流動的意象來形容多尿，但這並沒有提到葡萄糖、胰島素或是細胞代謝功能異常等問題。心血管疾病將問題局限在心臟和血管上，並沒有眞正說原因或機制。高血壓這名字只說明血壓過高，但除非患者高到頭痛或中風，否則他們也感受不到，不知道這表示什麼、該怎麼辦，或者要不要處理。許多患者會簡稱疾病，讓它聽來輕鬆些，例如「血壓高」「血壓低」「我是糖友」等。他們可能會認爲這個過程只是正常老化的一部分，或可能只是遺傳。

無論如何，主流觀念總認爲這些疾病無可避免。醫生也不會做什麼努力去改變這種錯覺。我數不清已有多少患者對我說過：「我母親有糖尿病，所以我不意外自己也得了。」這樣的說法與事實相去甚遠，但有人聽過哪位醫生會糾正病人這些錯誤認知嗎？說到底，醫生自己也不了解。

不只美國大眾，實際上大多數開發中和已開發國家的人，可以說都生病了。雖然這種代謝功能障礙會因體重增加而惡化，但它與體重沒有直接關聯，第二章提到的「瘦胖子」就是例子。雖然美國成年人口有67%超重，但數據顯示有88%的人口或多或少都有代謝功能障礙。肥胖症到底是問題，還是症狀（請見第二章）？醫生對剩下那21%不胖但有代謝疾病的人有何解釋？他們得了什麼病？要是醫生不清楚自己要診斷、治療或預防什麼，那他們爲什麼要去強調這些呢？

不幸的是，**你**身不由己，必須了解這些。這表示也要對科學有所了解。本書第二部將說明科學原理，讓大家能選擇性的閱讀。這部分的內容不可避免地會提及食物、癌症和衰老問題的新概念，以及相關生物化學。如果科學對你來說太艱深，那麼請直接跳到第九章，那章寫的是促進健康福祉的方法。

代謝功能障礙就是「沒有名字的疾病」。身體的細胞，通常還包括大腦細胞，都生病了。這是因爲細胞代謝程序異常的地方有八處（確定是八處）。這八處細胞內的代謝程序並非相互獨立，因爲如果其中一處有問題，其他處往往也會跟著有狀況。同時要注意的是，這八處細胞內的代謝都正常時，就有益於長壽，要是運作異常，通常就會是各種致命慢性疾病的溫床。它們並不被視爲疾病，因爲無法用實驗室檢測方式或生物標記輕易判斷，它們沒有國際疾病分類代碼，所以保險也不會給付，它們沒有標靶藥物（請見第十章），所以醫生也不會拿來與患者討論，誰會想提自己解決不了的問題呢？這讓我想起了在巴黎當講座教授時學到的一句話：「如果沒有解決方法，那就別提出問題。」

但是研究慢性病的科學家們，確實對此有所了解。這八項細胞內代謝程序如果樣樣正常，人能活到百歲，還可以打網球，要是不正常，就可能會造成身體障礙、憂鬱、洗腎，甚至英年早逝。此外，這些代謝之間都有交互作用，並非各自獨立。他們是大多數，幾乎可說是所有慢性病背後的原因，當這些慢性病在帶著人們走向死亡的同時，也造成數十億美元的損失，而這些都會因加工食品而惡化。

細胞生物學基礎

要解釋這八項細胞內代謝程序，得先解釋細胞及內部的胞器。這代表要講點簡單的細胞生物學。我會把這部分的重點限縮在能量代謝上面，這是八項細胞代謝程序的根源。

細胞是大自然最基本的生命結構單元。人體細胞總數超過十兆，大部分都有特異性，存在於不同的器官之中。爲了生存，細胞必須產生能量，任何細胞都可以（而且通常會）燃燒葡萄糖，這是種單醣，也是組成澱粉成分之一。肝臟和脂肪組織需要胰臟分泌的胰島素，來開啟**細**

胞膜上的代謝閘門。細胞膜像個袋子，把所有胞器裝在一起，也能開啟閘門讓葡萄糖通過進入細胞。相對地，細胞內的胞器上則沒有胰島素閘門，可以直接作用。當葡萄糖供應不足、胰島素濃度低，脂肪組織就會釋出部分已儲存的脂肪酸，而肝臟會將這些脂肪酸轉化爲酮體進入血液，任何細胞都可以在沒有胰島素的前提下，以酮體作爲能量。

細胞是魔術師，一方面有消耗葡萄糖的能力，另一方面能在葡萄糖過多時轉化爲脂肪儲存、破壞新陳代謝，好壞都取決於如何作用，以及作用時機。葡萄糖一旦進入細胞（圖7-1），就會開始一連串的**糖解反應**代謝，分解出中間產物丙酮酸（pyruvic acid），這只能產生少許能量，而這些能量被儲存在「三磷酸腺苷」也就是一般稱爲ＡＴＰ（adenosine triphosphate）的分子裡。接著，丙酮酸可能有兩種走向：一、進入**粒線體**（mitochondria，細胞內的能量工廠）代謝分解，這個過程稱爲**克氏循環**（Krebs cycle），會產生更多ＡＴＰ，並製造二氧化碳代謝廢物，由肺部呼出。二、如果粒線體超載或功能失調，丙酮酸會轉入**內生性脂質合成**（de novo lipogenesis，即脂肪新生），轉化爲**棕櫚酸**（palmitic acid），並與甘油分子結合，以三酸甘油酯的形式，運至肝細胞儲存。

這些能量代謝過程都會不斷釋放出一種有毒副產物，稱爲氧自由基，在粒線體中尤其明顯，這種物質的作用有點像是雙氧水對傷口的作用。如果不解毒，它就會損害細胞，甚至導致細胞死亡。相對的，細胞內也有抗氧化劑稱爲**過氧化體**（peroxisome），能中和氧自由基。

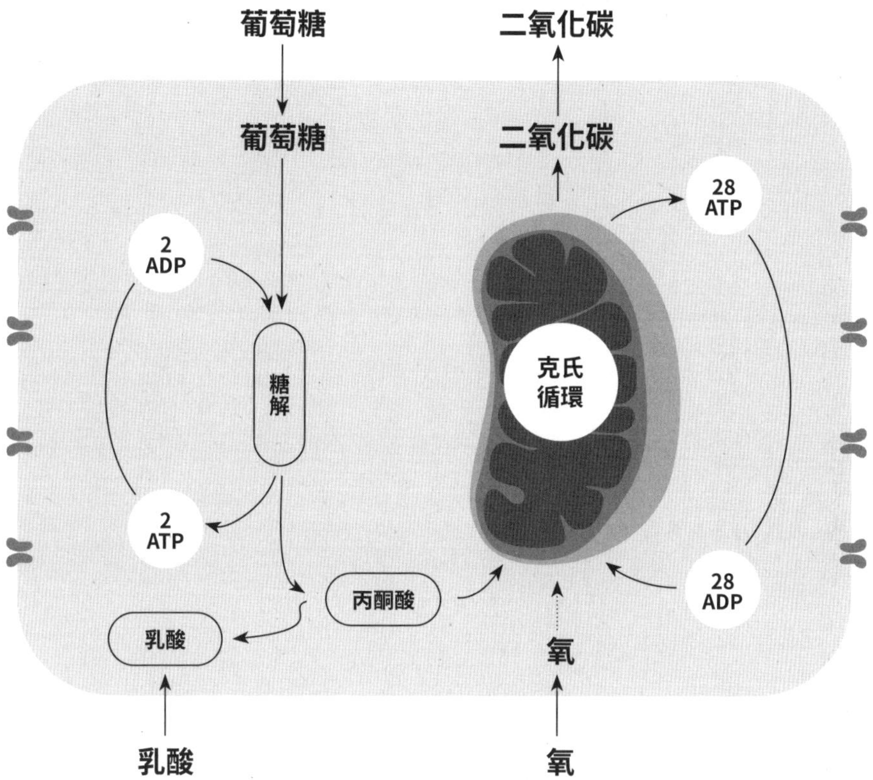

圖 7-1　認識能量代謝：葡萄糖進入細胞後，被轉化為丙酮酸（左邊的糖解過程），產生 2 個 ATP。如果粒線體功能正常，丙酮酸會透過右邊的克氏循環產生 28 個 ATP 和二氧化碳。

一、糖化

為什麼年齡漸長就會出現白內障和皺紋？這些都來自體內一種無可避免的自然作用：**梅納反應**（Maillard reaction），也稱作**糖化反應**、**褐變反應**，或**焦糖化反應**。這四個術語講的都是都同一件事，就是人體老化的過程。路易士．卡米爾．梅納教授（Louis Camille Maillard）於一九一二年發現了這個反應，所有活細胞都會有。梅納反應不需要任何能量、酶、輔酶或營養素，就會自然而然發生。它是生存時的副產物，卻是死亡的主因。身體一直在進行褐變反應，阻止反應的唯一方法就是死亡。梅納反應發生得越快，老化的速度就越快，會長皺紋、動脈硬化，最後就上天堂。不過，我們可以放慢這個過程，要是成功，就能活得更健康、更長壽。

梅納反應只需要兩種分子：碳水化合物（例如果糖或葡萄糖）和胺基酸（例如蛋白質）。兩者相加後，蛋白質就會開始「褐變」，分子也變得比較沒有活性。理想情況下，這些受損的蛋白質會被細胞裡的廢物處理系統清除，但如果反應發生的速度快於清除廢物的腳步，會使「**晚期糖化終產物**」（Advanced Glycation End Products, AGEs）積累，導致細胞、器官和人體功能障礙。問題不在於梅納反應**是否**會發生，而是發生的速度有**多快**。

這就是葡萄糖和果糖代謝差異為何重要的關鍵（請見第二章和第十二章）。人們可能會認為，葡萄糖和果糖都是糖（還有蔗糖、高果糖玉米糖漿、蜂蜜、楓糖漿、龍舌蘭糖漿等等），大家以為糖類的代謝過程都一樣，會以同等速度催化梅納反應，這可就大錯特錯了。是的，這些都是碳水化合物；沒錯，它們都與蛋白質結合，但也就這兩點相同。葡萄糖屬於六元環狀結構（見圖7-2），較爲穩定，參與梅納反應的速度較慢。相對的，果糖是五元環狀結構，比較容易分解，參與梅納反應的速度是葡萄糖的七倍，而且還會產生一百倍的氧自由基（請見下述「二、氧化壓力」）。此外，我們的研究還指出，果糖分解過程還會產生**甲基乙二醛**（methylglyoxal），這會使梅納反應的速度比葡萄糖快兩百五十倍。

總而言之，就老化的角度來看，果糖比葡萄糖糟，而糖比澱粉差。但這並不是說葡萄糖就是「好糖」，它一樣會促使胰島素分泌導致肥胖，只不過與果糖一比，稍微好一點。

二、氧化壓力

氧是種奇特的分子，我們的大腦全靠它。事實上，大腦一旦缺氧四分鐘，就會死亡，而身體的其他部分卻還活著。不過，也有許多類型的細胞，在缺氧時生長的特別旺盛，癌細胞尤其如此（請見第八章）。氧分子有個獨特的能力，可以讓身體裡的環境不適宜外來入侵者（如細菌）居住，但這種環境對人體細胞同樣不好。

在白血球裡，氧氣會經由超**氧化物歧化酶**（Superoxide Dismutase, SOD）催化，將O_2（我們吸入的氣體）轉化爲O_2^-，這稱爲**氧自由基**或**活性氧**，類似於水（H_2O）轉化爲過氧化氫（H_2O_2）的方式。當我們把過氧化氫（雙氧水）塗在傷口上，它會冒出泡泡並發出嘶嘶聲，那是氧自由基正

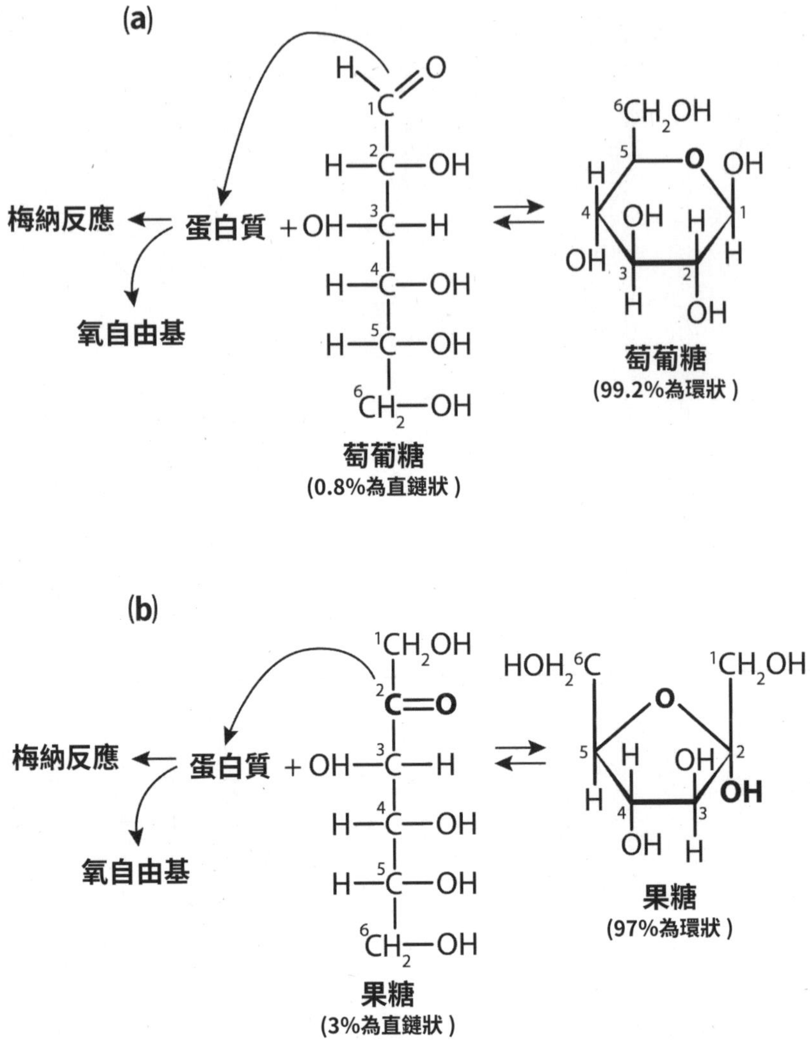

圖 7-2 (a)葡萄糖結構，以及(b)果糖結構（包含直鏈與環狀構形）：這個圖示顯示出糖類並非都相同。葡萄糖是六元環狀結構，比果糖的五元環更穩定、更不易分解成直鏈狀。只有呈直鏈狀時才能進行梅納反應，因此果糖催化梅納反應的速度是葡萄糖的 7 倍，對身體的損害也是 7 倍。

在大殺四方。如果你在清理傷口當然好，但是這個過程在身體細胞中也是不斷重複發生的，氧自由基是體內三種正常反應的標準副產物，即糖化、粒線體能量代謝、鐵代謝（相當於生鏽，這在身體細胞內會反覆作用）。此外，任何引起發炎的因素，也同樣會引發氧自由基形成，因此細胞常要處理氧自由基，任其散出很快會造成死亡。

每個細胞都有稱爲**過氧化體**的次胞器，裡頭有抗氧化劑能中和氧自由基、使其失去活性（請見第十九章）。但如果氧自由基多於抗氧化劑（稱爲**氧化壓力**），就會導致細胞功能失調，造成脂質、蛋白質或DNA結構損傷，甚至可能導致細胞死亡。當這種情況發生在肝臟和胰腺之中，就會罹患糖尿病。這也是我們爲何要吃有顏色的眞食物，因爲植物本身所帶有的顏色，都來自於人體無法自行製造的抗氧化劑。

三、粒線體功能障礙

想像一間老工廠裡面有煤爐，煤是用火車運來的，有身強力壯的工人輪班鏟煤進爐，只要煤炭送來的速度和工人鏟煤速度可以搭配良好，工廠就能全力運轉。現在再想像一下，有很多工人年老體衰或是病倒了，沒辦法日以繼夜地鏟煤，結果就無法爲爐子提供足夠能量，工廠也難以用最高效率運作。最後一種情況是，火車上裝有滿滿的煤炭，送煤來的速度超過了工人鏟煤的速度，煤炭一車車堆積如山，最終工廠陷入困境，不堪重負而倒閉。

現在想像這最後兩個情況同時發生，這就是**粒線體功能障礙**。慢性病就是粒線體功能障礙，粒線體功能障礙就是慢性病，這是同一回事。

遠古時期，粒線體原本是種細菌，被細胞吞噬後演化爲胞器，從此快樂地生活在動物細胞裡。細菌擅長產生能量，而動物細胞擅長抵禦入侵者，兩者共生團結在一起。直到今日粒線體仍然有屬於自己的基因和遺傳，不同於細胞核裡的人類DNA。但就像輪班工人一樣，粒線體往往會隨著時間漸長而產生缺陷，受到氧化壓力而造成損傷。粒線體很挑剔，容易失去功能，所以需要不斷更新和補充。它們需要分裂複製，讓細胞得以除舊布新。製造更多新鮮粒線體的不二良方就是運動，但不論怎麼運動，也無法抵消不良飲食對健康的損害（請見第十章）。不出所料，製藥業已經把增加粒線體數量，設定爲治療代謝疾病的目標。是的，他們相信可以向市場推銷「運動丸」，但這種魔法藥丸並不存在。

當葡萄糖和氧氣的供應與細胞粒線體搭配得好，一切就會順利。再用煤炭工廠比喻，當葡萄糖供應速度超過細胞粒線體（工人）處理速度，多餘的葡萄糖就會塞爆工廠。粒線體別無選擇，只能將過量的丙酮酸轉化爲脂肪，稱爲**脂肪新生**，當這種情況發生在肝臟，就會出現脂肪肝，接著就是肝臟的胰島素阻抗（請見下述的「四、胰島素阻抗」）。相反地，如果這種情況發生在胰腺，就會產生脂肪胰，會合併胰島素分泌不足。另外，加工食品常用的果糖所造成的肝臟脂肪量，是葡萄糖的兩倍。

粒線體越不健康，人就越早衰亡。最需要粒線體和能量的器官，就是大腦和激素分泌器官，因爲神經傳遞和激素分泌會大量消耗能量。如果粒線體DNA有缺陷，就會罹患粒線體腦肌病變（mitochondrial encephalomyopathies）。我曾診療過有粒線體缺陷的病童，她有凱恩斯沙耶氏症候群（Kearns-Sayre syndrome），九歲時因癲癇發作和眼瞼下垂來掛我的診（睜開眼睛也是個很耗能的動作）。在接下來的十年裡，她開始逐漸有糖尿病、心律不整、行走困難的問題，最後在二十歲時陷入昏迷、二十三歲時去世，群醫束手無策。粒線體可能因爲遺傳，或是本章所討論的病理學原因而有缺陷，但無論是哪種情況，都是大災難。

四、胰島素阻抗

正如我們所知的，大多數人認爲胰島素是種「抗糖尿病」激素，它可以降血糖、防止糖尿病微血管併發症（眼睛、腎臟、神經疾病）的發生。但這只對了一半，事實上胰島素的主要任務，是儲存能量以備不時之需。

人體只有兩個器官需要胰島素協助運作：肝臟和脂肪組織。胰島素能使熱量轉變成脂肪，儲存到脂肪組織裡，分泌過多時會導致低血糖，連帶使葡萄糖對大腦供應不足，若情況嚴重可能使人頭暈、失去知覺、痙攣，甚至死亡。胰臟能感知血糖下降，在人失去意識前，就會停止分泌胰島素。

但如今情況反過來了，不同類型的細胞對血中的胰島素沒有反應，也就是所謂的胰島素阻抗。當葡萄糖無法進入某些細胞，這些細胞就會餓死，導致器官功能障礙。當肝臟或肌肉出現胰島素阻抗，血中葡萄糖就會堆積，最後引發糖尿病。事實上，胰島素阻抗的關鍵並非胰島素濃度低，反而是胰島素濃度過高，而濃度高正是因爲細胞對胰島素訊號沒有反應，使得胰島素持續分泌。當然基因會有一定程度影響，但話又說回來，這五十年來基因其實沒什麼大改變，倒是環境確實發生了許多變化。

可能導致胰島素阻抗的原因包括肥胖症、慢性壓力、使人體重增加的環境化學物質（例如雌激素、雙酚A、鄰苯二甲酸酯、多溴二苯醚阻燃劑等等），還有大家最愛的加工食品（請見第十八～二十章）。胰島素濃度過高會造成細胞功能障礙，產生慢性病，不斷發病進而死亡。胰島素阻抗是代謝症候群的核心問題，不同個體產生胰島素阻抗原因可能不同，但加工食品是目前爲止最主要的因素。如果大家不吃加工食品，即使是超重或是壓力過大的人，也不太會出現代謝症候群症狀。

五、細胞膜完整性

每個細胞都有一層外膜，用來保護並包覆內容物。當細胞膜受損時，細胞內容物會溢出，最後通常會導致細胞功能障礙和死亡。然後身體裡的清道夫緊隨其後，而在清理過程中可能造成更多破壞（請見「六、發炎反應」）。

細胞膜是由雙層脂質組成，就像三明治一樣。朝向細胞內部、面向細胞外部各有一層脂質，雙層脂質中間則由一層蛋白質填充而成。有兩種原因可能破壞細胞膜，一是膜上脂質因毒素或氧化壓力受損（請見「二、氧化壓力」），二是脂質變得不靈活，類似於橡膠因變老乾燥出現裂紋的情形。細胞膜應該像氣球表面一樣柔韌有可塑性，稱爲**膜流動性**（membrane fluidity），戳它時應該表面會隨之流動變形，如果失去流動性，受到外力時就可能破裂。

飲食中有七種不同類型的脂肪，它們都會以不同方式影響細胞膜。但在這個例子中，我們只需要考慮其中三種，如圖7-3所示。

問題脂質破壞細胞膜的機制有兩種。一是飽和脂肪酸（不同於飽和脂肪，參見第十二章）因爲不含任何雙鍵所以完全靈活，若有雙鍵通常會使脂肪結構產生剛性，較不靈活。也因此飽和脂肪酸可變成任何形狀，有助於細胞膜的完整性。二是新的研究顯示，由於它們的流動性很強，所以也可能會相互交疊在細胞膜內，變成一團脂質，因此降低細胞膜整體流動性。

不飽和脂肪通常比飽和脂肪更有益健康，不過飽和脂肪對代謝症候群也沒有太大問題。由於結構內含順式雙鍵，所以不飽和脂肪酸有固定的角度，使它們無法相互堆疊。但是不飽和脂肪有兩個問題。首先，那些順式雙鍵正是容易受到毒素和氧化壓力損傷的地方，而氧自由基也會隨著結構破壞而釋出（請見「二、氧化壓力」）。其次，當不飽和脂肪被加熱到超過發煙點，順式雙鍵會「翻轉」變成反式脂肪，這對細胞是致命的（請見第二十章）。即使食品藥物管理局（FDA）禁止食品業使用反式脂肪，但仍可能在烹煮過程中產生（請見第十八章）。

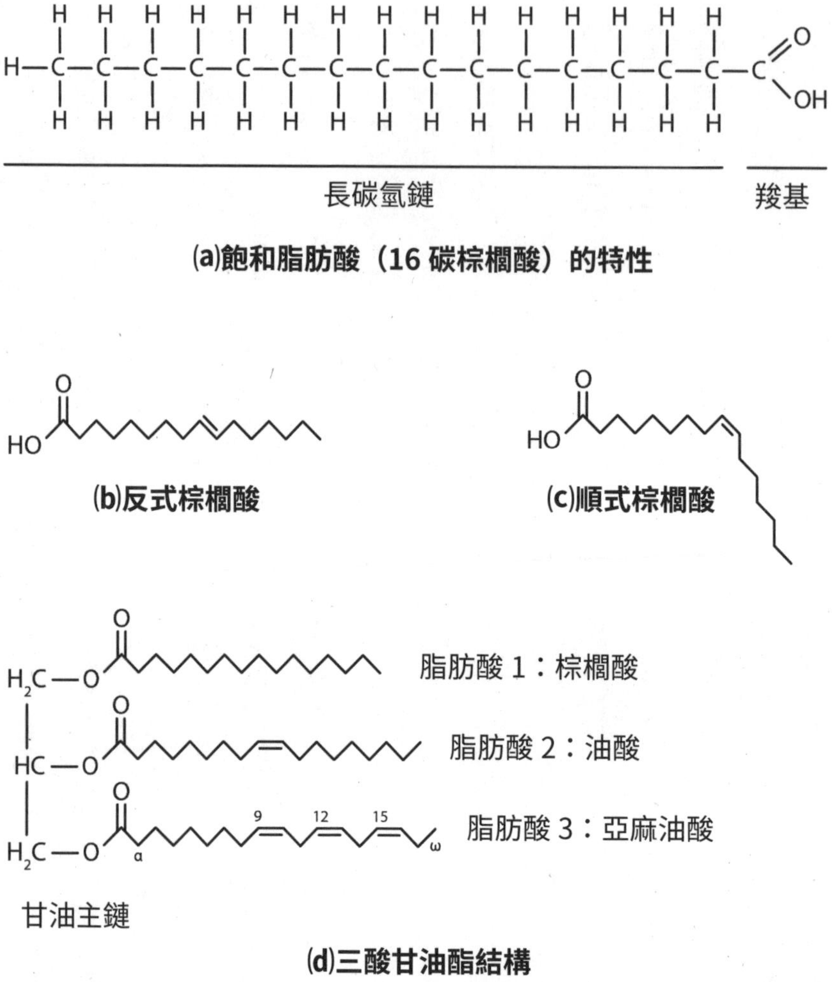

圖 7-3　游離脂肪酸結構：(a)飽和脂肪酸（16 碳棕櫚酸）。(b)反式棕櫚酸（16 碳反式不飽和脂肪酸）。(c)順式棕櫚酸（16 碳順式不飽和脂肪酸）。注意這邊具有致炎性的羧基（COOH）是游離的。(d)三酸甘油酯結構，由三種不同的游離脂肪酸組成與甘油主鏈相連（其中至少有一種為不飽和），因此致炎性的羧基不是游離的，也不會損害細胞。

六、發炎反應

外來入侵者（如病毒和細菌）會損害細胞。當身體產生發炎反應，會集合各種白血球並釋放氧自由基和細胞激素（具有殺傷力的胜肽）等等毒素，消滅入侵者。雖然身體需要發炎反應（否則會被入侵者吃掉），但可惜的是，發炎有以下四個缺點：

一、發炎過程也會殺死正常組織，即使入侵者被清除，仍可能導致長期損害（如大腸桿菌感染後會引發腎病，川崎症康復後會有冠狀動脈瘤，以及正在觀察中的 COVID-19 後遺症）。

二、發炎過程有時會引發自體免疫反應攻擊自體組織，因爲病原體可能模仿身體組織，表現出近似甚至相同的分子，這種現象稱爲**分子擬態**（molecular mimicry）。這就是爲什麼有些人在鏈球菌感染後，會出現風濕熱、腎病，甚至精神疾病。

三、食物或抗生素所造成的異常環境（請見第二十章），可能會讓致病菌占有優勢大量繁殖，例如口腔裡的變形鏈球菌。發炎反應會導致腸道屏障破裂，讓毒素和細菌穿過腸壁進入血液，然後進入肝臟引發胰島素阻抗，此一過程稱爲腸漏症。腸漏症是食物過敏和自體免疫疾病人數急劇增加的原因之一（請見第十四章）。

四、體脂肪（皮下或內臟脂肪）會釋出棕櫚酸，這是會導致發炎的脂質，如此一來又讓發炎反應更嚴重。當攝取過多糖類，肝臟也可能合成棕櫚酸，最終導致肝臟發炎，使慢性病更惡化。事實上，棕櫚酸才是代謝症候群裡眞正的大反派（請見第十二章）。

新陳代謝和發炎反應之間會互相影響。舉例而言，當脂肪細胞被撐大甚至溢出油脂時，巨噬細胞會進入脂肪堆積的區域清理，然後分泌一系列的激素，干擾肝臟細胞胰島素訊息傳遞因子，然後引發慢性病。

特定食物與發炎反應之間也有關係。比方說，多餘的果糖進入身體到達肝臟後，會刺激c-Jun 胺基末端激酶（c-Jun N-terminal kinase-1），它也會使胰島素訊息傳遞路徑失效。

慢性疾病王國裡的營養、新陳代謝、發炎反應、免疫反應，並不是四個獨立事件，事實上他們相互關聯，都是同一個問題，只要其中一個出問題，另外三個也會一起出狀況。

七、表觀遺傳學

很多人都在尋找代謝症候群背後的遺傳因子，不過研究顯示遺傳因素只占15%，其餘的都是環境因素，但其實我們也可以透過一種稱爲表觀遺傳學（Epigenetics）的現象，影響基因表現。表觀遺傳學指的是透過環境變化，影響相對應之基因是否表現。站在慢性病的角度，通常是環境引導基因做出病理化的反應，日積月累導致各種疾病。我們可以這樣想：表觀遺傳學就像是客廳吊燈的開關，基因是燈泡，表觀基因是開關。如果燈泡壞了或開關固定在「關閉」位置，開關就無用處了。同樣的，表觀基因影響著基因表現程度，只有暴露在相對應的環境因子下，表觀遺傳對基因的影響才會發生作用、影響生理，並改變之後的罹病傾向與風險。這或許在一定程度上能解釋慢性病的起因。

在某些情況下，環境因素會改變精卵中的表觀遺傳表現，致使後面幾代可能有致病傾向，而不需要直接暴露在對應的環境中，這稱爲**表觀遺傳的隔代遺傳效應**（transgenerational epigenetic inheritance）。目前已證實隔代遺傳效應，能影響多達四代人。所以問題不只在於你吃了什麼，還有你媽媽吃了什麼，事實上這還關係到你曾曾祖母的飲食習慣。而且你可以想像，如果每個人都生兩個小孩，這些表觀遺傳變化會快速擴散開來。這些變化可能在某種程度上，能解釋爲何肥胖症與相關疾病如此盛行，這些問題不光是用基因或生活型態就能完全解釋。

營養似乎是改變表觀遺傳表現的主要因素。以維生素葉酸爲例，它是ＤＮＡ甲基轉移酶（DNA methyltransferases, DNMTs）的必要輔酶，輔助把甲基加到基因上，改變基因的活化情況。葉酸對胎兒正常發育非常重要，爲了防止胎兒脊柱裂，美國食品藥物管理局甚至要求烘焙業在麵包中添加葉酸。此外，葉酸還是催化**同半胱胺酸**（Homocysteine, Hcy）分解代謝的必需物質（請見第九章），同半胱胺酸濃度過高與某種早期心臟病有關，不過它對一般心臟病的影響仍沒有定論。有些人活化葉酸的基因有缺陷，因此血中同半胱胺酸濃度較高，患心臟病的風險也較高，但若能透過飲食補充葉酸，則可降低部分風險。

其他營養補充品如維生素B_{12}（氰鈷胺）、維生素B_6（吡哆醇）、維生素B_2（核黃素）、蛋胺酸、膽鹼和甜菜鹼也都會影響表觀遺傳表現。還有Ａ酸、白藜蘆醇、薑黃素、蘿蔔硫素和多酚等營養素，也可以調節表觀遺傳表現（有關膳食補充劑資訊，請見第十四章）。

最後，某些內分泌干擾物質（Endocrine-Disrupting Chemical, EDC）也被證實會影響表觀遺傳表現，這些化學物質進入人體後與荷爾蒙作用相仿，會長期改變身體新陳代謝。例如加工食品罐頭和塑膠瓶所帶有的雙酚A和鄰苯二甲酸酯（Phthalates）（請見第二十章），這兩種物質都可能導致胰島素阻抗和肥胖。

八、細胞自噬

過去我們一直是用掩埋的方式處理垃圾，滿了以後再蓋建築在上面。舊金山灣區機場和幾個低收入住宅區，例如金銀島和福斯特城，都是透過垃圾掩埋的方式進行土地開發。但是當你沒有地方埋垃圾時會發生什麼事？或是更糟的是，當沒有人收拾垃圾時會如何？垃圾開始堆積，整個灣區開始發臭下沉？你想的沒錯，清除垃圾比掩埋好，這道理同樣也適用於人體。

細胞自噬（Autophagy）是清除體內廢物的過程，它對健康衰老有關鍵作用，尤其是大腦。大腦消耗的能量比任何其他器官都多，因此有很多粒線體、氧自由基，也難免產生很多廢物。Omega-3 脂肪酸（請見第十九章）是維持大腦運作必需物質，它特別容易氧化，這表示有大量廢物需要清理。

我們可以想像得到，大腦中沒有太多額外的空間來處理這些廢物，因此必須熟練快速地清除廢物。睡眠的重要性就在此，腦內壓力會在睡眠期間下降，使大腦內的膠淋巴管（glymphatics）

孔道打開。在睡眠期間腦脊液緩慢流動，將受損的細胞帶到血液中處理。換句話說，晚上就是大腦的垃圾清運時間。如果睡眠不足，結果會和垃圾車大罷工一樣。

自噬不僅對大腦有好處，其實所有器官在經過自噬作用後都運作得更好。這是維持健康細胞的關鍵，能清除破壞蛋白質和功能失調的胞器，尤其是粒線體。老化的粒線體會產生大量氧自由基，因此要改善新陳代謝和延緩衰老，必須透過自噬清除老舊粒線體。事實上，清除老舊粒線體效率高的人，也較長壽。

也有證據支持自噬受到不同的營養素的調控。比如說，缺乏維生素D與細胞老化有關，維生素D能促進鈣流入老舊細胞，誘導細胞凋亡，它似乎在促進細胞自噬過程也占有重要地位。另外，缺乏維生素B1會加速神經退化，而補充B1能減少氧自由基的形成，可能促進自噬並減緩神經退化。透過營養促進自噬的最大影響，在於改善身體新陳代謝，這可以從現在流行的間歇性斷食看出，它會降低胰島素並提高酮體，而這兩者都會促進細胞自噬（請見第十四章）。

是「可惡八重奏」，還是「可愛八重奏」？

如你所見，上述八項細胞內代謝程序沒有一項會直接讓人生病，事實上若他們都正常發揮，還有助於長壽和健康。但只要其中幾個出了問題，生命可能過得短暫又痛苦。

更重要的是，這八項都與慢性病有關，而他們之間也都會交互影響，並會共同受到飲食的影響。抓到重點了嗎？這些都是加工食物相關的疾病，只是沒被當作是種病，也沒有納入醫學院課程。但是在學藥理之前，應當先教這些知識給未來醫生們，這樣他們才能三角定位，找到「某種藥物如何影響這八項細胞內代謝程序」，唯有如此，我們才能讓醫生專注在重要的事情，也讓患者了解治療疾病有其局限性。否則，只能拱手讓大食品業和大製藥業一次又一次地獲勝。

食物既是疾病源頭，也是健康靈藥，代謝症候群應該重新定義爲「細胞受到不良飲食影響的結果」，因爲這八種細胞內的病理機制，都會因爲在錯的時間、錯的地點、吃進錯的食物而惡化。事實上，只有兩個過程可以正確使用能量：生長或產生能量，而且也只有生或死兩種結果。每個細胞都有生長期，也都有產生能量的時期，但不會同時進行。同樣的，每個細胞都有生有死，但顯然無法同時進行。

是什麼決定了細胞何時生長、何時產生能量，又是什麼決定了細胞的生死？如果細胞在應該生長的時候產能，在應該死亡的時候活著，那又會如何？所有會干擾生長與產能、生與死的因素，都可能致病。透過這樣的視角，不難看出加工食品才是導致代謝症候群的原因，也能依此找出預防和治療的方向。這是門複雜的科學，如果覺得太難理解，可以直接跳到第九章，不過這也是門非常有意思的學問，因爲諾貝爾獎曾兩度頒給做相關研究的科學家。

氧氣被高估了

所有生物都需要氧氣嗎？植物顯然不是。實際上綠色植物需要二氧化碳進行光合作用、產生氧氣作爲副產品。但是氧氣對動物來說是必需的嗎？關於這個問題，第一條線索出現在一九二四年，德國生物化學家奧托．瓦爾堡（Otto Warburg）發現了一個驚人的事實：癌細胞不需要氧氣就能生長。雖然瓦爾堡並不清楚爲何如此，但他的發現非常重要，也因此獲得了一九三一年諾貝爾生醫獎。所以正常細胞需要氧氣，但癌細胞不需要？癌細胞不就是加速生長的普通細胞嗎？它們的分裂速度比正常細胞快得多，這就是爲什麼有部分化療能透過抑制細胞有絲分裂而奏效。但是生長中的細胞怎麼可能不需要氧氣呢？不是每個細胞都需要氧氣嗎？

答案是否定的。事實上，腸道中的氧氣極少，腸道微生物也適應了這種環境，人體腸道中99%的細菌是厭氧菌，不需要氧氣。許多細菌在沒有氧氣的環境下也能正常生長，它們沒有粒線體。腸道菌也只會生長不會產能，而過程中會因爲葡萄糖無氧代謝，衍生大量代謝廢物乳酸，不過這些細菌多半就住在腸道裡。肌肉也會產生乳酸，比如跑完馬拉松會全身痠痛（即便如此馬拉松仍在我人生願望清單上）。腸道菌不會製造或分泌物質，而是會分裂變多，就像癌細胞一樣。再看惡性腫瘤，每五十～兩百天就會長成原來的兩倍，過程中產生大量乳酸。

想知道什麼細胞比癌細胞長得更快嗎？胎兒細胞。精子和卵子相遇稱爲受精，形成受精卵細胞。受精卵一遍遍的分裂翻倍（一分爲二），懷孕兩百七十天裡，就翻倍了三十六次（即二的三十六次方個細胞），出生時超過六百八十億個細胞；平均每七．五天翻一倍。胎盤向胎兒的細胞輸送三十毫米汞柱氧分壓，而肺部向成人的細胞輸送的氧分壓爲一百毫米汞柱，所以胎兒發育可說是在氧氣很低的環境下進行。那麼胎兒細胞如何在如此稀薄的氧氣下快速生長？

二〇一九年諾貝爾獎正是頒給細胞無氧生長訊息傳遞路徑的發現者：葛列格．塞門薩（Gregg Semenza）、威廉．凱林（William Kaelin Jr.）和彼得．雷克里夫（Peter Ratcliffe），癌細胞和胎兒細胞都是走這樣的路徑。無氧生長的細胞能一邊複製細胞結構、一邊排出乳酸廢棄物，那還需要粒線體嗎？這連想都不用想吧？只有幾種情況會讓人體乳酸增加：運動、癌症、粒線體缺陷如凱恩斯沙耶氏症候群（請見第七章），還有代謝症候群，因爲這也是粒線體功能障礙。隨著細胞分裂，粒線體也必須分裂（請記得它們也有自己的DNA），但它們的分裂速度跟不上細胞生長的速度，尤其在快速生長的細胞中，這表示粒線體在快速生長分裂的癌細胞或胎兒細胞裡，變成了被捨棄的奢侈品。但這些細胞仍然需要產生ATP（細胞燃料）用來提供能量。

在沒有粒線體和氧氣的情況下，他們是如何獲取能量？直到近年科學家們才解開這個謎團。

用阻斷血流促進肌肉增長

這種無氧生長現象，近期已開始被應用於肌少症這種一般性老化疾病治療。人到了七十多歲時，肌肉量可能會減半，所以老年人體弱、容易跌倒骨折。爲了解決這個問題，運動生理學家嘗試在患者手臂和腿上束緊繃帶，進行低強度阻力和耐力訓練。結果發現肌肉量和肌力都增加了，這是因爲肌肉細胞在缺氧狀態下，會從產生能量狀態轉變爲生長狀態。

兩條代謝路徑：一條用於生長、一條產生能量

生長中的細胞需要各種結構性的成分，才能分裂製造新細胞。它們需要脂質合成細胞膜，核糖（一種五碳醣）作爲DNA和RNA骨架，還有合成蛋白質的胺基酸。這些成分從何而來？

它們不是隨著血流帶來的，而是用現場有的材料所組建。想像一下你家裡有塊木頭，這木頭能用來做傢俱，也可以用來燒柴添火，但不能同時做這兩件事。細胞內的葡萄糖也是如此，它要不是當成材料用來生長，就是變成燃料拿來產能。細胞內有兩條相輔相成的代謝途徑，當細胞產生能量時會相互協作，但當細胞生長時又能分開各自作用（請見圖7-1）。

第一條路徑稱爲**糖解作用**（請見第七章），功能在於把葡萄糖分解爲**丙酮酸**，用來幫助細胞生長。如果丙酮酸沒有進入下一階段燃燒產能，就會以乳酸的形式離開細胞。糖解有個優點，能在缺氧的情況下生成兩個ATP。

第二條路徑稱爲**克氏循環**（請見第七章），丙酮酸進入粒線體完全燃燒產生能量，直到最

後生成二十八個ATP及二氧化碳。如果身體需要的是能量（例如做有氧運動時），則需要糖解作用和克氏循環共同作用。如果是生長（例如血流供應不足，或是做高強度間歇訓練時），那就只進行糖解，丙酮酸會被用於肌肉生成所需。

營養感知、激酶和慢性病環境

不論是生長時的糖解作用或是產生能量的克氏循環，這兩種路徑都會受到環境影響，它們是細胞裡的高速公路。如果他們塞住了，要繞道可能會非常痛苦，甚至會要人命。基本上當能量代謝出現問題，第七章的那八項細胞內代謝程序就會出問題，加工食品正是以此危害健康。

細胞內有三個蛋白質檢查點（有如紅綠燈），它們稱爲**激酶**（Kinases），能決定葡萄糖和果糖分子在細胞內的去向，食物所帶有的磷酸鹽分子能加到這些激酶上，幾秒鐘內就能決定作用開始或停止。

當這三個檢查點（且稱爲A、B、C）都同步朝生長方向進行，細胞會進入合成生長。當他們共同朝另一個方向進行，細胞就會然燒產能。但是當它們方向不一、互不協調，就會交通打結，產生慢性病。

檢查點A：磷酸肌醇3－激酶

糖解只能使一個葡萄糖分子產生二個ATP，根本不夠爲癌細胞用。但誰說只有一個葡萄糖分子呢？癌細胞所吃進的葡萄糖量，是正常細胞的兩百倍，這表示他們能產生的ATP不只二個而是四百個。威爾康乃爾醫學院（Weill Cornell Medical College）的劉易斯．坎特利（Lewis Cantley）教授發現了磷酸肌醇3－激酶（Phosphoinositide 3-kinases），簡稱PI3K，這種激酶可以打開細胞上的葡萄糖閘門。大量的葡萄糖進入細胞，可以提供大量燃料產生能量，不需要粒線體或氧氣。難怪癌細胞和胎兒細胞都能驗出高濃度的PI3K。

那麼阻斷PI3K能阻止癌症嗎？最初PI3K抑製劑的藥物試驗結果並不理想，直到坎特利的研究結果指出，如果能先減少精製碳水化合物攝取量來降低胰島素訊號，那麼PI3K抑製劑的效果就能提升。胰島素會促進癌細胞生長，因爲它是葡萄糖進入細胞的途徑，是開門的鑰匙，而PI3K則決定了門要開多大，兩者合力讓葡萄糖灌滿細胞。

檢查點B：單磷酸腺苷激酶

現在葡萄糖進入細胞了，接下來去會做什麼呢？如果細胞能量不足，就會燃燒產生能量。

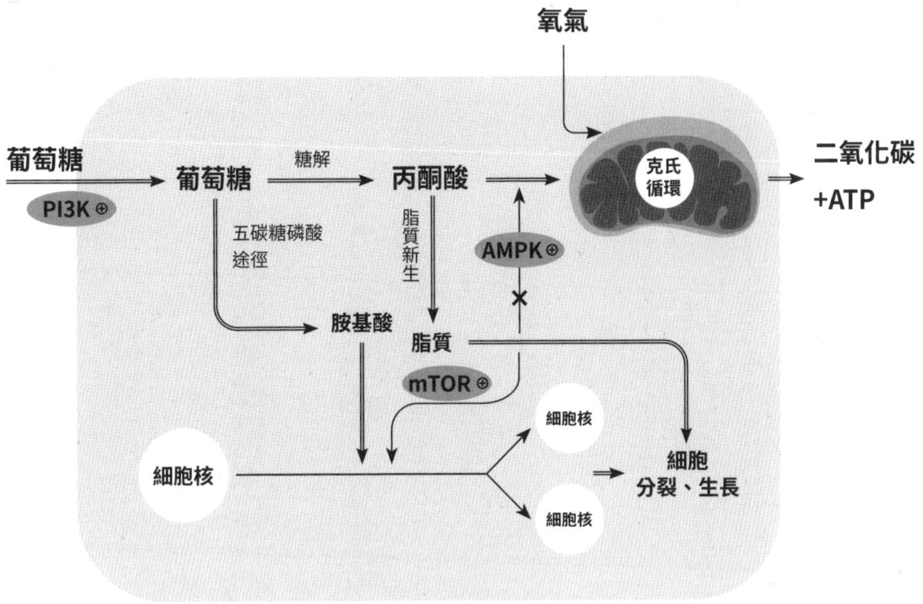

圖 8-1 決定細胞命運的 3 種激酶：PI3K 能讓葡萄糖進入細胞，AMPK 調控能量平衡引導能量生成，而 mTOR 則決定細胞的生死。

第二個檢查點，單磷酸腺苷激酶(Adenosine Monophosphate-kinase)，簡稱AMPK，是細胞的能量計，它能感應細胞能量是否足夠。細胞ATP用完時，粒線體會完全燃燒丙酮酸，產生二十八個新的ATP來補充細胞能量，同時產生二氧化碳廢物。AMPK還有個優點，它能向細胞發出訊號合成更多粒線體，以便燃燒更多的葡萄糖、產生更多ATP。所有能增加AMPK的因子，例如運動或抗糖尿病藥物二甲雙胍，都會促使粒線體正常運作並提高胰島素敏感性。

但是換個角度，當細胞中的ATP過多，AMPK就會關閉。粒線體不再燃燒，細胞會把丙酮酸移作合成用途。任何損害AMPK的因子，都會促進脂肪合成並使胰島素阻抗惡化。什麼食物對AMPK的殺傷力最大？當然是糖。

檢查點C：雷帕黴素標靶蛋白

如果細胞能量充足但缺乏氧氣或粒線體，就有可能會走向細胞分裂，但如果細胞有足夠的氧氣和葡萄糖，就會維持現狀不做改變。還有，如果細胞的能量有限而且逐漸老化，可能會走向死亡（自噬），為新細胞騰出空間。什麼訊號是這三條路徑的命運轉捩點？這就是第三個檢查點的工作，雷帕黴素標靶蛋白（Mammalian Target of Rapamycin），簡稱mTOR，它決定了細胞生長、靜止或死亡。

mTOR是細胞裡的核心關鍵角色。在一九七〇年代末發現來自復活節島的土壤樣本裡有種叫雷帕黴素的化合物，它同時兼具免疫抑制劑、抗癌藥和殺菌劑三種作用，因為它能改變細胞的生長階段。mTOR能決定細胞的生死，啟動自噬清除細胞內的碎片。它是動物生長的主要調節因子，也是細胞連結內外環境的關鍵。mTOR手握細胞的命運，也是目前大多數延長壽命藥物研發的重心。由於它的功能非常多，醫學界迄今還無法完全了解它的力量。

不出所料，mTOR對膳食非常敏感。高蛋白飲食會活化mTOR、促進細胞分裂、引導人走向精瘦體質、提升胰島素敏感性，並能強化骨骼與心血管健康。相反地，熱量限制飲食（請見第十四章）會使ATP下降，進而降低mTOR濃度，使細胞停止生長。此外，當AMPK活化時會抑制mTOR，使細胞偏向產生能量而非生長，也因此，雖然mTOR是細胞生存檢查點，但它會受到AMPK的影響。當要思考這三個檢查點不同步，所可能導致慢性病的機轉時，這部分就顯得很重要。

從生長到產生能量：八種不同組合

這三個檢查點共同解釋了細胞能量代謝：PI3K讓葡萄糖進入細胞、AMPK將能量引導至粒線體燃燒產生能量、mTOR決定了細胞分裂或死亡。雖然細胞新陳代謝**與能量息息相關**，但**與卡路里無關**。活化細胞生長或產生能量的不是卡路里，而是接觸到細胞（尤其是粒線體）的化學物質對這三種酶的作用。也正是這三種酶，說明了既有的營養認知都是錯誤的。

原因在此。這三種酶各自都存在開啟或關閉兩種狀態。因此所有細胞代謝狀態，都可以用2×2×2或八種不同組合中的一種來描述。我想強調這只是個假設，還沒有實證，但這是對於飲食和營養的新思維，而且也符合現有科學數據對營養、能量和疾病的邏輯。這個假設有個限制是，當AMPK被活化時會抑制mTOR使其被關閉，兩者不會同時活化。當這三種酶協同運作時，能帶來健康和長壽，但它們若無法同步，就等於說明了第七章所述的八項細胞內致病機轉、代謝症候群，甚至癌症的成因。

表8-1列舉了這八種組合。三種酶都往分裂生長方向的組合是第一種，都往產生能量的組合是第二種，這兩種組合都是細胞生存所需，不會同時發生。但是當這些酶的組合不同步，也就是能量無法以正常方式處理時，長期下就容易衍生疾病，例如神經元應該產生能量而不是生長，但如果組合有缺陷就會讓它們變成神經母細胞瘤，這是兒科癌症中極其惡性的腫瘤。其他組合（第三~第八項）作用方向各有分歧，可能會導致一種甚至多重慢性病，若不加控制，有可能引發不同類型的病症。我們不確定最後兩種組合實際上是否存在，因爲當ＡＭＰＫ活化時會抑制ｍＴＯＲ功能，但爲了論述的完整性，在此還是先將它們納入。這每一種組合都會受到飲食的影響，無論是正面或是負面。

第一種組合：ＰＩ３Ｋ⊕／ＡＭＰＫ⊖／ｍＴＯＲ⊕

這種組合發生在缺氧的情況下，會引導**細胞生長**。當ＰＩ３Ｋ和ｍＴＯＲ同時作用而ＡＭＰＫ被抑制時，細胞會大量吸納葡萄糖，用來製造細胞膜的脂質、胺基酸和ＤＮＡ核糖體結構。但這也會增加癌症風險，每次細胞分裂時，ＤＮＡ都有一定機率可能複製錯誤，存在癌變的可能性。

第二種組合：ＰＩ３Ｋ⊖／ＡＭＰＫ⊕／ｍＴＯＲ⊖

這種組合會引導細胞進行有氧**燃燒產生能量**。由於ＰＩ３Ｋ路徑關閉，葡萄糖供應會較低，因此糖化和氧自由基形成的量會很低。ＡＭＰＫ越多表示粒線體越健康。由於ｍＴＯＲ路徑關閉，因此可以清除舊細胞，所以代謝症候群和癌症風險也很低。

第三種組合：ＰＩ３Ｋ⊕／ＡＭＰＫ⊖／ｍＴＯＲ⊖

這是典型會**造成代謝症候群**的組合。葡萄糖進入細胞，但粒線體沒有被活化，所以多餘的糖分無處可去。糖化、氧化壓力和發炎情況都會增加。即使在ｍＴＯＲ關閉的情況下，葡萄糖大量供應也表示細胞不太會啟動自噬，胰島素會升高使脂肪增生，最終會導致第二型糖尿病。

第四種組合：ＰＩ３Ｋ⊖／ＡＭＰＫ⊖／ｍＴＯＲ⊕

這種結合很可能**加速老化**。細胞內的葡萄糖少，糖化和氧化壓力就會比較低，細胞損傷會減緩。缺乏ＡＭＰＫ表示粒線體不會產生氧自由基，但又由於ｍＴＯＲ在活化狀態，所以不會有細胞自噬，細胞損傷會因此不斷累積。

第五種組合：ＰＩ３Ｋ⊖／ＡＭＰＫ⊖／ｍＴＯＲ⊖

這種結合很可能導致**細胞提早死亡**。進入細胞的葡萄糖少，卻又沒有用來產生能量，同時細胞自噬也在增加。細胞因此更容易死亡、更快汰舊換新。雖然患癌症的風險很小，但可能因爲細胞過早死亡，導致器官功能障礙。

第六種組合：ＰＩ３Ｋ⊕／ＡＭＰＫ⊕／ｍＴＯＲ⊖

這種組合很可能導致輕度**發炎**。它與組合第五種組合類似，但自噬情況較多，所以長期損害較小。

第七種組合：ＰＩ３Ｋ⊕／ＡＭＰＫ⊕／ｍＴＯＲ由⊕變爲⊖

這與第六種組合相似。這種組合很可能導致**嚴重的心血管疾病**。葡萄糖進入細胞量增加，表示糖化和氧化壓力也會上升。葡萄糖會被粒線體燃燒，由於ＡＭＰＫ部分抑制ｍＴＯＲ，因此會有部分但不完全的自噬，也會清除一部分的殘渣，此外這個組合有心臟病的風險。

第八種組合：ＰＩ３Ｋ⊖／ＡＭＰＫ⊕／ｍＴＯＲ由⊕變爲⊖

這種情況類似於第二種組合，應該會在有氧的情況下**燃燒產能**。葡萄糖不多加上有氧燃燒，所以氧化壓力不大，ｍＴＯＲ也較低。

如前所述這三種激酶能排列出八種組合，會影響細胞生長、產生能量或疾病。這個假設是否符合科學研究數據？評估方法之一就是使用具有專一性的活化劑或拮抗劑，觀察活化或抑制不同酶，對於細胞和生物體的影響。而我們手上握有抑制ＰＩ３Ｋ、活化ＡＭＰＫ，再加上抑制ｍＴＯＲ的研究數據（第二種組合），結果證明這樣的組合能抑制癌症生長並延長壽命，研究結果印證了前面提供的假設。

再次強調，這三個檢查點不一致就是慢性病的根源，而每一個檢查點都會受到飲食調控。不過，目前還沒有血液檢驗方式能測量這些檢查點。那麼醫生要怎樣評估你的健康狀況呢？第九章會教你如何用一般檢驗數據自我評估。是時候掌握自己的健康了，因爲別人無法代替你做這件事。

表 8-1 三種激酶（PI3K、AMPK 和 mTOR）的活性各有開⊕或關⊖兩種不同狀態，能產生 8 種不同的排列組合。在任何時間、任何細胞中，這些酶都可以是⊕或⊖。另外，已知活化 AMPK 的同時會抑制 mTOR，因此第 7 和第 8 種組合（兩者同時活化）只是種理論。

激酶／組合	1	2	3	4	5	6	7	8
PI3K	⊕	⊖	⊕	⊖	⊖	⊕	⊕	⊖
AMPK	⊖	⊕	⊖	⊖	⊖	⊕	⊕	⊕
mTOR	⊕	⊖	⊖	⊕	⊖	⊖	⊕→⊖	⊕→⊖
	細胞生長	產生能量	代謝症候群	加速老化	細胞提早死亡	輕度發炎	似第6種組合	類似第2種組合

你掛了號去看醫生做例行檢查。但由於他的診被塞滿（看更多患者才能賺更多錢），所以你比預約的時間多等了一個半小時才輪到。醫生只有十分鐘能幫你診療，在他們打招呼之前都差不多準備好送客了，因爲那延誤的九十分鐘得快點趕上，而醫生想的辦法很可能就是縮短你的就診時間。

聽起來熟悉嗎？看吧，我是個醫生，我知道看診時間延誤時的情況。但你身爲患者，不應該成爲受害者，所以你得學著提升自己的素養。**規則一：不要接受「忙」這個答案**。

護士會檢查你的體重和血壓，醫生會進行粗略的身體檢查（只是爲了能說他們做了檢查，能用更高額的現狀處置分類代碼申報保險給付），接著醫生檢視你的檢驗報告。第一行是名字，第二行是正常值範圍，而第三行有時會用顏色標示，這表示有某個檢驗項目超出正常值。

第三行是醫界最大的騙局。每個標示都是個「解讀」，而每個解讀都會向你的醫保申報十美元。但無論醫生給你怎樣的解讀，那都毫無價值。絕不能相信或接受醫生或任何人說的「正常」這個詞。我的意思是，「正常」到底是什麼意思？對誰來說是正常的？在什麼年齡？在什麼情況下？你得把這個詞從你的字典裡除去，實話說它根本該從醫學辭典中消失。**規則二：不要接受「正常」這個答案**。

以身體質量指數（Body Mass Index, BMI）爲例，一般成年人的「正常」ＢＭＩ範圍爲十九～二十五、二十五～三十是超重、三十～三十五是一級或輕度肥胖、三十五～四十是二級或中度肥胖，四十以上是三級或病態肥胖。

但正如第二章所說的那樣，事實上存在「代謝健康肥胖」的人和「外瘦內胖」的人，這兩個詞都是醫學文獻會用的術語，而ＢＭＩ無法告訴你這些資訊，因爲它並不能分辨其中的不同。ＢＭＩ以整體人口的角度來看是很好的衡量標準，因爲人口會回歸平均值，但對於個人來說，卻不是個好標準，因爲我們每個人都是獨一無二的個體，不適合以整體平均值來看。眞正的問題還是在於胰島素，如果你觀察在特定ＢＭＩ下不同人胰島素敏感度的程度，就會發現差異非常大。這表示即使體重相同，但有的人健康有的人就不見得。決定胰島素敏感性的不是皮下脂肪而是肝臟脂肪，其次是肌肉量，這些無法單看ＢＭＩ來認定。

讓我們再舉一個例子解釋爲什麼「正常」毫無意義。比如丙胺酸轉胺酶（Alanine Aminotransferase, ALT），這是個常規血液檢驗中就有、容易取得又便宜，而且對於肝臟脂肪很敏感的數據，雖然它並不是針對肝臟脂肪的檢驗。問題來了，當正常值和過高之間的界線，特別是當數字範圍設得越來越高，所謂ＡＬＴ正常值就沒有意義。比如二十年前十號洋裝，放到現在只有六號，即使兩件實際上同樣大小。當我在一九七六年進入醫學院時，ＡＬＴ的正常上限

（距離平均值兩個標準差）是二十五，但現在檢驗單上的標準是四十。爲什麼？是ALT檢測方法有變嗎？名稱的確有變，以前叫作SGPT，但檢測方法是一樣的。那麼爲什麼上限提高了十五？難道是人群發生了變化？正是如此，因爲現在一般人口中有45%都有一定程度的脂肪肝，整個「正常」分布已漸升高。然而，這些人並不知道自己有脂肪肝，因爲他們沒有明顯的症狀，醫生們也不知道，因爲他們只是讀了第三行的標示。所以這些人被當作正常值，擴大了所謂正常範圍，沒有被診斷出有病，並不表示就眞的沒問題。

此外，這個數值的臨界值還與其他因素相關。這包括你是否是白人（上限二十五）、非洲裔美國人（上限二十）或拉丁裔（上限三十）；是否爲亞洲人（BMI較低時ALT就會升高），以及是否有脂肪肝遺傳（導致肝臟脂肪堆積的基因變異有兩種，19%拉丁裔會帶有其一，這或許也是他們的代謝症候群較多的原因之一）；另外飲酒習慣也會影響ALT指數。你認爲醫生會把種種因素全部考慮進去嗎？

研究指出88%美國人有某種程度的代謝功能障礙，但卻沒有被重視，無論是脂肪肝、高血壓、尿酸過高（會造成痛風）、高血脂還是高血糖。這些問題在某種程度上都是胰島素阻抗所引起，而胰島素阻抗是代謝功能障礙所致。這88%的人知道他們的新陳代謝不正常嗎？或者是這些人的醫生知道該怎麼判斷嗎？你眞的認爲醫生會對將近九成的患者說他們的健康出問題嗎？要是眞的說了，那接下來又該怎麼治？要是88%的人都有問題，聰明點的做法也許是先假設自己也是那大多數有問題的人，直到醫生確認你的健康。**規則三：不要接受權威式的回答。**

收集線索

無奈的是，能弄清楚你新陳代謝狀態的人很可能只有你自己，因爲醫生們從來沒學過如何融會貫通人口統計學、身體測量數據，以及與慢性病相關的檢驗結果。事實上你的醫生可能都沒聽說過「代謝健康肥胖」或是「外瘦內胖」，因爲醫學院沒有教這些（我知道，因爲身爲兒科教授的我，在醫學院教課時還得去教這些，多荒謬啊！）那麼我們該如何運用那些醫生看過、確認過，甚至可能略過的數據，掌握自己的健康概況呢？

要當一個素養良好的病人，必須先懂得解讀、分析數據，了解身體運作模式，這很難，因爲你唯一知道的模式就是自己的，而且只有在獲得完整資訊之下才能理解。幸運的是，我知道各種模式，能在這裡教給你。然而，你還必須了解在細胞膜、粒線體、細胞核，以及肝臟、肌肉和大腦中的細胞代謝過程。這些都是解決問題的線索，可以透過改變環境，尤其是控制飲食來解決。總而言之，自我診斷需要運用四項數據：家族病史、生命徵象、腰圍和一般標準空腹血液檢驗數據。**規則四：取得檢驗數據**。

▼**家族病史**。好消息是你比醫生更了解自己的家族病史。話雖如此，重點還是列出父母、祖父母、姑姑和叔叔們曾有過的疾病，以及他們的死因，提供醫生判斷。同時，家族裡有某種疾病，並不表示就一定是遺傳。事實上幾乎所有慢性疾病都是多基因遺傳的，這表示與多個基因相關，大多數預估值都顯示遺傳因素最多只占50％，而且通常占不到這個比例。沒有單一基

因能解答所有問題，雖然市面上現在有23andMe基因檢測服務能評估遺傳風險，但這對於慢性病來說沒什麼用。

比如說，有個人長得很高，但父母卻都不是高個子。爲什麼會這樣？我在一九七六年上醫學院時，有個笑話叫３Ｍ假說：「錯誤（Mistake）、突變（Mutation）或送牛奶的小弟（Milkman）。」這四十五年來已經有很多進步，我們知道身高是由四十四個基因共同決定，高矮機率幾乎全憑運氣，就看什麼基因組合出現。那麼在遺傳機率上，什麼是最有可能的結果？你會從父母那裡各得到二十二條相同數量的基因，理論上身高應該會是父母的平均值。然而，由於基因組合是隨機的，精卵組合後結果可能都是高基因而沒有矮基因，也可能都是矮基因。

現在讓我們來談談肥胖症問題。有三十九個基因共同決定了肥胖風險，但只有兩個基因具有眞正的臨床意義：ＭＣ４Ｒ和ＦＴＯ，而且也只有大約16％肥胖症人口帶有此基因，更別提一般人口了。卽使你有其他所有的肥胖基因，也只能解釋爲何體重多十公斤，但這遠不足以解釋肥胖爲何如此盛行。遺傳很重要，但那不是肥胖的主因。

再舉阿茲海默症爲例，卽使帶有雙倍高風險基因ApoE4，風險也就只是比一般人高九倍，雖然很高，但仍不能說成必然得病。儘管如此，了解家族病史還是有助於了解相對風險。

好消息是，對於慢性病，遺傳只能解釋大約15％的差異。另外85％是環境因素，這表示有許多預防措施能降低糖尿病、癌症、心臟病、失智症，以及幾乎所有慢性病的風險。母親有糖尿病，子女並不必然也會有。或許她是因爲那85％的環境因素生病，但母子的風險可能相同，因爲一家人吃的都是相同的加工食品。壞消息是，懷孕期間吃的東西可能會影響胎兒、改變胎兒的基因表達，這稱爲表觀遺傳學（請見第七章）。所以如果懷孕期間肥胖，則胎兒表觀遺傳學會受影響，使嬰兒未來罹患慢性病的風險提高。不過，如果她在懷孕前先減重，那麼胎兒就不會有這樣的表觀遺傳影響。這就是爲什麼家族病史比遺傳學更重要，因爲它同時考量了遺傳和表觀遺傳。但這些資訊並不能直接決定結果，人雖然無法改變患慢性病體質，可是一旦知道如何預防，就能改變結果。

▼**生命徵象**。基本上生命徵象應該落在正常範圍，否則你現在也沒辦法四處走動或看本書。要是異常，你人可能會在加護病房，身上打著點滴還接著心電圖監測器，還可能會插管。然而所謂正常數值之間，也存在細微的差異。脈搏和血壓高低與心理狀態高度相關。當人在醫院就診時，可能本身已經有些焦慮了，緊張之下刺激了交感神經系統，此時每分鐘脈搏可能比平時多五～十下，收縮壓也升高，這是身體的戰鬥或逃跑機制在發揮作用。

如果第一次就診血壓升高到一三〇／九〇以上，而後續測量卻降到一般值，通常會被認爲是因爲看診焦慮和緊張引發的「白袍高血壓」（White Coat Hypertension），醫生通常不會因此認爲健康有問題。但事實並非如此。有白袍高血壓，表示交感神經系統過於活躍（遠古人類需要保持警覺逃離猛獸，需要交感神經系統活躍），會使日後罹患長期性高血壓的風險增加。問題是你是否可以在家中、沒有診所設備的幫助下測得基礎生命徵象，尤其是在睡覺期間。你可以到藥局買個血壓計，測量睡覺前和剛醒來還沒起床之前的血壓。這是心理力量和交感神經系統最不活躍的時候。如果你的確有高血壓的問題，醫生可能會讓你帶著活動式血壓量測儀（ABPM）回家測量到隔夜，觀查睡眠期間血壓是否有降下來。如果降下來表示身體有可能沒事，但如果仍然血壓高，那可能眞的需要開降血壓藥。

醫界評估血壓的標準也在不斷變化。我在一九七〇年代上醫學院時，那時血壓正常值上限是一四〇／九〇。然後由於一九九〇年代中風率增加（或者是市場上出現了抗高血壓藥物？），這個正常值被降到了一三〇／八五。接著我們了解到血壓每增加二毫米汞柱，中風的機率就會增加10％，所以二〇一九年再次調降標準，這次降到一二五／八〇。

所以你的血壓眞的正常嗎？你可以參考美國心臟協會指南，了解自己是否該注意血壓，醫生不見得都會跟上最新數據。

脈搏和血壓都有很大變動性，大部分變動取決於年齡、性別、種族、BMI、懷孕與運動，當然還有最重要的飲食習慣，尤其是吃加工食品。多數人都認爲加工食品中的鹽分是導致高血壓最重要的因素，因爲英國在降低鹽分添加上限後，中風的盛行率就下降了。對於大約20％的人口來說，這是絕對正確的，他們對鹽分非常敏感，需要長期限制鹽分攝入。但是對大多數腎臟功能正常的人，理論上應該有能力排除多餘的鹽分。那爲什麼沒有呢？因爲我們正面臨著胰島素阻抗盛行。

高胰島素血症和胰島素阻抗的症狀之一，就是排除不了多餘鹽分，導致血壓升高。此外，糖分會使尿酸上升，也會使血壓升高（請見第二章）。基本上減少鹽分攝取能有效降低血壓，但前提是要先處理胰島素阻抗，這是加工食品盛行的後果。如果你的夜間血壓高於正常值，而且經過睡眠也沒有下降，可以先考慮減糖一週看看，然後再重複這個過程，觀察是否改善。

▼**腰圍**。腰圍大小受內臟脂肪及腹部脂肪的影響，所有代謝症候群相關疾病都與腰圍增加有關，即使是體重正常的人也是如此，因此腰圍對疾病風險的敏感度比BMI高得多。事實上，腰圍在人口中的增長速度快過BMI，因爲內臟脂肪增加速度超過皮下脂肪。腰圍增加表示身體有發炎症狀，腸漏症、粒線體功能障礙、氧化壓力以及胰島素阻抗（八種細胞代謝程序中的三種，請見第七章）。總而言之，腰圍是最重要的線索，而且是免費的資訊，成年男性的腰圍應小於一百公分，成年女性的腰圍應小於九十公分*。沒有捲尺？只要拿腰帶來量即可。

▼**空腹血液檢驗**。從空腹血液檢驗中可以得到大量資訊，但需要經驗豐富而且掌握最新專業知識的醫師，加上正確檢測與判讀數據。以下是需要檢驗的項目：血脂概況，包含低密度脂蛋白膽固醇（LDL-C）、高密度脂蛋白膽固醇（HDL-C）及三酸甘油酯（TG）、同半胱胺酸（Hcy）濃度、丙胺酸轉胺酶（ALT）和天門冬安酸轉胺酶（AST）、尿酸、空腹胰島素、空腹血糖和糖化血紅蛋白。

要評估飲食對心臟病風險的影響，先要從脂質概況開始。現在幾乎所有美國人包括兒童，都會做空腹血脂檢測（俗稱膽固醇檢測）。實際上這數據更適合用來評估胰島素阻抗而非心臟

*譯注：我國國民健康署建議，台灣成年男性腰圍應小於九十公分，成年女性的腰圍應小於八十公分。

病，血脂概況遠比表面上看到的結果要複雜得多。單純檢驗數據本身意義不大，尤其總膽固醇的意義更是有限，甚至可能誤導人們，重要的反而是各種脂質的組成和比例（請見第二章），這也就是爲何食品藥物管理局要把膽固醇從營養成分標示中刪除（請見第二十四章）的原因。別忘了我們關心的是低密度脂蛋白顆粒數（LDL-P），而不是低密度脂蛋白膽固醇濃度，濃度可能會受到無害的大顆鬆散脂蛋白影響而上升。但是分辨脂蛋白顆粒仍屬研究型檢驗，目前並不在常規檢驗裡，全美只有少數幾個專業實驗室在做，而且通常也不在健康保險給付範圍之內。那麼要如何確定你的低密度脂蛋白是大顆鬆散的，還是小顆緻密的呢？

血中三酸甘油酯從脂肪組織中釋出後，會變成小顆緻密低密度脂蛋白。因此三酸甘油酯與高密度脂蛋白的比例，等於壞膽固醇與好膽固醇的比例，這是小顆緻密低密度脂蛋白的最佳生物標示，也是心血管疾病、胰島素阻抗和代謝症候群的最佳指標。過去忽視三酸甘油酯，是因爲能用他汀類藥物處理，但在更早之前，除了飲食控制以外，沒有其他辦法能解決三酸甘油酯的問題，只是那時醫界並未採用。

第二個要看的是高密度脂蛋白。如果它超過六〇，那麼其他脂質多少就不重要了，因爲這表示心血管健康狀況良好。如果男性高密度脂蛋白低於四〇，或女性低於五〇，那麼罹患心臟病的可能性就會大幅提高。

第三個要看的是低密度脂蛋白膽固醇。如果低於一〇〇，那麼小顆緻密膽固醇就不足以到達有害的程度。如果超過三〇〇，就表示可能有罕見的家族性高膽固醇血症（Familial

Hypercholesterolemia, FH），身體無法清除低密度脂蛋白，此時可能要以低脂飲食甚至搭配他汀類藥物預防心臟病發作。如果落在一〇〇～三〇〇之間，那就要看三酸甘油酯的量了。如果三酸甘油酯濃度高於一五〇，就屬於代謝症候群，除非有其他證據證明不是。最後，請提醒醫生查看你的三酸甘油酯：高密度脂蛋白的比例。白種人超過二．五，非裔美國人超過一．五，則與代謝症候群相關。三酸甘油酯比例在不同種族之間差異很大，但目前原因不明。醫生需要這些資訊來評估病情，而且也必須了解要看什麼數據及背後的原因。

心血管疾病還有另一種與飲食相關的路徑，與低密度脂蛋白或三酸甘油酯無關。如果你有家族心臟病史，請告訴醫生加驗血清同半胱胺酸濃度，以便評估你的飲食與表觀遺傳學。這不是常規性的檢測，因爲它與遺傳性心臟病無關，而是與飲食性心臟病相關。同半胱胺酸是與心臟病相關的胺基酸，但它並非來自膳食中的蛋白質。若在血中累積會引起發炎症狀，應該要完全清除。葉酸能活化身體中清除同半胱胺酸的酵素。如果飲食中葉酸含量不足、正在接受化療，或者有同半胱胺酸代謝酵素遺傳缺陷，那麼同半胱胺酸濃度就會升高，心臟病的風險也會隨之增加。

第四，評估飲食習慣和肝功能。如前所述，雖然丙胺酸轉胺酶無法直接代表肝臟脂肪量，但它容易檢驗，而且對肝臟脂肪也有相當的敏感性和特異性。如果數值超過二十五，那肯定需要進一步檢查。你還需要查看天門冬胺酸轉胺酶濃度，這是衡量粒線體功能的指標。天門冬胺酸轉胺酶濃度會隨著飲酒或吃消炎止痛藥乙醯胺酚而急劇升高，也會因爲各種原因引起的肝炎而上升。當天門冬胺酸轉胺酶升高表示肝臟可能有急性問題，比如傳染病、酒精或毒素，如果丙胺酸轉胺酶升高則表示可能有慢性代謝問題，例如脂肪肝。如果兩者都高，可能需要檢查是否有肝臟損傷。為了進一步了解狀況，醫生會做一項非常規性但很平價的檢查，稱為「丙麩胺醯胺轉酸酶」檢驗（γ-glutamyl transpeptidase, GGT）。數值超過三十五就表示有問題，可能需要做肝臟超音波評估你的肝臟脂肪，同時還也要改變吃糖和飲酒的習慣。

第五，你還可以透過檢測尿酸來評估飲食和粒線體功能，尿酸濃度會隨著糖分攝取而升高，尿酸高會引發痛風和高血壓，還會造成脂肪肝。尿酸是肝臟代謝碳水化合物時產生的副產物，尤其是在代謝糖分時。這會阻礙粒線體將丙酮酸代謝為二氧化碳，迫使肝臟將多餘的能量轉化為肝臟脂肪。檢驗數據若超過五．五，表示可能有粒線體功能障礙和胰島素阻抗問題。

第六，調查血糖控制指標。醫生會用空腹血糖檢查來確認病人是否有第二型糖尿病，但這是最差的指標，因為空腹血糖是最後發生變化的。一旦空腹血糖超過一〇〇（mg/dl）就表示已經有葡萄糖耐受不良、一二六（mg/dl）以上表示有糖尿病，到了這個階段，代謝症候群已經算是全面爆發，只能靠治療，再沒辦法走預防這條路了。但其實空腹血糖九〇就已經值得懷疑了。糖化血紅蛋白（HbA1c）也是如此，它評估的是三個月來的血糖控制情況。一般來說5.5%以下正常，超過6.5%就很明確是第二型糖尿病。問題就在於兩個數值的中間值，大多數成年人都是在這個灰色地帶。數字越高血糖波動越大，代謝性疾病的風險就越大。身體會竭盡所能將空腹血糖維持在一〇〇以下，方式包括增加胰島素，但這就是胰島素阻抗！所以無論空腹血糖如何，都應該同步測量空腹胰島素濃度，這能了解胰腺的工作量有多大。空腹胰島素大於十五（mcU/ml），通常表示處於胰島素阻抗和代謝疾病風險中。取得血糖和胰島素濃度數值後，可以算出「**胰島素阻抗指數**」（Homeostatic Model Assessment of Insulin Resistance, HOMA-IR），計算方式爲：葡萄糖×胰島素÷405＝胰島素阻抗指數，這個指數能評估罹患糖尿病的風險。數值低於二．八表示狀況良好，四．三爲普通，超過就表示有問題。

然而，許多學術機構包括美國糖尿病協會，並不提倡檢驗空腹胰島素濃度。主要的反對意見諸如：成本（約十五美元）、可重複性，以及空腹胰島素與ＢＭＩ無關等，不過這也正是重點所在，我們談的並**不是**肥胖症的問題，而是代謝健康的問題。如果不測空腹胰島素，就會錯過所謂的那些外瘦內胖、體重正常的代謝疾病患者（請見第二章）。

此外，肥胖症與兩種胰島素異常有關。空腹胰島素只能看出是否有胰島素阻抗，卻無法了解胰島素是否分泌過多的問題，胰島素分泌過量會讓體重增加，卻不會顯現出代謝症狀，其診斷方式是透過口服葡萄糖耐量試驗（Oral Glucose Tolerance Test, OGTT）來刺激胰臟β細胞分泌胰島素。大多數醫生不會發現胰島素分泌是否過多，因爲他們根本沒注意到，但如果你沒有先取得正常空腹胰島素濃度，也一樣無從得知自己需要注意這個數值。

最後，關於肥胖族群，他們有75%的機率有胰島素阻抗，10%胰島素分泌過量，5%同時合併兩種狀況。合理的治療取決於病理機制爲何，因此在加州大學舊金山分校這邊，我們會做三小時口服葡萄糖耐量試驗（請見第十四章）。有了這個數據，就可以計算出胰島素分泌和阻抗指數，有助於確定不同的患者適合哪一種飲食模式。表 9-1 列出的是疾病發展進程，以及相對應的檢驗項目。

顯微鏡下的粒線體

爲什麼要如此大費周章了解這些？關於慢性病有很多定義，但或許該理解爲：粒線體在一般情況下以及遭遇生活壓力和飲食不良時的反應能力。如果粒線體新鮮、健康而且功能正常，那麼體重多重並不重要。如果粒線體老化、反應不良，而且在處於壓力之下，那麼體重多輕都沒幫助。可惜沒有簡單的血液檢測能測粒線體功能，這就是爲何醫生不知道從何評估起。但是你會學到如何做，因爲你已經收齊了所有的線索，你會明白什麼類型的食物比較適合自己。

表 9-1

慢性代謝疾病	檢驗項目及數據
脂肪肝	ALT：白人 >25，非洲裔 >20，拉丁美洲裔 >30 GGT>35 尿酸 >5.5
葡萄糖耐受不良	空腹血糖 >100（或飯後 2 小時血糖 >140），糖化血紅蛋白 >6%
第二型糖尿病	空腹血糖 >125（或飯後 2 小時血糖 >200），糖化血紅蛋白 > 6.5%
高脂血症與心臟病	脂質數據：TG>150，HDL<40，TG：HDL>2.5，LDL-C>300，LDL-P>1000 同半胱胺酸 >15
胰島素阻抗	空腹胰島素 >15
胰島素分泌過多	3 小時 OGTT 與胰島素濃度，測量胰島素分泌和阻抗指數

腰圍是個關鍵。如果腰圍很粗，表示可能有新陳代謝問題，得改變飲食以改善胰島素阻抗。如果腰圍粗，而且血壓也高，那問題可能出在糖分而不是鹽分，但如果血壓高但腰圍不大，問題或許是鹽分或壓力。

新鮮、健康，而且功能正常的粒線體會完全燃燒葡萄糖和酮體（請見第八章），產生的氧自由基也很少。他們不需要胰島素幫忙，所以身體的胰島素會維持在低濃度。果糖、尿酸，還有葉酸不足，都會加重粒線體負擔，能量也會傾向用在脂肪酸和三酸甘油酯的合成。粒線體功能不良的跡象包括尿酸過高，以及同半胱胺酸過高，而脂肪肝的人則會有ALT和空腹胰島素過高的現象，周邊皮下脂肪堆積的跡象包括三酸甘油酯過高、高密度脂蛋白低，這種情況最好減少攝取精製碳水化合物和糖。另一方面，若肝臟呈現清除壞脂肪的情形，包括低密度脂蛋白較多但三酸甘油酯卻不高，以及空腹胰島素濃度正常，這種情況適合極低脂肪的飲食。最後，如果以上各項都不適用但仍然體重超重，那麼就可能屬於代謝健康肥胖，但也可能是胰島素分泌過多，這時可以說服醫生做個三小時口服葡萄糖耐量試驗，不行的話可以試試看極低碳水飲食來降低胰島素的分泌。

一旦能先了解家族病史、身體各項數據和新陳代謝狀況，就更容易確認適合哪種飲食方式，例如低碳水化合物、低脂肪、原型食物、生酮飲食、純素食、地中海飲食、低鹽飲食等，然後綜合考量自身文化和宗教信仰，讓飲食發揮作用，但總之先說一句：別吃加工食品。

第十章 藥石罔效，只能改善飲食

醫界知道慢性病至少已有一千年歷史，但就在短短五十年間，這成了醫界最主要的問題。不論胖瘦，目前有88%的美國人有新陳代謝疾病。正如第二章所述，肥胖症只是干擾因素。這是疾病症狀，而不是原因，內分泌學會最終還是承認了這個事實，他們也發布指南敦促醫生們，除了肥胖症，還要檢查代謝健康。

代謝症候群所引發的疾病有三個共通點：一、不論如何努力，這些疾病的發病率、盛行率和嚴重程度都比肥胖擴散的速度更快。二、雖然這些疾病都會因肥胖症而惡化，但並不是由肥胖症所引起。三、雖然有藥物可以治療各種**症狀**包括肥胖症，卻沒有藥物能預防或是讓疾病痊癒。此外，就如第二章所說，醫生只能用藥處理症狀，防止更糟糕的後遺症例如中風、心臟病發作、截肢或透析等等，但追根究底，這些疾病都是細胞代謝問題所致，並沒有藥物能夠治療。因此無論用什麼藥物，這些疾病都不會緩解，病情還是會不可避免的惡化，無論是糖尿病、肝硬化還是失智，就算患者沒有死於其中一種疾病，也肯定會患上另一種疾病，因爲細胞代謝問題仍在，那三大激酶檢查點（見第八章）仍然失調。

讓人難以接受的事實

然而，上述三個共通點，每一個都可以透過飲食來預防、緩解，甚至在許多情況下還可以逆轉，而且和控制熱量無關。大多數情況下，只需要戒除加工食品、改吃「眞食物」就能逆轉（有關各種食物成分及其對疾病的可能影響，請見第四部）。

讓我們以粒線體爲例，雖然有許多治療粒線體疾病的研究正在進行，但還沒有藥物上市。的確有人推銷所謂粒線體補品，聲稱是靈丹妙藥，看看亞馬遜上的商品就知道了，到處都有江湖騙子。例如輔酶Q10雖然有助於改善心臟衰竭，卻已被證實對代謝性疾病無效，這些成分無法到達細胞內相對應的、能發揮作用的位置，可惜這些都是屬於**膳食補充劑**，食品藥物管理局無法監管（請見第二十四章）。

藥物和保健食品改善不了代謝症候群。若以生物醫學的角度來看八種細胞代謝程序，並且檢視以下幾點，就更能明白其中道理：一、轉錄因子（啟動基因表現的蛋白質）。二、共同活化因子和抑制因子（結合在DNA上放大或抑制基因的蛋白質）。三、第二傳訊者（負責細胞內訊息傳遞的蛋白質）。現有的藥物無法與這些因子對應（請見第十四章），看完以後就能知道，吃藥和營養補充劑，都只是治標不治本。

不過，這些病理變化全都是由特定的食物成分引起，因此改變飲食也能改變它們的反應，「眞食物」可以到達細胞內需要的地方。人們主觀上認爲加工食品是食物，只因爲它含有卡路里和一般營養素，但實際上吃進加工食品就破壞了代謝路徑。

大家以爲營養補充劑可以對抗不良飲食，但事實上不能，眞食物才是解藥，而不良飲食是毒藥。我們尤其要了解到，糖類是加工食品中的主要成分，也是導致四種慢性病的主因，而且也很可能是其他五種慢性病的致病因子之一，後面內容會依序說明，以下九種疾病加起來約占美國醫療保健支出75%、全球醫療保健支出60%。這些問題都與加工食品有關，糖類則是使情況惡化，而且沒有藥物可以預防或逆轉病況。下面是以服藥或以改善飲食來對抗這九種慢性病的效果比較。

糖尿病：現代災禍

時至今日，美國糖尿病協會還在鼓吹以降血糖藥作爲糖尿病治療主軸，他們還同時提倡以減肥作爲主要預防策略。雖然一年內減重10%確實能逆轉第二型糖尿病，但只有30%的受試者能夠減下來，剩下大多數人則是望塵莫及。除了減重，美國糖尿病協會並不認同改變飲食能逆轉糖尿病，反觀他們自己的飲食建議在很多方面都不夠全面。

以改變食物成分而不限制食量的方式逆轉糖尿病，這正是線上糖尿病管理公司 Virta Health 努力的目標。他們透過連續兩年不限制熱量的生酮飲食（參見第十四章），成功逆轉了80%的病人的糖尿病，在注射胰島素的病人中有94%可以停用胰島素，同時還成功減重了十三公斤。

攝取精製碳水化合物與第二型糖尿病有關，吃糖比吃澱粉更容易導致第二型糖尿病反應，尤其是對粒線體的負面影響。膳食中的葡萄糖會促進胰島素分泌使體重增加，果糖則會造成肝臟脂肪堆積，導致胰島素阻抗，而這些成分主要來自加工食品。

雖然藥物可以降低血中葡萄糖濃度，卻無法阻止胰島素分泌或是胰島素阻抗。此外，與眞食物相比，加工食品會讓粒線體產生更多自由基。英國和歐洲最新研究顯示，對於常吃加工食品的人，其所選擇食品的加工程度，可以用來預測糖尿病（請見第十七章）。飲食可能引發、也可以預防甚至逆轉糖尿病，而藥物只能降血糖，無法治癒疾病。

心臟疾病：別得冠心病

在第二章裡，我們看到他汀類藥物可抑制低密度脂蛋白膽固醇，但無法降低心臟病發作的風險（已有心臟病發史者除外）。曾有研究指出，降低三酸甘油酯的藥例如弗尼利脂寧（Fenofibrate），可以預防冠心病發作導致死亡。但隨後這份研究的作者又發表更正訊息，把研究結果限定在非死亡個案，因此這類藥物的作用如何無法確認。另一方面，魚油這種膳食補充劑可降低8%的心臟病發作率，效果不亞於他汀藥物，甚至更好，因爲我們大多數人原本就缺乏Omega-3脂肪酸（參見第十九章）。

加工食品是使心臟病風險上升的元兇，然而食物與心臟病之間的關係比糖尿病更複雜。首先我們要談到的，是Omega-3脂肪酸（參見第十九章）的好處，它能減緩發炎、降低心臟病風險，另外還能降低血清中三酸甘油酯濃度，減少血管堵塞的機會。第二點要談到胰島素，因爲胰島素會增加冠狀動脈平滑肌增生，容易造成血栓。還有第三個問題是糖，飲食中外加的糖分占整體餐飲熱量的百分比，可以用來預測心臟病死亡的風險，這與熱量多少或肥胖症無關。避免攝取額外添加的糖分，能避免小顆緻密低密度脂蛋白生成，預防動脈粥樣硬化、降低三酸甘油酯，提升高密度脂蛋白，這些都能預防心臟病。

非酒精性脂肪肝：人體肥鵝肝

非酒精性脂肪肝（Nonalcoholic Fatty Liver Disease, NAFLD），現在已成美國肝移植的主要原因。在一九八〇年之前，這個疾病聞所未聞，現在卻影響著全世界25%人口、40%美國成年人口。所有製藥公司都在尋找治療它的靈丹妙藥。研究人員試著開發奧貝膽酸等各種藥品，但其中效果最好的也只有10～30%的成功率。注意到什麼共通點嗎？吃藥沒有用。但飲食調整卻有效。

環境中有許多物質都可能損害肝臟，而脂肪肝的形成則有兩個階段，其中至少有一部分是由加工食品和飲料引起的。你猜怎麼著？酒精和汽水的害處是一樣的。第一階段是肝臟脂肪沉積，第二階段是發炎，吃加工食品的人這兩個階段都很脆弱。含糖飲料中的高果糖以及高度加工和油炸食品中的反式脂肪，都會讓這兩個階段加劇（儘管食品藥物管理局已經禁止加工食品使用反式脂肪，但油炸過程無論如何都會自然生成；請見第十八章）。事實上含糖飲料已被證實是非酒精性脂肪肝的獨立預測因子。

齲齒與牙周病：口腔危害

糖會造成蛀牙從上個世紀就已經確定了（請見第五章），但人們從未討論過齲齒與其他代謝症候群疾病之間的關係。一般醫生不會去想口腔問題，因爲我們沒有受過牙科的訓練，同樣的牙醫也不會考慮心臟或肝臟，因爲他們也沒有受過內科訓練，但代謝過程在身體裡無處不在，蛀牙與肝臟關係密切。齲齒與非酒精性脂肪肝有關，兩者到底是獨立事件還是互爲因果尚無定論，但始作俑者都是糖。

口腔裡還有種更麻煩問題：牙周病，這影響了一半的美國人。牙周病與心臟疾病有關，兩者之間作用機制非常明確。但這還不是最重要的。口腔疾病和失智症關係又是如何？另一種口腔中的細菌：牙齦卟啉單胞菌（Porphyromonas Gingivalis），與阿茲海默症有關，研究人員在阿茲海默症病逝患者的大腦中發現了這種細菌的DNA。但它是如何從口腔進入大腦的？它在那裡做什麼？這個機制還不清楚，不過的確讓人擔憂。

癌症：百病之王

癌症與糖尿病和心臟病一樣，已被證實越愛吃重度加工食品，就越容易得病，無論熱量多少或是否肥胖。第八章裡有相關機制：當活化PI3K、阻斷AMPK，同時不抑制mTOR，就會促進細胞生長，增加罹癌風險，而糖分就具有上述作用。研究顯示，攝入糖分多寡與許多內胚層（胚胎的內層）相關癌症有關，包括乳腺癌、肺癌、膀胱癌、卵巢癌和胰腺癌，還會增加癌症復發的風險，但糖只是加工食品致癌的原因之一。

精製碳水化合物本身也會引發癌症，因爲它會刺激胰島素的分泌。加工肉品含有亞硝酸鹽，已知會導致結腸癌和乳腺癌。多年來人們知道纖維素可以預防結腸癌，但你知道纖維素還可以預防乳癌嗎？加工食品之所以危險主要是因爲缺乏纖維素，除了加重肝臟負擔，也使得腸道菌缺乏養分（請見第十一章）。這就是爲什麼紐約紀念斯隆凱特琳癌症中心和休士頓的安德森癌症中心，都把高纖維低碳水飲食運用在他們的癌症療程裡。

失智症：腦力流失

美國不只花費兩千九百億美元在失智症藥物開發，還累積了一百四十六次試驗失敗，繼續往新藥研發的路走，實在有些可笑。事實上，糖尿病患者失智的機率是一般人的四倍；此外，糖尿病患者更容易患上阿茲海默症和失智症，因爲胰島素阻抗會影響大腦作用。

最新研究顯示，吃糖與阿茲海默症相關。果糖似乎會改變大腦中的粒線體功能，減少能量產生，這可能使神經細胞澱粉樣蛋白與 Tau 蛋白，這兩種失智症主要相關蛋白結塊，形成阿茲海默症的典型神經原纖維糾結斑塊。習慣吃高度加工食品，已證實能用來預測阿茲海默症，還有證據顯示改吃「眞食物」能降低風險。

阻塞性睡眠呼吸中止：不是個小問題

造成阻塞性睡眠呼吸中止（Obstructive Sleep Apnea, OSA）的原因很多，有些與體重無關（請見第十六章），但是頸部肥胖的確可能會壓迫氣管，減少輸送到肺部的氣體，導致睡眠時斷時續，睡不安穩。睡眠不足時，交感神經系統和壓力荷爾蒙會被活化，皮質醇激增會引發胰島素阻抗。睡眠不足還會促進飢餓素分泌，讓人吃得更多，導致體重增加。阻塞性睡眠呼吸中止和代謝疾病相互關聯：肝臟缺氧有可能會抑制AMPK活性，肝臟傾向把糖轉化爲脂肪，導致三酸甘油酯增加，讓人變胖、產生發炎症狀與心臟病。

儘管阻塞性睡眠呼吸中止與肥胖症有關，而肥胖症會增加糖尿病風險，但也有證據顯示不論是否肥胖，阻塞性睡眠呼吸中止仍會導致糖尿病。事實上，阻塞性睡眠呼吸中止、加工食品和代謝症候群環環相扣，經常同時並存。

自體免疫疾病：腸漏症

自體免疫疾病是場災難，而且沒有良藥可用，類固醇雖然有效，但治療過程比生病還糟。這些疾病已經存在了幾個世紀，但在過去五十年間呈現明顯上升態勢。爲什麼呢？有兩個假設：屏障假說（barrier hypothesis，皮膚或肺部允許抗原進入），還有衛生假說（hygiene hypothesis，我們身處的環境太過於乾淨了）。但實際上腸道也沒多乾淨，腸道是世界上最髒的地方，想到無時無刻需要應付、抵擋一百兆個細菌，你所需要的不只是條腸道，而是堅固的堡壘。腸漏症就像堡壘牆壁上的裂縫一樣。而抗原就是敵軍，透過這些縫隙滲入血液，與T細胞和抗體發生衝突。但在誤認身分的情況下，這些免疫細胞會誤把自身組織當成外來入侵者，產生免疫反應去消滅它，這個過程稱爲分子擬態。

接著有兩個新發現，首先是稱爲僵直性脊椎炎的自體免疫疾病，會對腸道中的克雷白氏菌（Klebsiella pneumoniae）產生抗體。再來就是類風濕性關節炎這種自體免疫疾病，會對奇異變形桿菌（Proteus mirabilis）這種腸道菌產生抗體。這現象以現在的觀點來看似乎並不意外，因爲近期研究顯示加工食品中的精製碳水化合物，特別適合這兩種細菌生存，而限制碳水化合物的量，可以改善前述那兩種自體免疫疾病。

事實上，低糖、高纖維的地中海飲食已被證實能有效預防和治療類風濕性關節炎。此外，在飲食中加入纖維素似乎可以改善氣喘。氣喘通常也是源於自體免疫問題，能借此改善或許是腸道功能改善、身體發炎減少的緣故。

憂鬱症：心情低落的藍調

研究顯示胰島素阻抗是憂鬱症的主要原因，而糖又是導致胰島素阻抗的重要因素，同時也是大鼠和人類憂鬱症的成因之一。歐洲和中國的研究都顯示，食用超加工食品者容易有憂鬱症，不過這點大家應該都不會意外。

導致代謝症候群的食物，都是那些會誘人暴飲暴食的東西，例如精製碳水化合物和糖。問題是，到底是憂鬱症讓人想吃這些東西，進而導致代謝症候群？還是這些食物會導致代謝症候群，進而引發憂鬱症？哪個是因，哪個是果？這點目前仍不確定。但我們所知道的是，許多人透過地中海飲食來擺脫代謝性疾病和憂鬱症。儘管社會變遷與憂鬱症和情緒障礙有關，但選對食物能改善情緒，這表示飲食是個重要的因素。

你無法擺脫不良飲食

好奇寶寶會想問：我不能只靠運動來彌補不健康的飲食習慣嗎？多做十分鐘滑步機不能解決問題嗎？芬蘭業餘鐵人三項運動員薩米．因基寧（Sami Inkinen）嘗試過，但失敗了。薩米是諾基亞創辦人之一，他早早就賣掉了自己的股份，移居美國讀史丹佛商學院。他在那裡創辦了房地產網站 Trulia，後來以二十五億美元接受併購售出。換句話說，薩米超級有錢，而且他每天運動五個小時。

然而，他到了三十八歲體能就開始下滑，葡萄糖耐量測試顯示在糖尿病前期。他不明白，鐵人三項運動員怎麼可能會是糖尿病前期患者？在諮詢了加州大學戴維斯分校教授、專攻低碳飲食的醫師史帝芬．菲尼博士（Stephen Phinney），他得到了答案：運動能量飲。裡頭所含的咖啡因有另一套引發胰島素阻抗的方式，加上果糖更容易產生胰島素阻抗和葡萄糖不耐受，削弱了運動對身體的益處。

重點是，靠著運動而不改變飲食習慣，只能改善八種細胞內病理機制中的五種（請見第七章），即促進粒線體合成以改善粒線體功能不足，減少骨骼肌和肝臟脂肪生成避免胰島素阻抗，提升細胞自噬傾向並減少發炎因子，甚至可以影響表觀遺傳學，儘管這似乎是通過運動抑制發炎來調節的。然而，只靠運動並不能改善糖化、氧化壓力（實際上運動會加重氧化壓力），或是細胞膜的完整性與流動性。換句話說，運動能阻擋部分不良飲食的後果，但卻不能掃除一切。

薩米、史蒂芬和低碳生理學家傑夫．沃列克（Jeff Volek）認識到運動對改善健康有局限性，所以三人共同創立了Virta Health生酮飲食新創公司，想證明若要逆轉第二型糖尿病，改善飲食比運動更重要。成果令人眼睛一亮，甚至連反對低碳飲食的美國糖尿病協會前首席醫療長羅伯特．瑞特納博士（Robert Ratner），也同意去當他們公司的執行長。

這份完整的科學分析的結論是，加工食品會加速八種細胞內病理機制，導致細胞代謝功能障礙、惡性細胞增生與正常細胞死亡。從另一個角度看，改善飲食能讓人保持健康長壽的生活型式、遠離疾病，而沒有藥丸能解決這個問題。單靠運動可以減輕一些傷害，但效果無法全面，關鍵還是在於飲食。

正如你將在**第三部**中看到的那樣，飲食很容易掌握，千百年來人類就是那樣做，但可悲的是我們很容易走錯方向，正如過去五十年裡發生的那樣。

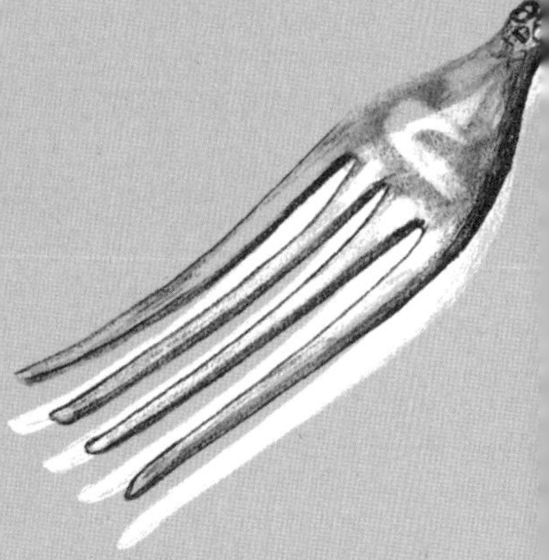

第三部、營養戰場筆記

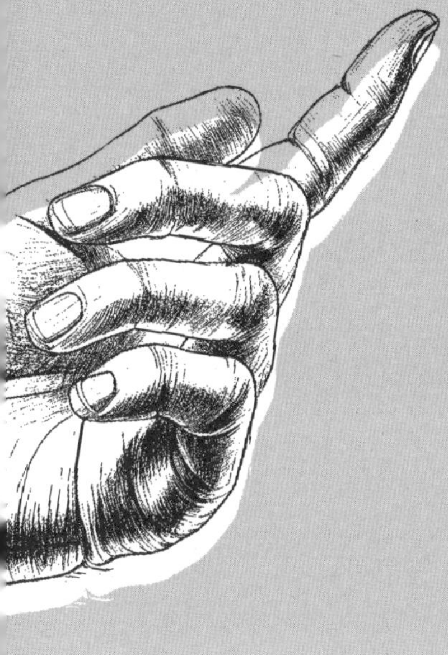

NOTES FROM THE NUTRITIONAL BATTLEFIELD

第十一章 何謂「健康」？

沒東西吃或是吃劣質食品，哪個比較糟？答案似乎很明顯，但事實上，我詢問聯合國糧食及農業組織（總部位於羅馬，隸屬於世界衛生組織）前總幹事何塞·格拉齊亞諾·達席爾瓦（José Graziano da Silva）時，他答不上來，而他的遲疑並非沒有道理。

飢餓造成的痛苦是眞實而深刻的，但第二型糖尿病導致的腳趾燒灼感（周圍神經病變）以及截肢所帶來的疼痛，同樣使人喪失行動能力。食物短缺通常是乾旱、洪水、戰爭或疫病大流行等社會動盪的結果。根據聯合國農糧組織估計，二〇一九年全球有一·四億人處於飢餓狀態，因爲COVID-19的影響，這個數字在二〇二〇年增加到二·七億，人們看到這樣的統計數據，很可能出於同情而捐款。但劣質食物並不是動盪所導致，它是被人精心設計、有意爲之。它的傷害是漸近而且持續的，它是慢性疾病、社會不平等、醫療保健崩壞、心理健康危機、社會退化的原因，而且隨著時間越久，越容易讓社會處於動盪風險之下。這好比溫水煮青蛙，最終會有更多人死亡，只是速度更慢而且原因隱而不顯，所以沒有人會爲此行動，情況只會變得更糟。此外，不良飲食習慣還會增加COVID-19感染後重病或死亡的風險（請見第十三章）。

人們並不知道自己正在加速死亡的路上，也不知道原因，直到錯誤難以挽回。患者和整個社會在這個過程中，都付出了不必要的醫療、生產力、社會和環境成本。

營養學vs.營養主義

營養是影響人類壽命和生活品質最重要、可塑性最大的因素。對異卵和同卵雙胞胎的研究顯示，遺傳因素對壽命的影響在25～30％，那剩下的70～75％證明了一件事，就是即使基因怎麼良好，但後天環境包含不良飲食習慣，能輕鬆打敗遺傳，這也就是爲什麼美國人平均壽命連續四年下降。人的壽命有多少百分比會受到營養影響，這無法具體計算出來，但觀察過去五十年來慢性病的發病率、盛行率和嚴重程度統計數據，飲食的確影響很大，而且一直都是如此。

但飲食的重要性在哪？每個人都有一套理論，卻少有事實佐證，利益人士都各自擁護自己那套說法，事實在各方角力下被忽略。這件事大家都有份（請見第十二章），畢竟每個人都是自己的營養「專家」，各有經驗，知道什麼對自己有無效果，但卻不知道什麼對其他人有效。

自二〇〇六年《雜食者的兩難》（*The Omnivore's Dilemma*）出版以來，食品記者麥可．波倫就不斷強調營養像宗教一樣，需要全心相信而不是眼見爲憑，畢竟營養都在食物裡，並非光用肉眼可見。隨著一九一二年維生素B1（或稱硫胺素）的發現，科學家開始意識到食物中含有促進健康的營養素，相對也一定會有致病的化學物質，進而催生了以營養素爲飲食基礎的概念，產生營養主義。這是營養師和食品業幾十年來不斷宣揚的方程式，不過是把飲食中的成分加加減減，就叫科學！這就是食品藥物管理局要求的食品標示（請見第二十四章），它成爲各種網路平臺比如 YouTube、Reddit 和 Medium 上那堆號稱營養專家的論據。不必有什麼高深的學位才能叫營養師，這表示人人都能是營養師，這使得信仰重於科學，因爲營養主義就是種狂熱信仰。

餐桌上的騎士

只要手上有資金，每位營養專家都有自己的產品要推向市場。保守點他們也會賣賣膳食補充劑，最差也會推銷特定的飲食法。在那些深夜電視廣告或 YouTube 影片上，他們提供那種只有一兩個案例的經驗分享，證明他們的飲食能逆轉疾病，這全是誇誇其談，沒有科學數據。

有時這些電視廣告會僞裝成紀錄片，讓自己看起來中立些。要是有部關於飲食和健康的紀錄片，影片裡多少要帶到相對的平衡觀點。可是看看近期幾部純素飲食影片，例如二〇一一年《餐叉勝過手術刀》（*Forks Over Knives*）或二〇一八年《規則改變者》（*The Game Changers*），看是否眞有提到任何其他觀點。我曾因二〇一七年那部危言聳聽的電影《健康的祕密》，與製片人基普・安德森（Kip Andersen），以及有蛋白質恐懼症的導演兼代言人加思・戴維斯博士（Garth Davis）公開辯論（一個雞蛋相當於五根香菸？），他們無論在影片還是在與我的辯論中，都沒有提供任何科學證據。但這也是另一個故事了。不妨看看二〇一六年的紀錄片《C字頭》（*The C Word*），這是以單一個案爲主題的故事，讚揚生酮飲食對於癌症的益處。還有二〇一七年的《生酮飲食療法》（*The Magic Pill*），這部紀錄片歌頌膳食脂肪，卻未提及任何其他觀點。

營養神話從未像現在這般熱烈，部分原因是人類的平均餘命與健康壽命都在縮短，大家都想找個人或找件事來責怪，包括我。但一切必須本於科學，否則營養學也不比神話可信，都只是道聽塗說，是該調整一下當前模式了。

「已開發國家」惡性營養不良

要知道飲食如何影響細胞內八種病理機制與三個檢查點，需要先了解營養缺乏和營養過剩之間的區別。如果讓健康的人每天攝取「正確」的熱量比如兩千五百~三千大卡，但是只以糖作爲熱量來源（比如每天七百克的糖），那麼這個人的體重會開始減輕，持續兩三週就會死亡。這也呼應了二〇〇四年摩根・史柏路克（Morgan Spurlock）的紀錄片《麥胖報告》（*Super Size Me*）中看到的那樣，同樣熱量下，加工食品會讓人體重大增、搞壞身體。

這兩種情況都發生在熱量攝取足夠的前提下，一種會導致體重減輕，另一種會使體重增加，但兩種都有害健康。當史柏路克吃進過多營養素（能量）時，他同也變得營養不足（缺乏微量營養素）。營養缺乏與營養過剩之間，有著讓人意外的聯結。

回想一九六〇年代，當美國試著解決非洲的營養不良問題，兩種疾病躍入大眾視野：消瘦症（Marasmus）和惡性營養不良（Kwashiorkor）。消瘦症的嬰兒看起來「皮包骨」，缺乏食物使他們極度缺乏蛋白質和熱量。如果你連續三週只吃糖，就會發生這種情況，不含任何營養素的糖無法被腸道吸收。惡性營養不良則是另一種完全不同的疾病，是缺乏蛋白質所引起，不是熱量不足。這些嬰兒的肚子很大，他們罹患非酒精性脂肪肝，肝臟充滿了脂肪。脂肪肝是怎麼引起的？他們吃的木薯粉製品是一種高碳水化合物、低纖維的食物，會導致糖化、氧化壓力、粒線體功能障礙、胰島素阻抗、細胞膜不完整與發炎反應（請見第七章）。換句話說，別人有「開發中國家」的代謝症候群，但你猜怎麼著？我們也有「已開發國家」的惡性營養不良。

有代謝症候群的人，經常營養過剩卻又營養不良。他們攝取大量卡路里，但也缺乏必需胺基酸，例如合成血清素所需的色胺酸（tryptophan）和製造肝臟抗氧化劑穀胱甘肽所需的甲硫胺酸（methionine）。當穀物的胚芽（維生素、多酚和礦物質的來源）經加工過程剝除後，微量營養素也會一併流失。

有種疾病能解釋營養過剩和肥胖症，與代謝症候群並不同，這種病稱爲皮下脂肪萎縮症，是一種皮下脂肪代謝障礙。患者無法合成脂肪細胞，所以他們並不胖，多餘的熱量最後都會變成肝臟和肌肉異位脂肪，導致一連串的代謝症候群疾病。罹患皮下脂肪萎縮症與卡路里無關。同樣道理，代謝症候群也與卡路里無關，但他們都與肝粒線體功能是否正常、能否處理能量維持健康有關。

在患有惡性營養不良、皮下脂肪萎縮症和代謝症候群的人身上，粒線體都無法正常運作，結果就是啟動八種細胞內代謝程序障礙（請見第七章），這才是慢性疾病的根源。

營養否定論者

爲什麼這些真相被神話取代，爲什麼營養科學偏離了正軌，原因有幾個。首先，該領域裡多數人都不是研究人員或臨床醫師，他們是所謂專家、背景往往是營養流行病學，而營養流行病學有很大的局限性。

流行病學顯現的是**相關性**而非**因果關係**，就像斯諾醫師用三角定位測量法找出霍亂的傳染源是布羅德街受污染的水源（請見第二章）。營養流行病學是種探索性研究，對於這類的研究，提出正確的問題非常重要。然而，探索性研究通常無法直接給出答案，需要另外設計適當的研究來回答問題。比如A與B相關，是否能表示是A導致了B的發生？或者可能是反向因果關係（B導致A）？還是另有中間因子（C導致A或B）？也可能兩者互不相關（C與B、D

相關，是D導致了A發生）？舉個例子，霜淇淋消費量與溺水死亡率相關。這是否表示吃霜淇淋會導致溺水？還是差點溺水的人會想吃霜淇淋壓壓驚？但其實更可能的是，天氣熱時吃霜淇淋的人多，而天一熱時游泳也較頻繁，溺水身亡的例子同時增加。有相關性並不等同有因果關係，但媒體爲了行銷需要吸引廣大目光，幾乎把所有流行病學研究，都說成有因果關係，結果大衆也不明就裡。

有些研究人員和媒體吹捧著**統合分析**（meta-analyses），這是種整合相關文獻研究結果的方法，是證明某種觀點的黃金標準。當個別研究獨立於商業影響之外且有科學邏輯，統合分析就**可以**發揮很好的功能。但許多分析結果是「垃圾進垃圾出」，因爲他們所能參考的文獻本身就沒什麼價值。尤其是食品業掌握之下的研究，其結果更是令人存疑。

營養學在學術殿堂停滯不前的另一個原因，是我們沒有理想的生物標示（例如血液檢測）能衡量人們實際上攝取了什麼食物。營養學研究裡大部分數據都是透過問卷收集而來，塡寫者是憑著記憶回答。你可以自己試試看，問問身邊的人過去三天都吃了些什麼，許多人甚至連三個小時前吃了什麼都得想一下。這都還沒談到受試者有沒有忽略掉什麼，有時人們在回憶時總會把事情想的美好簡單。

例如賓州大學的研究人員黎安．伯奇（Leann Birch）曾問一群十一歲的女孩吃了什麼，並在她們吃東西的過程中錄影。然後她將這群孩子分成三組：瘦、正常體重、超重，結果發現瘦和正常體重的孩子所記得的飲食情況是正確的，而超重的孩子容易忘記她們吃過糖果、汽水和甜點。不過，有一項除外，那就是果汁。她們自述的果汁攝取量是正確的，因爲她們認爲果汁是健康的（我們在第十九章裡會更完整的討論果汁是否健康）。

史丹福大學內科醫生、著名統計學家約翰・伊安尼迪斯博士（John Ioannidis）提議摒棄營養流行病學，因爲這些研究太不可控、數據經常被濫用，而且結果幾乎都是錯的。我不同意這個看法，人們對這些研究的確過度解讀，但他們也需要學習。沒有一個營養流行病學研究能下定論，因爲這還不到證明因果關係的程度。只有兩種類型的研究可以接近證實因果關係的水準，其中一種稱爲**計量經濟分析**（Econometric Analysis），研究長期消費行爲對疾病流行的影響，同時考量時間與可能混淆結果的因素（時間因素是辨別因果關係的關鍵）。英國代表性的統計學暨流行病學家，奧斯汀・布拉德福德・希爾（Austin Bradford Hill）創了一套因果推斷方法，證明了吸菸與肺癌相關。這套方法稱爲「**隨機對照試驗**」（Randomized controlled trial, RCTs），每次研究只改變一項變因。不過這樣的研究必須有對照組，實驗結果才有足夠的證據力。

除了研究設計，還有另一個更明確的原因能讓這些流行病學研究，甚至那些號稱能證明因果關係的研究，都受到懷疑。癥結點在於研究假設所有入口的食物，不論受試者狀況，都會經由腸道吸收進入血液循環，但事實並非如此。想像一下一人吃兩人補的情況，懷孕時飲食攝取量會明顯增加，體重也跟著增加，但這不必擔心，因爲大約30%的熱量是流向發育中的胎兒。而且即使沒有懷孕，其實每個人也都需要餵養腸道菌叢，它們會接收並代謝人體攝取的約30%的營養物質。要是進不到人體血液循環，那身體眞的算是攝取了這些營養嗎？

人體與腸道菌叢共生關係的發現改變了一切，想要保持身體健康，必須滋養腸道菌叢。當我們沒有正確餵食它們（例如缺乏膳食蛋白），這些細菌會透過血液循環發出神經訊號，控制大腦改變行爲以獲取所需的營養。不管你喜不喜歡，你吃東西不只爲了自己，也爲了你的腸道菌叢，這是個共生關係，如果你傷害了它，腸道菌也會向你反撲。

本書要強調的另一個部分是，**食物成分並非關鍵，對食物所做的處理才是重點**。眞正的問題在於：你在餵誰、餵什麼？你在餵養自己身體嗎？還是在餵腸道微生物群？你的身體能獲取到的養分，是否足以讓肝臟正常運作？用我們當前的飲食模式和那些營養成分標籤，根本無法回答這些問題。

誰決定何謂健康？對誰而言是健康的？

在一個有88％人口患有不同程度代謝異常的社會中，所謂健康的概念已經變得模糊不清了。是誰混淆了概念？除了那些意料中的人，還有其他的。美國心臟協會把飽和脂肪妖魔化，我們喝脫脂牛奶，卻吃起司、喝巧克力牛奶，然後還以爲這樣很健康。美國糖尿病協會推廣全麥，所以我們向大眾大力推薦全麥麵包，只是一旦經過加工磨碎，它就不再是全穀物了（請見第十九章）。美國營養與膳食學會說雞蛋有膽固醇，所以美國人早餐選擇了麥片這類的精製碳水化合物。但不論如何，我覺得影響最大的，要算是二〇〇四年美國醫學協會（U.S. Institute of Medicine）公告添加糖的上限爲總熱量25%。世上有哪個地方的食品，總熱量裡25%來自額外添加的糖分是合理的？這給了食品業盡情添加糖分的權利，使我們越來越不健康。

說到食品標示，唯一的標準是針對雞蛋、麩質、花生、貝類等過敏物質標示，對這些東西過敏嚴重的話可能致命。除此之外，其他什麼標示都有可能（請見第二十三章）。大多數人都是看食品外包裝和上面的訊息購買產品，而不是其實際的營養價值，但這也無所謂，因爲**重要的不是成分而是加工方式**，而這在標籤上是找不到的。

我對「健康」的定義

抵禦慢性疾病的關鍵，是保持八種細胞內代謝程序正常運作，並且都要符合以下兩個簡單的規則：

一、**保護肝臟**。我們必須保護肝臟不受果糖、葡萄糖、支鏈胺基酸、Omega-6脂肪酸、鐵和氧化壓力的影響，這些最後都會導致脂肪堆積和肝臟損傷，並造成胰島素阻抗。我們可以透過較不造成肝臟負擔的飲食方式例如低糖飲食，或減少負荷量例如高纖飲食來保護它（纖維會阻擋糖類吸收，降低果糖和支鏈胺基酸到達肝臟的速率）。

二、**滋養腸道**。如果你不餵腸道微生物群，它們就會以你身體爲食，吃掉保護腸道上皮細胞的黏液層，增加腸漏症、發炎反應和胰島素阻抗的風險。滋養腸道的重點在於讓更多營養物質進入腸道深處，例如高纖飲食就是方式之一。

纖維是必需營養素，對人體如此，對腸道微生物群更是如此。「眞食物」中的纖維有兩種：可溶性和不溶性。可溶性纖維爲球狀，看起像凝膠一樣，例如洋車前子、果膠、菊苣纖維等；不溶性的則像芹菜纖維一樣，比如纖維素、甲殼素、肽聚醣都是。兩種纖維都是必要的，因爲它們功能不同，你還需要適當的幾何環境才能讓纖維發揮作用。

想像一下有支漏勺，一倒水就會直接穿過孔洞流出。現在放一團凡士林在中心。再倒水時，水可能通不過凡士林，但仍然會穿過漏勺。最後，用手指將凡士林抹開塗在漏勺底部，有了一道無法逾越的屏障，再倒水就不怕了。當食物中的可溶性和不溶性纖維進入身體消化，絲狀的不溶性纖維在十二指腸內部形成網狀結構，而球狀的可溶性纖維則能堵住網格中的孔。這樣結構沿著十二指腸壁形成了不可穿過的屏障，對人體有許多益處。來自食物的天然的、沒有人工混摻的膳食纖維所構成的幾何保護層，能夠保護肝臟、滋養腸道，進而預防代謝症候群。

不溶性的纖維可以形成網狀結構，但無法堵住孔洞，而像洋車前子則是種可溶性纖維，它能吸水膨脹，但無法成爲骨架，所以要抑制糖類吸收保護肝臟，兩種纖維都需要，而「眞食物」兩種都有。你能將這兩樣東西都塞進藥丸裡嗎？或許可以，但副作用會是很大的問題。纖維素無法壓縮，因此若要構成網狀結構，必須吃進大量纖維素。還有，洋車前子遇水後會膨脹，而且不會再縮小變回去，這會導致嚴重不適、腹脹和腹瀉，還有它只吸收水分，無法吸收營養素。

另一方面，眞食物中的完整纖維好處多多，還可以由腸道菌發酵產生短鏈脂肪酸（Short-Chain Fatty Acids, SCFAs）。可惜食品加工過程中，穀物的胚芽（核酸、類黃酮、多酚）會與纖維一同被去除以避免酸敗（請見第十九章）。要保護肝臟，需要有充足的纖維素，以及完整的腸道菌叢。

兩個簡單的規則：**保護肝臟、滋養腸道**。眞食物（低糖、高纖）能做到以上兩點，而加工食品（高糖、低纖）兩項都辦不到。加工食品是造成當前健康問題和健保崩壞的最大嫌疑人，它對於人體八種細胞內病理機制、三個營養相關激酶和前述兩要項，都沒有半點助益。

第十二章 揭開營養面紗

政治常透過神話傳遞，而神話本身很容易作爲宣傳，然後再延續政治，循環往復。營養學領域尤其如此，或許比任何其他醫學相關學科都更多，因爲有太多利益團體擁護自己的信仰和企圖，這就是爲什麼我們需要科學，這是揭穿神話的唯一方法。只有科學才能粉碎宣傳話術，爲新的政治格局鋪下康莊大道。醫療保健專業人士並沒有創造神話或宣傳，因爲他們早已對所知深信不疑。讓我們從圍繞著神話的術語開始。這裡只舉三個例子：

一、**體重**：體重何時成了健康的代名詞？或許當人們開始認爲健康是種新德行的那天。我們不能因爲貧窮或種族而羞辱人，卻可以羞辱胖子，因爲「胖等於貪吃和懶惰，人胖就是有錯」。但數據卻顯示，決定健康與否的是肝臟和內臟脂肪，而不是體重或全身脂肪。肝臟脂肪頂多半公斤左右、內臟脂肪頂多三公斤，這在體重計上是秤不出差別來的，而且體重正常的人也會有肝臟脂肪。重要的不是外表能看到的脂肪，而是肉眼**看不到**的那些。

二、**脂肪**：這個詞是指體脂肪還是膳食脂肪？或者是後面很快會談到的脂肪酸？或是「我穿這條褲子看起來屁股會不會很大？」（友情提示：永遠不要回答這個問題。）有三分之二的美國人依然相信「脂肪會讓人發胖」，雖然膳食脂肪確實能轉化爲體脂肪，但也只有在胰島素作用下才會發生，所以膳食脂肪眞的不是增加體重的起因，因爲它不會促進胰島素分泌，反而是精製碳水化合物和糖才會使胰島素升高。

三、**糖**：這是指血糖（葡萄糖）還是飲食中的糖分（葡萄糖-果糖）？食品業說「人需要糖才能生存」，雖然人確實需要維持一定的血糖濃度，但卻並不必然要靠吃糖。事實上肝臟可以從脂肪中的三酸甘油酯分解出甘油，用來合成葡萄糖（請見圖7-3(d)），或是把胺基酸轉化爲葡萄糖，這個過程稱爲**糖質新生**（Gluconeogenesis）。所以你根本不需要靠吃糖來維持生命。事實上，地球上任何動物細胞都沒有依賴糖分生存的必要性，這表示你可能只是想吃糖，但實際上糖對身體並非必要。

營養神話很難消除，就像佛地魔和吸血鬼一樣無法摧毀，尤其是當食品業黑暗勢力（請見第二十三章）花大錢來維持和宣傳時。以下是我盡最大的努力，試著徹底擊敗每一個營養神話，讓你可以「忘記」你原本信以爲眞的事。

卡路里並非都一樣

這神話是威爾伯·艾華特留下的唯一遺產。

他認為所有的卡路里都相同，都一樣產生相當於四千一百八十四焦耳的能量。從物理學的角度來看，一卡路里就是一卡路里，那又怎樣？卡路里是多是少與它們在人體內的作用無關，體重增加只與卡路里儲存的方式有關。

人體獲取卡路里並轉化為化學能的效率非常不均衡。了解這些現象就能知道實際上「熱量並非都相同」，吃一把杏仁和吃一個甜甜圈就是不一樣，即使它們的卡路里相同。

關於「卡路里就是卡路里」這個迷思，我可以舉五個例子來反駁：

一、**纖維：**吃下一把杏仁有一百六十大卡熱量，但身體只吸收了一百三十大卡。剩下的三十大卡無法吸收，那是因為杏仁所含的纖維妨礙了十二指腸（小腸前段）的吸收，到了空腸和迴腸（中、後段腸道）才由裡面的菌叢消化，提供腸道菌自己使用。你的確吃進了這些卡路里，但身體並沒有吸收這麼多，腸道菌倒是吸收不少。

二、**蛋白質：**要將胺基酸轉化為能量，就要透過肝臟去除胺基轉化為有機酸（例如天門冬胺酸轉化為草醯乙酸），這要花掉兩個ＡＴＰ，而合成碳水化合物則要一個ＡＴＰ。這稱為進食產熱（Thermic Effect of Food, TEF）。代謝脂肪需要花2～3％的熱量，碳水化合物約6～8％，蛋白質約25～30％，這表示燃燒蛋白質比燃燒碳水化合物需要花費更多的能量。熱量在消化過程燃燒掉了，也就無法儲存。

三、**脂肪：**脂肪每克有九大卡熱量。但Omega-3脂肪酸不會被燃燒，而是會被儲存起來，因為大腦中的細胞膜和神經元需要它們（請見第七章和第十九章）。還有，反式脂肪無法燃燒，因爲人類沒有裂解反式雙鍵的酶，但它們卻會阻塞動脈危害生命，這問題已無關熱量。總之，兩種都無法燃燒，但一種能救命、另一種會害人。

四、糖：食品中添加的糖類，成分是由葡萄糖和果糖等比組成。兩者熱量相同，但在肝臟中的代謝方式不同，在大腦中的角色也不一樣。身體所有組織都能代謝葡萄糖，只有20％最後會進入肝臟，即便如此，胰島素也會使肝臟將葡萄糖轉化爲肝醣。另一方面，果糖只能在肝臟代謝，所以整個負荷量都會由肝臟來承擔，胰島素起不了作用，粒線體不堪重負，多餘的熱量都會轉化爲肝臟脂肪，引發胰島素阻抗（請見圖2-1）。再從另一個角度看，果糖的糖化速度比葡萄糖快七倍（請見第七章），無法停止飢餓素（Ghrelin）分泌，而且果糖會讓人上癮（請見第二十一章）。

五、脂肪堆積部位不同：問題不在於身體**是否**堆積熱量，而是堆在什麼部位。人體有三個部位可能堆積脂肪，但不同部位對代謝性疾病的風險不同：一、皮下（臀部）脂肪：超過十公斤左右才會影響健康。二、內臟（腹部）脂肪：大約二・五公斤就會產生健康問題。三、肝臟脂肪：一百五十克就可能導致健康惡化。添加糖所產生的熱量，幾乎都會被轉化爲肝臟脂肪儲存。如果卡路里都一樣，那麼熱量儲存在什麼部位根本無關緊要不是嗎？但事實並非如此，保護肝臟是首要任務。

那零卡路里呢？

含糖飲料至少能造成三種代謝症候群疾病：第二型糖尿病、心臟病和脂肪肝，另外當然還有齲齒。那麼，對於那些愛吃甜食的人來說，無熱量的人工甜味劑如何呢？甜菊糖（Stevia）、三氯蔗糖（Sucralose）、阿斯巴甜（Aspartame）、安賽蜜（Acesulfame-K）、阿洛酮糖（Allulose）、木糖醇（Xylitol）、赤藻糖醇（Erythritol）等等相關產品，看來是合理的替代品，因爲零熱量，所以不會引起心臟病，對吧？沒有果糖，就不會有脂肪肝或糖尿病，對吧？但事情並沒有那麼簡單。美國人因爲怕胖逐漸改喝無糖飲料，截至二〇一〇年，美國可口可樂營業額有42%都是來自無糖配方。一般民眾與糖類相關的消費有33%花在飲料上，而現在賣出去的飲料有42%是無糖配方，所以邏輯上來說，總有哪個地方的人會因此變瘦，沒錯吧？

不幸的是，甜味劑也與代謝症候群有關，研究發現把糖換成甜味劑，並沒有減肥效果。糖類會導致代謝症候群這點已有數據證實，而代糖的部分，目前只能說與代謝症候群相關。到底是代糖引發代謝症候群，還是有代謝症候群的人偏好無糖飲料？我想眞正的問題仍是代糖是否眞的能減少熱量攝取、避免體脂肪堆積與代謝疾病。以下是五項值得注意的重點：

一、藥物動力學（身體對藥物的反應，包含吸收代謝等）和藥物動態學（藥物對身體的作用，以及臨床療效）是不同的。我們有代糖的藥物動力學數據，目的是評估急性安全性，這是基於食品藥物管理局的規範（請見第二十四章），但對於藥物動態學則是一無所知。藥物動態屬於慢性效應，不在食品藥物管理局的職責範圍裡。事實上，我們不知道長期吃代糖、吃多少量，會對體重、體脂或代謝狀態產生怎樣的影響。食品業不管這個，因爲這類研究費用昂貴，而且對於銷售可能也有負面影響。美國國家衛生研究院也不會做，他們認爲這是食品業該做的，所以目前還沒看到這類研究。

二、當人喝了杯汽水，舌頭向下視丘發出訊號，告訴它說：「嘿，糖要來了，作好代謝的準備。」然後下視丘沿著迷走神經發送訊號到胰臟，對它說：「糖要進來了，準備分泌胰島素。」如果「甜味」訊號來自代糖，實際上根本沒有糖進入身體。接下來會發生什麼？胰腺會說：「好吧，那我就等到下一頓飯再說好了。」還是會說：「這什麼鬼東西？我已經準備好要代謝糖分了，沒看到糖就再多吃點。」

在一項爲期六個月的研究中，將丹麥男性分成四組，每天分別喝一公升含糖汽水、無糖汽水、牛奶或水，飲食上則保持正常。含糖汽水組毫無意外的胖十公斤，無糖汽水組則胖了一．五公斤，牛奶組體重不變，喝水組減重了兩公斤。只胖一．五公斤當然比胖十公斤好，但卽使零卡仍會讓人體重增加。牛奶的熱量與含糖汽水一樣多，但爲什麼那組人的體重沒有增加呢？這都與胰島素有關，這表示代糖促進了胰島素分泌，而牛奶中的乳糖和乳脂則不會，再加上脂肪能增加飽腹感，所以可以降低食慾。

後續的研究把無糖汽水組改成喝水，結果受試者減掉了二．五公斤。如果兩種情況下都沒有卡路里，爲什麼他們的體重會改變？究其原因還是在於胰島素。曾有研究以十七名無糖尿病史的病態肥胖症成年人為對象，分成兩組讓他們喝無糖汽水和蘇打水，之後再做口服葡萄糖耐量試驗測試。結果發現，喝無糖汽水的胰島素反應比喝蘇打水高出20%，證明代糖不但會刺激食慾，而且還會引發胰島素分泌，促進能量儲存。

三、代糖可能改變腸道菌相，導致腸漏症、發炎反應、內臟脂肪堆積，引發代謝症候群，這些都與熱量無關（請見第七章），而腸道微生物菌叢不但能影響味覺，還會影響大腦感知。

四、早期有細胞研究顯示，有些代糖成分能直接作用於脂肪細胞，促進細胞內的能量運輸。換句話說，代糖本身可能具有類似於胰島素的特性，但這點尚待進一步確認。

五、有關代糖在糖成癮上的影響（請見第二十一章），研究還處於起步階段。然而，動物研究顯示，大腦對代糖的反應與對蔗糖的類似。

近期研究指出，代糖可能與糖尿病、心血管疾病與癡呆症有關。到目前為止，此類研究都只能證明相關性，並未確認因果關係。然而，從科學的角度來看，數據顯示兩瓶無糖汽水毒性相當於一瓶含糖汽水，而且與開水相比，無糖汽水的確會引發肥胖症和糖尿病。以阿斯巴甜為例，動物實驗顯示它會影響八種細胞病理機制中的三種：氧化壓力、細胞膜完整性和發炎反應（請見第七章），這些健康問題只是被草率掩飾過去。薩塞克斯大學（University of Sussex）有份報告，點出了歐盟食品安全局（European Food Safety Authority, EFSA）當初批准阿斯巴甜的情況。他們的紀錄寫道：歐盟食品安全局對七十三項顯示阿斯巴甜對健康有害的研究全部忽視，卻接受了84%認為無害的研究。

雖然這些代糖研究都沒有下任何定論，但它們確實值得我們停下腳步思考。過去十五年，美國人均糖類消費量從每年五十五公斤降到四十三公斤，但肥胖和代謝症候群問題仍然存在。代糖是否有影響？對於美國人來說，唯一能確定的方法，就是全面降低食物和飲料的甜味，而且不要錯以果汁取代飲料（請見第十九章）。

我們不應該只看卡路里，而該關心基因與糖分之間的交互作用，因爲這能決定胰島素濃度、脂肪的合成和堆積部位。了解不同食物對胰島素分泌的影響仍是關鍵，其中當然也包含代糖的作用。

纖維並非都一樣

如前所述，纖維有兩種類型：可溶性和不溶性，而身體兩種都需要。醫生會宣導以植物爲基礎的飲食，其原因並不只是植物**本身**的營養素，也因爲植物含有這兩種類型的纖維。這兩種纖維能在十二指腸內部共同形成膠狀保護層，使腸道吸收率減少25～30%，進而**保護肝臟**。同時這些纖維有很大部分會停留在腸道中，細菌能消化分解纖維、促進生長，進而能**滋養腸道**。

正如第十一章中所討論，食物纖維可能是對健康最重要的營養素，因爲它除了能**保護肝臟**，還能透過以下六種不同形式**滋養腸道**：

一、兩種纖維一起在十二指腸內壁形成保護層，降低單醣、雙醣的吸收率，同時延緩澱粉分解。減少吸收就表示能運往肝臟的糖分也減少，避免肝臟被迫要將多餘的能量轉化爲脂肪，也能因此防止肝臟產生胰島素阻抗。

二、降低吸收速度能減少血糖波動、降低胰島素分泌，減少能量被儲存到脂肪組織裡。

三、腸道中存在兩種細菌：益菌和害菌，雙方每天都在爭奪優勢。益菌如類桿菌屬（Bacteroides）需要更多能量生存和生長，以對抗害菌如厚壁菌門（Firmicutes）。值得慶幸的是，益菌能增殖維持腸道生態系統平衡，但需要更有力、更穩健的後援來抵禦害菌。這個後援由什麼組成？就是纖維，兩種纖維缺一不可。

四、纖維能加快食糜通過腸道的速度、更快產生飽腹感訊號（指胜肽 YY3-36，由胃腸道分泌產生），訊號經過血液進入大腦，能降低過度進食的機會。

五、可溶性纖維被腸道細菌代謝成丁酸等短鏈脂肪酸，它們能以獨特的方式餵養結腸（大腸）菌叢，進入血液循環後能夠抗發炎，同時也可以抑制胰腺分泌胰島素。

六、不溶性纖維對結腸壁有輕微刷洗作用，藉以去除老舊死亡細胞，進而降低癌症風險。

小叮嚀：食品加工業會宣傳在各產品中「添加纖維」的好處。他們的確可以添加一些可溶性纖維，例如穀物棒裡加點洋車前子，但怎麼加工都無法恢復加工過程中損失的不溶性纖維。

對於**全穀物**也是如此。大家都說全麥麵粉比較健康，因爲它有更多纖維。美國全穀協會（Whole Grains Council）表示：「全穀或由全穀製成的食品，保留了穀物種子所有重要成分與天然營養素，而且是按照原本的比例保存下來。穀物經過加工例如碾碎、壓碎、烘烤、壓製與烹煮之後，成品應具有與原始穀物種子相同豐富，而且平衡的營養成分。」換句話說，他們認爲全穀物加工之後還是全穀物。可是**重點不在於食物成分，而是加工過程**。

圖12-1**就是個很好的例子**。右邊那塊麵包又大又鬆軟。拿來扔人家的頭還會回彈，麵包切片很厚。左邊的麵包則小而緊實，如果拿去丟人家的頭，可能會把人打昏，切片薄且易碎。哪一個更適合做三明治？哪個更健康？右邊麵包所含穀物已經輾碎，澱粉和麩質從麩皮中分離。吃下以後葡萄糖和胰島素反應會來得又快又強，但卻能拿來作美味的酪梨吐司。左邊的麵包仍然保留著澱粉和麩質，很容易碎，那味道也需要適應。兩者都含有可溶性纖維，但只有左邊的那種，在結構和功能上都保有不溶性纖維。

碳水化合物也並非都一樣

數十年來美國心臟協會、美國糖尿病協會和美國醫學會不斷提倡低脂飲食，他們所謂低脂飲食的定義，幾乎等於是高碳水飲食。這是筆划算的交易嗎？如同「卡路里並非都一樣」和「纖維並非都一樣」這道理，其實「碳水化合物也並非都一樣」。關於碳水化合物有三個固有迷思，是與慢性病的因果關係或預防有關：

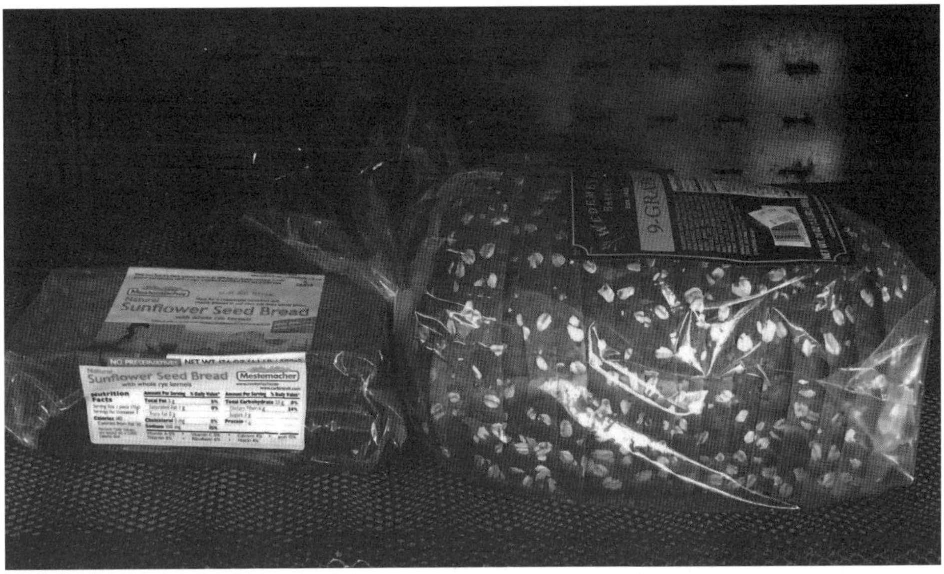

圖 12-1 兩種重量相同的全麥麵包。左邊為全麥，而右邊是經過研磨加工的全麥。

一、**糖和澱粉：**糖是由單醣和雙醣組成（一個或兩個分子），而澱粉屬於聚合物（有許多分子）。糖要嘛只有一個鍵，要嘛沒有鍵，因此在十二指腸中能被快速消化和吸收，尤其是當它們從食物基質中（例如汽水、果汁、酒精）分離出來之後。分解澱粉需要斷開許多鍵結，消化和吸收的速度稍慢，但零零總總加起來，這些都會讓胰島素對糖的反應更快、更高，造成體重上升。

二、**澱粉的類型：**澱粉並非都相同。主要澱粉成分有兩種：直鏈澱粉（來自棕色食物，包括豆類和豆科植物等，屬於消化吸收緩慢的碳水化合物），以及支鏈澱粉（來自白色食物包括小麥、麵、米飯和馬鈴薯，屬於消化吸收快速的碳水化合物）。直鏈澱粉對健康比較好，因爲它是由葡萄糖串聯而成，一條只有兩個端點，一次最多也只能從兩邊端點開始分解，消化和吸收速度較慢。支鏈澱粉比較像是棵葡萄糖樹，有很多分支點，能讓更多的酵素同時作用分解，更快地釋出葡萄糖，較容易快速吸收，對肝臟造成負擔較大，而且胰島素反應也較大。

三、**碳水化合物很少單獨攝取：**比如白麵包就是純葡萄糖，但會配上其他佐料。眞實情況常是葡萄糖加上蛋白質、脂肪還有纖維。這些都是基本營養素，若缺乏會影響葡萄糖的吸收和隨後的胰島素反應，增加體重上升的風險。

碳水化合物和升糖指數

飯後血糖飆得越高、胰島素越多，就越容易產生發炎反應，並可能提高死亡率，因此改善代謝首要目標是降低胰島素。方法之一是選擇不會讓血糖太快升高的食物，這指的就是「直鏈澱粉」，也就是所謂的好澱粉，而升糖指數（Glycemic index, GI）的概念也因此誕生。升糖指數表很容易找到，有人說低GI飲食可以降血糖並能減重，但問題是，低GI等於低胰島素濃度嗎？傷害健康的是葡萄糖還是胰島素？

不幸的是，低GI飲食並非萬靈丹。升糖指數的定義是指食物升高血糖的能力。以食用50克純澱粉（例如白麵包）之後的血糖上升值為基準，再以攝取某項含50克碳水化合物的食物的血糖上升值做比較而成。然而這個概念有四點錯誤：

一、**GI值只是胰島素的間接指標**。雖然吃精製澱粉後血糖迅速升高會導致糖化和氧化壓力，但重點仍在胰島素波動，不但會誘發其中六種細胞內病理機制（請見第七章），也會讓人攝取更多熱量導致肥胖。

二、**GI值假設所有人對相同食物的反應都是一樣的**。GI值是根據健康者對各種食物的反應計算而來，忽略了有88%的人口有不同程度的代謝功能障礙。有些人會使用連續血糖監測儀（請見第十四章），結果就能明顯看出不同人體對相同食物的反應是不同的。

三、**重要參數是升糖負荷**（Glycemic load, GL）。GL值與GI值不同，是看整個食物對血糖的影響，某項食物要吃多少量才會攝取到五十克碳水化合物？這等於把食物所含纖維也考量在內。胡蘿蔔就是個很好的例子，它的GI值高因為碳水化合物含量高，但因為纖維含量高所以GL值低。纖維多表示可消化的碳水化合物較少，需要吃得更多，才會吸收到同樣的碳水量。食物中所含的纖維，能讓高GI食物變成低GL食物，而「真食物」在這樣的定義之下，算是低GL食物。

四、**果糖！**因為果糖主要由肝臟代謝，所以它也是導致肝臟胰島素阻抗和代謝症候群的主要原因。果糖與葡萄糖不同，進入身體後不會使血糖濃度升高，攝食後血中葡萄糖濃度量測不到。事實上果糖屬於低GI食物，因為它不含葡萄糖。食品業當然不會放過這個機會，利用低升糖指數熱潮在加工食品裡添加果糖。事實上，澳洲血糖指數基金會（Glycemic Index Foundation of

Australia）竟然大膽的把果糖標記爲低GI食物，弄得好像果糖有益健康一樣。我們應該盡量大量攝取纖維、避免添加額外糖分，好讓血中胰島素維持在低檔，而「眞食物」就屬於低GL飲食。

脂肪並非都一樣

英國生理學家約翰·尤德金（John Yudkin）和明尼蘇達州流行病學家安塞爾·凱斯（Ancel Keys），爲了飲食控制所進行的史詩般戰鬥，已經持續了六十年。二〇一二年我寫的《雜食者的詛咒》和二〇一七年尼娜·泰喬茲（Nina Teicholz）的《令人大感意外的脂肪》（*The Big Fat Surprise*）中，詳細介紹了這個過程。尤德金在一九七二年以糖爲主題寫了《純白卻致命的糖》（*Pure, White and Deadly*）、凱斯在一九八〇年針對飽和脂肪寫下跨七國的研究。兩位科學家所寫的內容都同樣有相關性、沒有因果關係，兩者也都使用了靜態數據（單一時間點），而不是追蹤性數據，而且都是整體人口數據，這樣的證據力比個體數據薄弱。換句話說，兩者的證據都不夠強。

然而，凱斯還是比尤德金更有優勢，他自大、誇誇其談、選擇性挑選證據，而且故意忽略不利論據。一九七〇年代有三項科學發現給了凱斯優勢，也決定了尤德金的命運。家族性高膽固醇血症（見第二章）患者低密度脂蛋白偏高且合併有心臟病，膳食脂肪會提高人體低密度脂蛋白濃度，低密度脂蛋白濃度與心臟病有相關。至此，不論吸菸和反式脂肪更容易引發心臟病，或是那些高脂飲食的國家心臟病發病率最低，總之一切已成定局，一九七七年的《膳食指南》確立了低脂飲食才是王道。

曾有一項限制性研究與兩項替代性研究評估過，去除飽和脂肪的飲食對健康的影響，後面兩項替代性研究在完成當下，實驗結果根本難以解釋，是後來經過一番重新分析評估才了解眞相。而前面限制性研究的部分，是由婦女健康促進計畫（Women's Health Initiative, WHI）這個組織所推動的，他們在一九九三～一九九八年間以十六．一萬名婦女爲對象，將她們的飽和脂肪攝取量從總熱量的30％減少到10％。結論是：這對減重或心臟病都沒有影響。在一九六六～一九七三年間雪梨飲食心臟研究中，以四百五十八名有心臟病史的男性爲對象，爲了避免攝取飽和脂肪，他們都以大豆油裡的亞麻油酸取代，但是亞麻油酸會促進身體發炎反應。結果所有受試者的低密度脂蛋白濃度都下降，心臟病發作的風險增加了62％、死亡風險增加了70％。

在這些研究裡，最讓人震驚是明尼蘇達州的冠狀動脈研究，他們連續五年（一九六八～一九七三年間）追蹤州立精神病院和療養院裡九千名病患，他們的飲食是以玉米油中的亞麻油酸取代飽和脂肪。該研究的結果與雪梨的結果相同：低密度脂蛋白下降了，但心臟病發和死亡人數卻上升了。這項研究後來沒有發表，因研究人員無法解釋實驗結果，後來數據就塵封在研究主持人家裡，直到四十年後才被他那心臟病學專家兒子發現，最後二〇一六年這項研究結果終於發表了。

這位心臟病學專家感到震驚，但其實他不應該震驚，低脂飲食行不通，用其他脂肪替代也行不通。問題不在於低密度脂蛋白，從來都不是（請見第二章）。

此外這些飽和脂肪研究，沒有考慮到飽和脂肪並非都一樣。舉例而言，紅肉中的飽和脂肪是偶數碳鏈脂肪酸（十六或十八個碳），這表示它們對心血管是中性的，不好不壞。而乳製品中的飽和脂肪則是奇數碳鏈脂肪酸（十五或十七個碳），它們在肝臟中的代謝方式與偶碳鏈的不同，與預防慢性疾病如糖尿病和心臟病有關。乳脂可能有保護健康的作用，但我們卻將牛奶脫脂，拿來加工做成乳酪。這對乳品加工業是好事，因爲他們可以把一種產品變成兩種，但對你來說並不好，因爲可能預防慢性病的成分就這樣，被「爲了健康著想」而去除了。更糟糕的是，有時廠商還會添加巧克力或草莓糖漿做成調味乳（請見第十四章）。

飽和脂肪與飽和游離脂肪酸的區別

儘管有這些數據，而且食品藥物管理局也已經取消飽和脂肪標示，但人們仍然認爲它是可怕的東西。讓我們弄清楚一件事實：無害的**飽和脂肪**和有害的**飽和游離脂肪酸**，是不一樣的。飽和脂肪本身不會引起發炎反應，因爲它被包進三酸甘油酯裡（請見圖 7-3 (d)）。而沒有被包覆起來的部分，稱爲**游離脂肪酸**或**非酯化飽和脂肪酸**（請見圖 7-3 (a)和(c)），特別是游離棕櫚酸酯（請見圖7-3(a)），無論是在身體還是大腦中，都是引起發炎反應的成分。尤其游離棕櫚酸酯，似乎是造成肝臟和下視丘發炎反應的主因，但是人並不會攝取到游離脂肪酸，它們只會因爲在人體兩個地方生成存在：當儲存的三酸甘油酯從脂肪細胞中釋出時，甘油主鏈必須被裂解，釋出三個游離脂肪酸。另外，當肝臟透過脂質新生的過程，將多餘的糖轉化爲三酸甘油酯時，也會發生這種情況，因爲它必須先製造游離脂肪酸爲原料。

這兩個過程透過果糖相互關聯，因爲果糖既會造成胰島素阻抗，**也會**引發脂質新生。還在認爲食物中的飽和脂肪是問題所在嗎？或者是已經能夠認同，糖類代謝後的副產品游離脂肪酸才是問題？

蛋白質並非都相同

各家公司都在宣傳蛋白質有多神奇，可以增肌減重。他們推銷蛋白質奶昔、蛋白質餅乾、蛋白質零食棒，甚至蛋白質咖啡。確實，蛋白質既不屬於碳水化合物、不是糖，也不是脂肪，而且身體的確需要它來維持正常生長。

然而，腎臟排泄蛋白質、代謝副產物的能力很有限，過度了可能會損傷腎臟。因此，蛋白質的品質與數量同樣重要。例如，雞蛋和豆類都含有蛋白質，但品質卻截然不同。膳食中的蛋白質由二十種胺基酸排列組合而成。其中色胺酸比其他胺基酸更稀少，因此也更重要，因爲它是血清素的前驅物，血清素是重要的大腦神經傳遞物質（請見第十九章）。雞蛋、家禽和魚肉是色胺酸的最佳來源，在豆類中的含量很少。

另一方面，如果你要增強肌肉，就需要額外的蛋白質，尤其是支鏈胺基酸（如白胺酸、異白胺酸、擷胺酸），它們占肌肉成分20%（請見第十八章）。支鏈胺基酸在玉米中含量很高，保健食品蛋白粉裡也會添加支鏈胺基酸。健美運動員很需要它們，若不是健身愛好者又吃下過量的支鏈胺基酸，肝臟會脫去胺基轉化爲有機酸，有機酸會透過脂質新生轉化爲肝臟脂肪，再不然就是轉化爲多餘的葡萄糖，兩者都可能引發高胰島素血症導致慢性病。生活中要儘量攝取含色胺酸的蛋白質，避開支鏈胺基酸。

那肉類呢？

肉類的色胺酸、維生素和礦物質含量相對較高，但它同時也帶有其他一些不太理想的成分。就牛肉而言，健康疑慮包括：鐵（造成氧自由基），玉米飼養的牛肉中的所含的支鏈胺基酸（造成脂質新生、肝臟脂肪和胰島素阻抗），膽鹼是副產品會黏附在動脈上引起血管疾病，並導致胰島素阻抗。然而，紅肉對糖尿病的危害風險比爲一．二四，換句話說，重度肉食者的風險比一般人高24%。也就是說，如果糖尿病對一般人來說盛行率爲9.4%，那麼重度肉食者的盛行率就是11.6%。雖然那2.2%的增幅不容忽視，但一般危害風險要高於一．三，才足以引起政府重視。此外，經過鐵和血紅素濃度校正之後，危害風險比降低至一．一三，而糖尿病盛行率則降至10.6%，這表示肉類所含的其他成分對糖尿病的影響並不大。在另一項研究中，未經加工的肉類每一百克的危害風險值爲一．一二，而加工肉品（培根、香腸、義大利臘腸）的糖尿病危害風險值爲每五十克爲一．五一。盛行率也從10.5%增加到28.4%。這才是值得注意的。加工過程才是讓肉品變危險的原因。

此外，加工肉類中的亞硝酸鹽是結腸癌的危險因子，因此加工肉類問題更大，這可能要怪添加劑和鐵，而不是飽和脂肪。選擇草飼與無亞硝酸鹽的肉品比較好，儘管也不是完全無憂。

神話只會淪爲宣傳，科學才能孕育公共衛生

古老的神話很難消逝，飽和脂肪背後仍拖著長長的陰影。例如二〇一六年美國農業部刪除了總脂肪含量和飽和脂肪標示，但《膳食指南》仍然建議人們要控制飽和脂肪攝取量。

另一方面，糖分管制卻力道不足。農業部怎麼能夠告訴人們要少吃糖，卻又允許超市裡62%的食品含糖，而且製造商也不需要標示清楚呢？

只有當業者也遵從科學原則時，科學才能成爲公共衛生的推手。問題在於食品業創造了自己的僞科學，並用它來宣傳那些有利於業務發展的神話。

如果我們在二〇二〇年學到了什麼跟宣傳有關的事，那就是如果你能不斷重複的、大聲的說一件事，人們就會開始相信。

第十三章 新冠疫情期間的飲食

本章是我在舊金山 COVID-19 封城進入第六週時所寫。我不常戴著口罩和手套去超市採購，但在排隊等待進入超市的那四十五分鐘裡，總是能看到同樣的情景：架上有蔬果、肉類、堅果、乳製品和雞蛋。那什麼不夠？衛生紙，是的，我明白，但還有什麼會缺貨？麵條、麵包、早餐麥片和糖果。這不是我的幻想。卡夫食品公司說：「我們生產起司通心麵的速度跟不上消費量。」能讓我無言的事情不多，但卡夫的起司通心麵賣光光，眞的讓我不知該說什麼。

可以肯定的是，因為大家都在家吃飯，各種食品的銷量都增加了，不論是加工食品或其他食品。二〇二〇年三月，肉類和柳丁的銷售量比二〇一九年同期增加了57%，罐裝湯品的銷量增加了237%、罐頭肉增加了282%。零售業克羅格（Kroger）三月分銷量成長了30%，當時瑞士信貸估計，二〇二〇年包裝食品零售額平均將增長15～30%，加工食品產量預估增加高達40%。

我懂，加工食品可以保存很久。人們對食品供應鏈沒有安全感，特別是在肉品廠接連關閉後，比如南達科他州的史密斯菲爾德豬肉加工廠、愛荷華州的泰森豬肉加工廠，還有印第安納州也有家肉品包裝廠也倒了。而且人們也擔心新鮮食物可能在某個處理環節會被帶原者污染，更不用說每個人都處於壓力之下，這驅使大腦期待著舒適和愉悅，渴望著靠零食找到一點安慰。還有我當然也能理解，封城期間父母會用糖果獎勵孩子乖乖待在家裡。

但這是個錯誤且危險的觀念。顯然任何人都可能因爲COVID-19染上肺炎，但誰會因此死亡呢？一般認爲可能發生嚴重感染和死亡的族群是六十五歲以上，而且多是本身已有潛在健康狀況的人。好吧，對於八十多歲的老人來說還是有道理的，但他們也會死於流感。而這些難以捉摸的「潛在健康狀況」是什麼，誰有這些問題？

查看紐約市COVID-19疫情期間六十歲以下人口住院統計數據，讓人得出一種假設。統計分析顯示不分族群都可能感染，但細看住院人數、加護病房數以及死亡率，則能找出三個發病與死亡高風險群體：有色人種、肥胖者、代謝症候群患者（尤其是心臟病、高血壓、腎臟疾病和糖尿病），這三個群體有時是交疊的。在美國，因爲社會差異，有色人種承受著更大的肥胖症和代謝症候群風險，可能因此死於COVID-19的風險更高。那些有代謝症候群的人無論有或沒有慢性病，身體基本上都處於慢性發炎狀態，染上COVID-19之後，就會引起發炎大海嘯。

但死亡並不是由病毒本身造成，而是感染之後的細胞發炎反應所引起。當人體免疫系統面臨巨大威脅，免疫系統必須拿出最強大的武器。這些蛋白質在免疫系統中啟動連鎖反應，不放過任何可疑敵人。代謝症候群的潛在發炎反應，本來就讓免疫系統處於高度警戒狀態，當COVID-19襲來時就會更加引起過度免疫反應。

COVID-19會導致急性呼吸窘迫症候群（Acute Respiratory Distress Syndrome, ARDS），嚴重

破壞肺部組織。但COVID-19令人難以置信的地方是，它能影響身體裡的每個器官。除了COVID-19之外，另外有一種能全身多血管發炎反應的病，叫作川崎氏症，曾讓紐約和義大利許多幼兒與青年，捲入細胞激素風暴造成血栓，最後引發中風甚至死亡。

慢性病如何導致急性病

爲什麼會發生這樣的骨牌效應？食物與此有何關係？事實證明大有關係。科學家們用盡洪荒之力想要解開COVID-19感染細胞、引發細胞激素風暴的機制。現在我們知道加工食品有三種機制（兩種直接、一種間接），可能影響人體對COVID-19的易感性：

一、人體每個細胞的表面，尤其是肺部的細胞，都存在第二型血管收縮素轉化酶（Angiotensin-Converting Enzyme 2, ACE2）受體，而病毒就是利用ACE2受體作爲進入細胞入口。冠狀病毒的聰明之處，在於利用ACE2進入細胞，所以細胞表面的ACE2受體越多感染也就越深、病情越嚴重，而ACE2的活性與血壓升高和胰島素阻抗有關。胰島素也能用另一種方式發揮作用，因爲胰島素可以減少ACE2受體從細胞上（如腎臟細胞）脫落，而且胰島素阻抗會促進細胞膜上的ACE2受體數量。細胞表面的ACE2受體越多，就表示病毒進入細胞的門戶數量越多，嚴重感染的風險就越大。

二、另一個讓加工食品與 COVID-19 有關之處，與加工食品缺乏纖維素有關。一般情況下，可溶性纖維會被結腸中的細菌代謝爲丁酸這類的短鏈脂肪酸，可以抑制免疫系統活化發炎相關反應，而發炎反應才是 COVID-19 眞正致命的原因。衆所周知加工食品缺乏可溶性纖維（請見第十九章），所以也少了這項防止發炎反應的方法。此外 COVID-19 病毒似乎會影響腸道通透性，可能會使腸漏症情況惡化，刺激人體免疫系統；反之纖維則可以避免這種情況。

三、高血糖，例如第二型糖尿病的情況，看來會使 COVID-19 的刺突蛋白（與細胞表面結合的蛋白質）與ＡＣＥ２受體（細胞表現結合點）產生糖化作用（參見第七章），使細胞更容易被感染。因此糖尿病患者有更強的細胞激素反應，死於感染的風險也更高。

現在，讓我們來看看這三類高風險的人口群體。有色人種在各種年齡、不同ＢＭＩ之下，胰島素濃度都比白人要高。如第二章所述，80%的肥胖者都有胰島素阻抗以及胰島素濃度偏高的問題。體脂肪過多，尤其是內臟脂肪過高，會引發免疫失調和慢性發炎反應，而這與細胞激素風暴直接相關。此外，肥胖者更可能死於細胞激素風暴，例如在二〇〇九年Ｈ１Ｎ１流感流行期間，入院治療患者中有61%有肥胖症，但是一般人口只有30%屬於肥胖症，而肥胖症也被發現是獨立死亡風險因素。

目前可取得的 COVID-19 數據還顯示，肥胖者需要住院治療機率較高。代謝疾病諸如糖尿病、心臟病、高血壓和腎臟病等等，都是因爲胰島素阻抗和血中胰島素濃度過高所致，並進一步因此惡化，而且通常也會導致肥胖症。

入侵人體的零食

ACE2、胰島素和發炎反應狀態都密切相關，但到底是什麼將它們串在一起的呢？當然是加工食品。這些食品有四個會促進身體發炎的問題：

一、致炎性的Omega-6脂肪酸如大豆油等等的植物油食用過量（請見第二十章）。

二、幾乎所有加工食品糖分都太多，所含的果糖分子毒害粒線體，誘發胰島素阻抗導致發炎反應（請見第二十章）。

三、還有缺乏抗發炎的Omega-3（來自油性魚類，請見第十九章）。

四、所有加工食品纖維都不夠，增加腸漏症發生機會（請見第十九章）。

而減少發炎反應是提高生存機會的最佳方法。類黃酮、多酚、維生素C和D都具有抗氧化、抗發炎，以及增強免疫的功能。這些成分都來自「真食物」，都是還能在超市裡找到的東西！事實上，早在二〇〇三年就發現維生素D可以有效預防與治療嚴重急性呼吸道症候群（Severe Acute Respiratory Syndrome, SARS）。也有人提議把它拿來應付COVID-19。

但你可能會問，要是病毒沾附在食物上傳播怎麼辦呢？雖然COVID-19適應力確實很強，而且可與腸道上皮細胞結合，但似乎沒有人是透過飲食感染。這是種經由飛沫散播的疾病，腸道不是感染途徑。如果你還是擔心，好好煮熟食物，怎樣都比吃那些垃圾加工食品要強。

如果說這場大流行有什麼值得令人安慰之處，那就是大家少上餐廳、多在家做飯，也因此減少了糖類攝取。花旗集團估計，今年世界糖消耗量將下降了1.2％，這是四十年來首次下降。但這還不到該慶祝的時刻，由於疫苗的出現，美國農業部估計COVID-19過去後，糖類消費將出現3.6％的反彈。不過別太迷信疫苗，就我們在流感方面的經驗顯示，肥胖者無法產生足夠的抗體，還是容易被感染。

重點仍是「加工食品是致命的」。它通常會是以造成慢性病的方式，緩慢的讓人走向死亡，但慢性病也會同步提高急性疾病的風險。「真食物」無法預防COVID-19感染，但肯定可以幫助你度過難關，怎麼說都比喝藥水安全多了。

第十四章 成年人的飲食習慣及方式

大多數美國成年人顯然還沒有這樣的認知：並非所有食物對慢性病的影響都相同。有部分原因是他們仍然停留在卡路里的概念裡，還沒有轉換到胰島素概念。只要能改善胰島素敏感性、減少刺激胰島素分泌的飲食（請見第七章、第八章），都能減輕代謝疾病的負擔，同時讓脂肪細胞釋出原本儲存的脂肪幫助減重，還能藉此提高大腦對瘦素的敏感性（請見第七章），讓人容易有飽腹感，減少整體食物攝取量。相反地，所有以限制熱量爲本的飲食方式，都會在開始後十八小時內，使瘦素濃度下降，導致大腦出現飢餓訊號，啟動防禦機制，以維持脂肪細胞儲存。

無論是減肥或想要逆轉慢性病，成功關鍵仍在於降低胰島素分泌，並讓血中胰島素維持在相對低濃度（請見第九章）。

減肥的「祕訣」

每年有高達23%約四千五百萬美國成年人節食減肥。減肥廣告無處不在：「新的一年，新的自己！」「沙灘季即將到來，你準備好了嗎？」從目前成人肥胖率40%且持續攀升來看，成功的人並不多，儘管如此大家仍在吹捧自己的飲食方法。純素飲食、歐尼許飲食（Ornish diet）、生酮飲食、原型飲食、地中海飲食、日本飲食等等，有許多研究顯示這些飲食方式隨便哪一種，都比標準美國飲食要好，然而卻幾乎沒有數據能證明哪種最棒。

二〇〇九年哈佛大學公共衛生學院法蘭克・薩克斯（Frank Sacks）的研究顯示飲食成分組合其實並不重要。在兩年多的實驗裡，他將受試者分組，設定了不同比例的碳水化合物和脂肪組合。平均而言，減重效果都差不多。《紐約時報》依此宣稱「減肥重點在控制熱量，吃什麼不重要。」我認爲作者和媒體都流於偏頗了，看看圖14-1中的數據就知道了。

每一組在相同時間內平均減少的體重的確差不多。但從這些數據裡，並不應該得出這樣的結論，我們反而該關心體重最低點約莫出現在飲食控制六個月後，但之後體重又開始往上增加，沒有任何飲食方式能長久。此外，每種飲食法和每個時間點的平均值標準誤差都相當大，這表示不管哪種飲食方式，總是有人特別受用，而對其他人根本沒效果。另外，作者也沒有做必要的先期研究，區分誰對哪種飲食方式會產生反應，或者爲什麼產生反應。最後我們注意到，低碳飲食裡碳水化合物最低只到35%。要想低碳飲食有效，就得降低胰島素濃度，讓脂肪

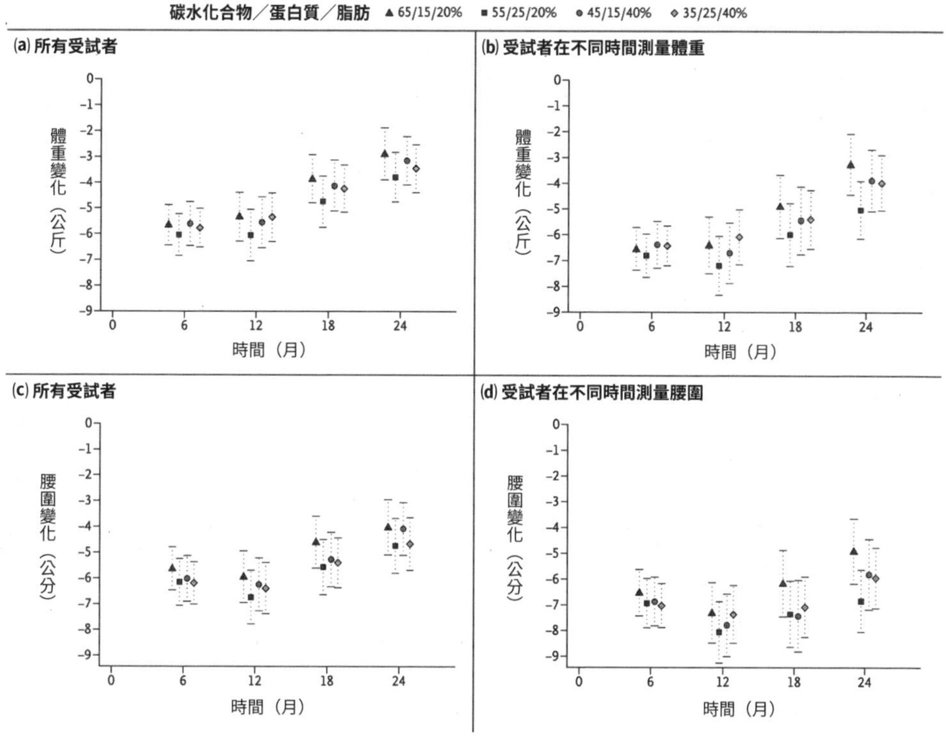

圖 14-1　▲■●◆ 4 種飲食方式對體重和腰圍變化的影響，不同飲食法所含之碳水化合物從 35 ～ 65% 不等。(a)為執行不同飲食法的體重變化平均值，(b)是在不同時間點測量的體重變化平均值，(c)是腰圍變化的平均值，(d)是在不同時間點測量的腰圍變化平均值。體重和腰圍的趨勢基本上雷同，表示這 4 種飲食是等效的。然而，實驗結果平均值標準誤差（Standard Errors of the Mean, SEM）分布廣泛，這表示不同受試者的反應有差異，有些人對某種飲食法反應良好，但有另一些人反應不佳，這表示不同的飲食法適合不同的人。認為一種飲食法能適用百樣人的想法，是不正確的。

細胞能釋出所儲存的脂肪，或甚至以生酮飲食的方式，讓胰島素幾乎完全不分泌，而35％的碳水化合物飲食是達不到這點的。換句話說，薩克斯所做的低碳飲食研究並不算是眞正的低碳，它實際上算是中等碳水化合物飲食法。

同樣地，爲了確定哪種飲食最好，二〇〇七年克里斯多夫．加德納徹底研究了四種不同飲食的減肥效果，包括：阿金飲食（高脂低碳水）、低熱量飲食、歐尼許飲食（極低熱量、高纖維）和區域飲食法（低度加工碳水化合物、瘦肉蛋白）。這項研究證明了兩件事：所有飲食都有效，但都只能維持兩個月，因爲採行這四種飲食的人，最後體重都回到了平均值。換句話說，大多數人都沒有足夠的警覺性，因此無法眞正的堅持下去，他們會逐漸回復到原來的飲食習慣。

加德納在二〇一八年又做了延續性的研究，比較了低脂飲食（48％碳水化合物搭配29％脂肪，或搭配低於20％的脂肪）和低碳飲食（45％脂肪搭配30％碳水，或搭配低於25％碳水）的效果。儘管有種種限制，但實驗結果仍顯示低脂或低碳並非重點，只要揚棄加工食品改吃眞食物，那麼平均減少的體重是一樣的。值得注意的是，加德納實驗中的這兩種飲食都有個共通的優點：低糖高纖。

要確定哪種飲食對自己最好，必須考量本身健康狀態和遺傳因素。比如家族性高膽固醇血症（每五百人中就有一人），或家族性高乳糜微粒血症（又稱第五型高脂蛋白血症，每兩萬人中有一人）者，這些人需要低脂飲食和降血脂藥物，否則無論體重如何，罹患心臟病的風險都會大增。反之若有胰島素阻抗（每兩人中有一人），需要的應該是限制精製碳水化合物和糖分，減少八種細胞內病理機制中的四種發生，包含糖化、氧化壓力、粒線體功能障礙和胰島素阻抗。另外對於第二型糖尿病患者（每十人中有一人），就要暫停攝取碳水化合物，甚至進行間歇性斷食。但無論飲食中的碳水化合物與脂肪多少，眞正的問題仍是加工食品。

有一系列的飲食法都是針對營養素調整的，包含純素食、歐尼許飲食、彈性素食、魚肉素、日式飲食、地中海飲食、低碳飲食、原始人飲食、生酮飲食。如果你吃的是眞食物，這些飲食法都會有用。眞食物低糖高纖，可以降低胰島素濃度，進而能夠**保護肝臟、滋養腸道**。要注意的地方是，每個人的遺傳、腸道微生物菌叢與肝臟機能都不同，因此有些飲食法對某些人效果好，但對另一批人則不見得。

配方飲食與製藥業的興衰

唯一無效且從來不會有效、也永遠不會有用的飲食，是加工食品版本的低脂飲食。看過SnackWell牌的低脂餅乾嗎？沒有人靠著它減肥成功，因爲那含有滿滿的糖分，讓人吃了一整盒，卻還誤以爲很健康。請牢牢記住，加工食品所謂的低脂，就等同高糖和低纖，這些食品不但拖垮肝臟也無法餵養腸道。低脂產品功效顯然並不像廣告宣傳的那樣，它們本應減少心臟病和肥胖症機率，但實際上卻逆向增加了這兩種疾病的發病率，還同時增加了第二型糖尿病和脂肪肝發病率。

但食品業並不在乎，因爲利潤飆升。要去掉脂肪表示需要經過加工，這讓他們有機會用糖來取代，結果就是導致新陳代謝和大腦紊亂。然後，社會不去檢討我們錯誤的思維，而是責怪那些已經處於困境中的患者。他們找不到適合的飲食方法，所以只能放棄食物開始吃代餐，例如 SlimFast、Medifast 和近期的 Soylent 這些產品。其中有些是以玉米糖漿爲基礎，而且幾乎所有代餐都會讓胰島素濃度升高，儘管電視廣告上都說它們有效，但實驗顯示它們根本沒用。事實上有統合分析顯示，食用代餐一年平均能減重約七公斤，只比極低熱量飲食多減二・五公斤。這些代餐無法降低胰島素濃度，即使配方裡添加的是不易消化的澱粉，但葡萄糖耐受性和胰島素阻抗情形仍可能惡化，因爲這些代餐纖維不足，無法減少初期腸道吸收（請見第十一章、第十二章）。

沒人想要辛苦節食，大家都盼望能有減肥靈藥。那麼減肥藥的表現如何呢？其中表現最好的是芬他命-妥泰（Phentermine-Topiramate），服用一年後與安慰劑相比平均多減九公斤。話雖如此，這些藥品也存在不良反應的問題。奧利司他（Orlistat）會導致嚴重的胃腸道症狀，利拉魯肽（Liraglutide）和納曲酮-安非他酮（Naltrexone-Bupropion）都會有過嚴重藥品不良事件而導致治療終止。另外芬芙拉命（Fenfluramine）、西布曲明（Sibutramine）、利莫那班（Rimonabant）和氯卡色林（Lorcaserin）也都會因副作用而被迫退出市場。這不是什麼大家會想看到的紀錄，尤其想到這些藥實際上都減不了肥，因爲它們無法降低胰島素濃度。事實上唯一能夠持續減重而且無明顯副作用的藥物，只有二甲雙胍（Metformin），它能活化AMPK（請見第八章），進而改善粒線體功能，而且它確實會降低胰島素濃度。我開二甲雙胍給肥胖病童使用效果很好，它對那些胰島素濃度過高的兒童效果最好，因爲這就是它的治療標的，前提是病童們得要搭配吃「眞食物」。

長輩需要增重

與一般大衆所需不同，有個族群需要的是增加體重，那就是老年人。隨著年齡的增長，體重減輕是正常的，但到了六十五歲左右，臨床上大約有半數人口會發生營養不良的狀況。體重雖然是減輕了，但罹患慢性病的風險也變大了。

是什麼導致體重減輕和代謝性疾病？有很多因素，包括憂鬱、失智、腹瀉、牙齒問題、味覺退化、藥物、吞嚥困難、疾病（如心臟衰竭），以及最重要的免疫功能障礙，特別是發炎反應。發炎性細胞激素介白素1（Interleukin-1）在體內循環作用於下視丘，功能類似於瘦素，大腦感知到能量足夠，食慾減少體重也隨之減輕，發高燒的人失去食慾也是這個機制。要找回食慾就要控制發炎反應，以營養攝取的角度來看不可輕忽，對老年人來說尤其重要。

另一方面，這也表示要戒掉糖和加工食品。另外，重訓與血流限制（請見第八章），對於防止肌肉流失也很有幫助。

新大逃殺：生酮與素食

這部分無疑是最難下筆的，因爲它是所有內容中最具政治色彩，至少可以說，在這場辯論中兩方對立極其嚴重。肉類和脂肪有問題（無關飽和脂肪），精製碳水化合物和糖也有問題（無關升糖指數）。雙方都批評對方的觀點、忽略自己的弱點，因爲兩種飲食都缺少對方所擁有的要素。

生酮飲食和純素飲食有許多共同點，但兩者都可能被濫用。這兩種飲食都是對部分人有效，但無法適用於所有人，如果沒有經過一定程度的監測以及營養補充，這兩種飲食都很難一直持續下去。

我不打算參與這場辯論，也沒有飲食方法要推銷給你，我只想解說科學原理和知識，讓讀者自己作決定。

生酮飲食

相較於標準美式飲食中的碳水化合物占45％、脂肪占40％、蛋白質占15％，像阿金這樣的低碳高脂飲食，是由25％碳水化合物、60％脂肪和15％蛋白質組成。生酮飲食則更極端，是高脂肪、低碳水化合物的飲食，主要由奶油、鮮奶油、雞蛋、培根和綠色蔬菜組成，含有10％碳水化合物、70％脂肪，與20％蛋白質，一般常吃的義大利麵可不適合。

生酮飲食已被證實可以顯著且持久減輕體重，改善大多數肥胖者的胰島素敏感性，並能逆轉大多數患者的糖尿病。

多數人想到一輩子不吃麵包、義大利麵和糖，都會搖頭說不可能，這種飲食或許聽來極端，但卻有其道理。探險家維海默・史蒂凡森（Vilhjalmur Stefansson）在北極遇海難十五個月，期間只有馴鹿和鯨脂可以吃。當他回到美國時，他感覺比以前更健康了。多年後為了證明這一點，他和同事住進紐約貝爾維醫院（Bellevue Hospital），進行只吃肉類的研究，為期一年。結果發現他們的健康狀況比研究人員還好，至少以當時的診斷測試結果的確如此。

生酮飲食現今已有廣泛研究，它透過兩種機制發揮作用：第一種是在碳水化合物和胰島素相對不足的情況下，脂肪細胞會將脂肪酸釋放到血液中，這些脂肪酸會進入肝臟並轉化為酮體（例如β-羥基丁酸）提供給身體能量，尤其是大腦，而肝臟也會開始分解肝臟脂肪，如此一來能降低脂肪肝、胰島素阻抗和胰島素血中濃度。胰島素下降能改善瘦素阻抗，進而降低食慾，即使在相對寬鬆的低碳高脂飲食中，胰島素也會減少。第二種機制重點在β-羥基丁酸，它本身是種訊號分子，可以透過尿液或呼氣檢測得知身體是否處於酮症狀態。它會告訴肝臟粒線體增加 Sirtuin-1 蛋白合成，進而活化AMPK並抑制mTOR，促進代謝同時也誘導細胞自噬（請見第七章、第八章）。此外β-羥基丁酸能抑制腸道細胞發炎反應，改變腸道菌相。最後，β-羥基丁酸還能增加腦源性神經營養因子（Brain-Derived Neurotrophic Factor, BDNF）合成，促進神經元生長並預防失智。這就是爲什麼生酮飲食普遍受到阿茲海默症研究人員的青睞。

聽起來相當不錯，尤其是對於新陳代謝有問題的人來說。那麼有什麼缺點呢？保持在酮體狀態下確實很難。兩個月後大多數生酮飲食就不這麼生酮了，因爲大家會開始產生惰性。此外生酮飲食者體內的硒、鎂、磷以及維生素B和C的含量往往較低。不過，如果他們攝取足夠的綠色蔬菜就能避免，因爲微量營養素會一起攝取進來。現在市場上出現了新奇的酮酯飲料，試著透過外加的酮體來改變身體運作，但這並不會改變胰島素，而且迄今爲止，還沒有數據顯示這種方式能緩解慢性病。

純素與其他植物性飲食

有很多原因可以成爲素食主義者，包括成本、宗教、動物福祉與環境保護等（儘管理由沒有你想像的那麼多。請見第二十五章）。那麼對於代謝健康的人影響又如何呢？需要注意的是，純素飲食並不等於低脂飲食，因爲橄欖油、堅果和酪梨含有豐富的飽和與不飽和脂肪，也已有些標榜改善新陳代謝健康的素食法受到推崇。

基督復臨安息日會研究（請見第四章）顯示，與採用標準美國飲食的人相比，純素食者、蛋奶素食者和魚肉素者的罹病風險均有所改善，但這些飲食法各自之間並無差異。迪恩．歐尼許（Dean Ornish）是我的朋友，他所提倡飲食方式有可靠的數據，是以極低脂搭配少量動物產品的飲食，但全都是眞食物而且含有豐富的纖維。要先說清楚的一點是，歐尼許主張改變飲食同時減壓，而減壓對降低皮質醇、改善胰島素敏感性有著獨到的作用。那麼到底改變飲食和減壓哪個才是首要任務呢？我們仍然不得而知。

儘管素食主義者認爲他們吃得很健康，但事實上純素食或以植物爲主的飲食，最大問題仍在於加工食品吃太多。畢竟可口可樂、多力多滋、炸薯條和奧利奧餅乾都是純素的。此外，標準純素飲食基本上較缺乏鐵質、Omega-3、維生素B_{12}和色胺酸這些必需維生素，雖然可以另外補充。一般這些營養都是來自雞蛋或魚肉，對於素食主義者來說攝取不易。爲了改善這個問題，有些人選擇彈性素食，偶爾會吃肉和動物性產品，頻率可能每週一次。只要不是吃加工食品，這也不失爲兩全其美的辦法。

應該強調的地方是，目前還沒有研究比較純素和生酮飲食之間的優劣，但隨便哪一種都好過吃加工食品，只是無法肯定哪種更優。

第九章中的數據或許能幫助你了解自己是否有胰島素阻抗或是分泌障礙，這應該有助於改善自己的飲食。

人造肉

以偏植物性、原型食物的飲食方式已經蔚爲風潮，至少在社群媒體上的確很熱門（請見第二十五章）。同一時間蓋洛普民調顯示，美國蛋奶素飲食比例從6%下降到5%，而純素主義則從2%增加到3%，這表示著有些素食主義者正走向純素。我們不清楚有多少人開始吃素，但從另一個角度來看，也有研究顯示有84%的素食者開始接受葷食。

儘管如此，植物肉品牌「超越肉」（Beyond Meat）和「不可能的漢堡」（Impossible Burger）仍然是菜單上最熱門的產品，甚至都供不應求。問題是，這些替代品更健康嗎？這些公司並未提供直接的健康資訊，而且它們問世的時間還不夠長，無法評估所謂的好壞。相反地，我們必須看看它們的成分。每個肉排裡都有四種主要成分：水、豌豆萃取蛋白（不算是眞食物）、菜籽油和精煉椰子油。這比飽和脂肪更好嗎？也許吧，菜籽油屬於多元不飽和脂肪酸，可以降低內臟（腹部）脂肪。然而大多數菜籽油爲了品質穩定都經過部分氫化，容易在加熱時轉化爲反式脂肪（請見第十八章）。這些植物肉含有馬鈴薯澱粉、天然香料、酵母和甜菜汁萃取物，但纖維含量極少。最後，「不可能的漢堡」能產生肉味的祕密，在於以大豆血紅蛋白模擬血紅素（與血液和肌肉中發現的相同的含鐵化合物），這能滿足30％每日鐵攝取量。然而，過度攝取這種化合物也會引起氧化壓力（例如胰島素阻抗），導致肝臟發炎。雖然食品藥物管理局在二〇一九年核准了這種成分，但那是以吃二十八天爲上限的情況所作出的決定，並不足以確保安全性。另外，這些肉餅所含的熱量與刺激胰島素分泌的強度，和普通漢堡並無不同。

總而言之，雖然這些素漢堡或許感覺上更健康，但憑良心來說，是否眞的更健康是無法馬上分辨的。而且正如第二十五章即將討論到的，它們對環境的幫助也不是立竿見影的。

斷食

當然，還有另一種降低胰島素的方法：別吃東西！雖然這只是個半開玩笑的說法，但還是多少有些道理。限制熱量與間歇性斷食，在營養領域已經非常熱門，而熱量限制本就一直存在，每次過完年假暴食過後，就是大家開始減肥的時刻。這種方式是透過限制卡路里攝取量（通常約25％）使肝臟認爲它的能量不足，肝臟會活化自身AMPK以合成新的粒線體、抑制mTOR（決定細胞生死的酶。請見第八章），並強化細胞自噬，這都很好，應該能降低體內胰島素濃度促進減肥，不過有個問題：瘦素！一旦限制熱量，人體瘦素濃度會在一天內下降，大腦馬上會覺得餓，接著會抑制交感神經以保存能量，使體溫和活動力下降。人會容易疲倦和煩躁，並且飢餓難耐。我有位科學家朋友這麼說：「限制熱量不會讓人更長壽，只是會讓人以爲能長壽。」此外，讀到這裡大家應該已經了解，**卡路里並不是都一樣**，以等量齊觀的方式去限制熱量並不會對健康有什麼幫助，這根本無法長久。所以大家總是年復一年的下定決心，而那些宣傳廣告也是年年都有不是嗎。

有什麼方法可以持續更久？與其限制熱量，還不如限制進食時間。間歇性斷食（Intermittent fasting, IF）是同樣能強化細胞內代謝，但過程比較不那麼痛苦的方法。間歇性斷食是指每天有十四～十六小時禁食時間，當肝臟獲取熱量時間受限時，便有機會活化AMPK、抑制mTOR、促進細胞自噬、分解部分肝臟脂肪、改善胰島素阻抗，並降低胰島素分泌，這與低碳飲食和生酮飲食的結果相同。間歇性斷食還被證實能減重、控制血糖、降低發炎反應、改善記憶力和抗壓能力、延緩衰老並延長壽命。這種種優點都是胰島素敏感性改善後的現象。這種方式不會讓身體瘦素下降太快而產生負面效應，換個角度看，因爲胰島素會阻斷瘦素訊號傳導，所以胰島素濃度越低，大腦就越能與瘦素反應。這表示交感神經會增強，身體新陳代謝更快。總而言之，間歇性斷食對大部分的人來說更容易持續、對身體更好。

此外，間歇性斷食有多種形式。最常見的是「進食時間限制在較早時段」（early Time-Restricted Feeding, eTRF），說簡單點，就是集中在早餐、午餐進食，這有助於促進身體從燃燒碳水化合物轉向燃燒脂肪，這種能量代謝轉換的能力也叫作代謝靈活性（metabolic flexibility）。人們將進食時間壓縮在十小時內，然後禁食十四～十六小時。雖然將飲食限制在較早時段，並不會影響身體燃燒的卡路里總量，但它確實會降低體內飢餓素的濃度，改善食慾異常，還能促進整日脂肪燃燒，尤其是肝臟脂肪。二〇一五年一份系統性回顧研究收集分析了四十項相關研究結果，結論是，各種形式的間歇性斷食都有助於減重，通常十週內可減輕三～五公斤，與限制熱量結果相當。

問題在於：爲什麼要間歇性斷食呢？因爲有45%的人口需要除去多餘的肝臟脂肪。然而，如果你選擇眞食物，食物中的纖維會在十二指腸中形成膠狀物，過多的精製碳水化合物和糖就進不到肝門靜脈系統（portal system），肝臟能因此受到保護，從源頭阻止肝臟脂肪的產生，也就不需要想辦法消耗。這並不是說間歇性斷食不好，畢竟在遠古食物短缺時人類也就這樣子斷食了數千年，但如果能夠在一開始就吃眞食物，那就不見得有這個必要了。

營養補充品？

走進健康食品店，貨架上從地板頂到天花板，能堆滿各種大桶的膳食補充劑。有脂肪（如Omega-3）、脂肪阻斷劑（如白腎豆提取物）、蛋白質（如支鏈胺基酸）、蛋白質阻斷劑（如綠茶）、碳水化合物（如多醣），碳水化合物阻斷劑（如藤黃果）、維生素、微量營養素和各種萃取物。單單在美國，膳食補充劑就有兩千一百億美元產值。人們出於種種原因對營養補充品深信不疑，我也不打算試著去改變這種想法，事實上我自己也會服用Omega-3、維生素C和D。但它們對代謝症候群有幫助嗎？

使用補充劑治療代謝會有兩項主要的限制：補充劑能補身體不足，卻無法治療過量，而且補充劑要能被身體吸收進入細胞才有用。細想八種細胞內病理機制（請見第七章），有的的確是因爲缺乏，但有的卻是因爲過量而起，例如：

一、**糖化**：這是由於碳水化合物過量造成的，單靠營養補充沒有任何幫助。

二、**氧化壓力**：氧自由基必須被抗氧化劑消滅，否則會損害健康。許多研究顯示血中抗氧化劑濃度與代謝症候群呈負相關，但這無法只靠膳食補充劑解決。此外，膳食補充劑合併其他抗氧化劑（例如維生素E）使用，可能增加死亡風險。

三、**粒線體功能障礙**：現今粒線體「增強劑」非常流行。如果這眞的有用，那會是個重大的突破。但這些補充劑無法到達體內相對應的作用位置。例如輔酶Q10經常用於治療血脂，但攝取輔酶Q10並不表示著它就能到達粒線體中。統合分析顯示補充輔酶Q10對血脂沒有影響。

四、**胰島素阻抗**：許多化合物，如α-硫辛酸、鉻、小檗鹼、佛手柑和白藜蘆醇等等，動物實驗結果良好。然而，當眞正應用到人體時，結果卻不盡理想，因爲胰島素阻抗是來自於營養過剩，而不是營養不足。

五、**細胞膜的完整性**：Omega-3脂肪酸的重要性（請見第十九章）在於它能抑制發炎反應、提高胰島素敏感性、降低人體三酸甘油酯濃度並改善認知功能，而它之所以有效，是因爲彌補了西方飲食中的缺陷。

六、發炎反應：薑黃素等多酚類在抗發炎方面被認爲很有價值，因爲它們可以補充飲食上的不足。然而，科學研究數據還無法給出明確的結論。而維生素D也被認爲可用於抗發炎，它能透過類鐸受體（Toll-Like Receptor, TLR）活化免疫系統，改善血糖控制。維生素D在COVID-19疫情期間也發揮了重要功能，避免了維生素D不足所造成的感染與死亡風險。

七、表觀遺傳學：市售麵包特別添加葉酸，以補充因爲加工食品所導致嚴重缺乏的葉酸。懷孕婦女、化療中的人以及特定吸收不良或自體免疫疾病患者需要補充的量更多，這些人的確需要營養補充劑。對於一般人來說，補充葉酸沒有必要性，也無助於改善代謝障礙。

八、細胞自噬：精胺酸是存在於乳酪與蘑菇中的多胺（Polyamine），可以降低動物心血管疾病和癌症風險。然而迄今爲止，還沒有任何製劑能達到進入肝臟所需的有效濃度。增加血中精胺酸的最佳方法是改變腸道微生物群，主要是增加益生元（Prebiotic）。

眞食物本身含有這些營養成分，而加工食品則沒有。食品加工去除了某些食材本身所含的大部分微量營養素及其纖維（比如小麥胚芽。請見第十九章），畢竟許多微量營養素存在纖維裡。此外，食品在加工過程中會加入各種添加劑，例如糖和防腐劑等，毒性比一般人想像的要大。許多微量營養素會在加工過程中被破壞，雖然我們可以吃膳食補充劑，但目前大多數膳食補充劑背後並無科學數據佐證效果。事實上，使用膳食補充劑可能讓死亡風險略爲增加，雖然這並不必然是因果關係，但我們也無法確知不是。別忘了A疾病加上B治療仍然等於死亡（請見第六章），那爲什麼不吃眞食物呢？

益生菌還是益生元？

既然我們談到膳食補充劑，那就順便談它們是否會影響人體或腸道微生物菌相。在第十一章裡我強調了**滋養腸道**的重要性。最新研究顯示，腸道菌有自己的一套，它們需要營養，如果得不到食物，就會分泌神經活化因子改變宿主行爲。此外如果不養好菌，壞菌就會增殖並分泌發炎物質導致疾病。

隨著腸道微生物菌叢關鍵作用的發現，醫界的觀念也隨之改變。人們會開始談論著：「**類桿菌屬**很好、**厚壁菌門**有害。」每家膳食補充劑都說自己有獨門的益生菌，保證可以修復腸道菌相。但問題是，爲什麼腸道菌相出了問題呢？也許是剖腹產讓新生兒失去了從自然產獲得陰道菌群的機會。也許是幼時服用過量抗生素，或者是長大後吃制酸劑的關係，也可能是肉品裡有抗生素（請見第二十章），或是汽水裡有甜味劑。我們不知道是什麼讓腸道菌相出了問題，但它們的確生病了。

那不然用益生菌補充不健康的腸道吧。益生菌是活菌，邏輯上如果吃進身體，它們就能繁殖和生長。可事實卻沒有，如果有，我們就不必持續補充。加工食品使腸道變得不適合生存，益菌無法在這樣的環境生存下來。這就像將人類送到沒有大氣層的火星一樣，送多少陣亡多少，除非他們像電影裡的麥特·戴蒙（Matt Damon）一樣厲害。你必須**滋養腸道**，而加工食品會讓它挨餓，加工程度越高，腸道功能問題、自體免疫與代謝疾病就越嚴重。益生菌解決不了這個問題，因爲它們根本無法存活。有種更有效的方法能確保益菌住在腸道裡：益生元。它能提供益生菌營養、改變腸道環境。而最簡單、最有效的方法不是補充劑，是膳食纖維。維持高纖飲食兩天，微生物菌相就會好轉。同時攝取益生菌和益生元，等於改變腸道環境，這些益生菌或許能因此生存下來。當然，後續還是得吃眞食物提供良好腸內環境。

食物過敏

牛奶、蛋、花生、貝類，這對某些人是營養美食，卻可能讓另一些人致命。有超過一百七十種食物可能引發過敏反應，這類過敏反應在短短十四年間就增加了50%，敏性休克急診院率也增加了一倍。爲什麼會發生這種情況呢？

幾乎所有食品的表面都含有各種獨特的蛋白質或抗原。腸道中的酵素將這些蛋白質完全分解成胺基酸，然後被身體吸收並進入肝臟。但如果蛋白質在被完全分解之前就進入血液，免疫系統會將它視爲入侵者，激發免疫反應。腸道是外界與人體內部間的屏障，能將外來的蛋白質隔離開來，腸道屏障由單層上皮細胞，以細胞間的緊密連結（Tight Junctions）組成，而解連蛋白（Zonulin）就像海關一樣，調控著腸道這層緊密連結，將外來入侵者擋在屏障的另一邊。西方飲食尤其是果糖，會改變腸細胞內的能量狀態，導致解連蛋白功能障礙。這層細胞緊密連結因此變得坑坑疤疤，接著免疫系統會加入戰爭，抵禦那些突破屏障未經消化的食物碎片，而抗體會活化白血球釋出組織胺，導致食物過敏。像有人原本對巧克力、雞蛋或貝類不會過敏，但慢慢的竟然就開始出現了過敏反應。還記得腸漏症嗎？一旦免疫細胞對腸壁滲進體內的食物產生免疫記憶，就會永遠攻擊它。

無麩質熱潮

得益於二〇一一年威廉．戴維斯寫的《小麥完全眞相》與二〇一三年大衛．博瑪特（David Perlmutter）寫的《無麩質飲食，讓你不生病！》，無麩質現已成爲風潮。但麩質是問題所在嗎？麵包和糕點如此美味，要是人們選擇不吃，那肯定是有原因的。確實，美國每一百三十二名兒童中就有一人有乳糜瀉，這是對於組成麩質的兩種蛋白：麥穀蛋白或醇溶蛋白過敏，這些人還有不少合併有第一型糖尿病，因爲自體免疫出現問題，相關疾病往往一起發生。除此之外，大部分的人甚至都沒注意到身體出狀況。這些人需要無麩質飲食：避免吃小麥、大麥和黑麥。但這並不能解釋為什麼有72%有麩質過敏的人沒有乳糜瀉（這統計數字自二〇〇九年以來增加了三倍）。有個術語叫「非乳糜瀉麩質敏感」（Non-Celiac Gluten Sensitivity, NCGS），實話說我就是其中一人。但我沒有**麩質過敏**，我是**小麥過敏**。五年來我的胃腸道一直有問題，醫生幫我做過三次乳糜瀉檢查，結果都是陰性。他開了利福昔明（Rifaximin）讓我服用，一種能作用於腸道的抗菌藥物，然後也試了低發酵寡糖、雙醣、單醣和多元醇的低腹敏飲食（FODMAP），但都沒有解決問題。

直到二〇一八年我終於找出原因，芝加哥大學的著名乳糜瀉研究專家斯蒂法諾・關達里尼博士（Stefano Guandalini）對此作了解釋。小麥屬於複雜的生物體，它是六倍體（六套染色體）而不是二倍體（兩套染色體）。它經過作物栽培強化了某些特性，包括更高的麩質（麵筋）含量，因為麩質有黏性，提高含量有助發酵，可以作出更蓬鬆的麵包。小麥還含有七百種不同的蛋白質，所謂麩質蛋白不過就是其中兩種，可是剩下的六百九十八種也可能造成過敏。這就是為什麼無法做血液檢測，因為可能的過敏原實在太多了。如果你從乳糜瀉患者身上採集白血球放入培養皿，然後加入小麥、大麥、黑麥或純化麩質，白血球的反應會很激烈。如果從小麥不耐症患者身上採集白血球測試，它們會對小麥產生反應，但對大麥、黑麥或純化麩質無感。關達里尼博士想將這種情況重新命名為非乳糜瀉小麥不耐症（Non-Celiac Wheat Intolerance, NCWI），因為這些人可以喝大麥製的啤酒，像我也喝，沒有任何問題。

個人化營養時代來臨：準備好迎接主流了嗎？

不同的人對不同的食物有不同的代謝反應，這點顯而易見。一種飲食並不能適用百樣人。以色列有機構使用連續血糖監測儀來了解什麼人該吃什麼食物，以及應該避開哪些食物。透過這種方式，他們在短期內改善了體重和代謝狀態，這是向前邁出了一大步。生物發燒友們會用連續血糖監測器減少血糖波動，但這有幫助嗎？目前還沒有，因爲葡萄糖波動只能解釋這謎團的一部分，要眞正做到個人化營養，還須要知道胰島素分泌量、特定食物讓腸道和肝臟生成的三酸甘油酯量，以及腸道菌叢變化。正如前面不斷強調，就代謝健康的角度來說，胰島素的量比血糖值更重要。有些公司在研發即時胰島素和三酸甘油酯監測儀，還有公司在研究如何提升腸導菌叢分析能力，但這些新技術目前尚未成熟上市。

有鑑於健康壽命急劇縮短、醫療保健費用增加（請見第一章），代謝疾病也缺乏合理的藥物治療和監測策略（請見第二章），在我看來，任何能緩解細胞內八種病理機制並調節三種激酶的方法，都應該被重視。

然而，成年人只是冰山一角，後續兩章會說明處於發育時期的青少年、兒童、幼兒、嬰兒甚至胎兒爲何特別容易受到加工食品的影響。有人想吃五彩水果麥片嗎？

第十五章 兒童與青少年該吃什麼、怎麼吃

小矮人是對的，「神美味」的幸運麥片裡有黃色的星星、綠色的三葉草、橙色的月亮、粉紅色的愛心。爲什麼還有棉花糖？因爲孩子們喜歡？當然，但他們也喜歡蜂蜜燕麥片、脆脆燕麥和糖霜麥片。因爲它們色彩繽紛嗎？彩色麥片、水果圈圈和水果脆米也都很豐富多彩。眞正的原因是，燕麥比棉花糖貴，棉花糖占了盒子裡的空間，降低了每盒原料成本，但公司卻能以更高的價格出售。果然是個了不起的行銷策略。

身爲兒科內分泌學家四十多年，我觀察著孩子們的成長，起初是往上長高，但現在都是往橫的長。我從一九八〇年開始看診，也目睹了肥胖和代謝症候群流行的自然演進。唯一比孩子們腰圍變化更快的，是他們的飲食習慣。現在運動飲料和麥片棒已經取代了香蕉和低脂優格，成爲了零食首選。

早餐是危險的一餐

大多數營養專家認爲早餐是一天中最重要的一餐，這勉強可說是因爲美國營養與膳食學會的庫珀（Lenna Cooper）延續了家樂（John Harvey Kellogg）的理念（請見第四章）。要說早餐的好處，的確可以讓孩子從早就精神飽滿。它會增加食物的熱效應，約占能量消耗的10%，並會抑制飢餓素，因此午餐就不會吃得太多。但對於孩子們來說，他們更容易選擇快速、便宜，打開就能吃的東西：早餐麥片、即食燕麥片、麥片棒、蛋白棒、優酪乳。這些都是針對兒童與爸媽們設計的產品，而且都含有大量的糖。以葡萄麥片爲例，成分是葡萄乾和麥片，對吧？但是一份有十六克糖，而葡萄乾天然糖分只占八克，其他都是添加的，這是因爲葡萄乾都先浸在糖水裡增加甜度。如果你以爲爆米花麥片或蜂蜜燕麥更健康，那眞得再想想。食品行業很懂得怎樣向兒童推銷產品：運動名星、名人、漫畫角色、吉祥物、卡通、贈品、促銷玩具、卡片、兒童俱樂部、網路遊戲和競賽。

可悲的是，國家飲食與營養調查發現，這些東西帶給孩子大量的糖分，達到每日攝取量的一半。一份早餐麥片平均就有高達十二克的添加糖。二〇一一年美國環境工作組織（Environmental Working Group, EWG）發現市售十七種兒童早餐麥片，有超過50%的熱量來自外加的糖分，另外有一百七十七種麥片添加糖含量達到40%以上。第一名是家樂氏蜂蜜口味，含糖量爲56%。儘管這件事引發廣泛討論，但根據二〇一四年他們發布的追蹤報告指出，沒有任何一家早餐麥片調降糖含量。食品業在二〇一八年修訂了原本在二〇一一年訂定的糖類添加上限，但令人驚訝的是，早餐上限竟然從十克提高到十二克，怎麼會這樣？不外乎是擔心糖加得少了，就不那麼吸引孩子，銷量就不會好。

優酪乳是食品業運用策略把糖餵給孩子的另一例。一瓶原味優酪乳有七克乳糖，這沒什麼大礙，儘管也沒什麼幫助，而一瓶紅石榴優酪乳卻有十九克糖，扣除乳糖得出紅石榴優酪乳含有十二克添加糖。此外，食品業很有技巧，生出五花八門百種名稱，在配方裡添加各種名稱不同的糖，充當是第五、六、七、八種成分，但要是加總起來，糖馬上變身爲主成分。

美國心臟協會建議兒童每日添加糖攝取量上限爲三～四茶匙（約十二～十六公克）。但是一般校園早餐包括一碗彩色麥片和一杯柳橙汁，加一加已經有十一茶匙（四十四公克）糖。二〇一八年英國白金漢大學（University of Buckingham）校長泰倫斯．基利博士（Terence Kealey）寫了《早餐是危險的一餐》（*Breakfast is a Dangerous Meal*）這本書。某次會議上我剛好有機會和他談話，他調整了一下他的說法：「**現今**給孩子們吃的早餐，是危險的一餐。」對此我完全同意。

不管是哪種糖，只要糖分占總成分前三名，那隨便哪種食品都該算是甜點。喬氏超市（Trader Joe's）的牛肉綠花椰菜含糖三十二克，根本是甜點、中式雞肉沙拉也算甜點。我們大家，尤其是孩子們，整天吃喝的根本都是甜的。這就像毒品一樣會激大腦獎勵機制（請見第二十一章），所以孩子們很早就對糖上癮。這造成了一股邪惡陰險的慢性疾病海嘯，成千上萬第二型糖尿病和肝病兒童將淹沒醫療保健系統，帶著病痛過上幾十年。

去叫可卡因成癮者戒毒，看你有沒有可能成功，這就大概就像要孩子別吃餅乾一樣難。不要誤會我的意思，我們都喜歡甜點。怎麼能不愛呢？甜味對遠古人類來說是種訊號，表示某種食物是安全的，沒有食物又甜又有劇毒。甜點感覺該是安全的，但不應該隨處可見，就像萬聖節一樣，慶祝過了頭也可能樂極生悲，結果弄到肚子痛。

牛奶呢？該是時候放棄了

喝牛奶呢？孩子們在學校喝低脂巧克力、低脂草莓牛奶。為什麼呢？因為一九八〇年代，為了符合飲食指南，所以開始有了低脂牛奶，孩子們也不再愛喝。為了讓牛奶更可口，製造商只好開始加糖，即便這麼做會增加代謝症候群風險。但我們到底需要多少牛奶呢？幾十年來，我們一直讚揚乳製品的好處，例如促進生長、強壯骨骼、肌肉和牙齒等，但現在這些都受到了質疑。大家認為牛奶中的所有成分包含鈣、維生素D、蛋白質和磷，都對成長中的孩子有好處，除了飽和脂肪之外，所以產生了脫脂奶和低脂奶。但全脂牛奶中的飽和脂肪屬於奇數碳鏈脂肪酸，再加上磷脂的含量，其實有益於預防糖尿病和心臟病。此外，牛奶絕對是需要加工的產品。巴斯德殺菌法可以滅除生乳中的結核菌、食品輻射照射可將7-脫氫膽固醇(7-dehydrocholesterol) 轉化為維生素D。人體需要這些營養，但不一定得透過乳品取得，儘管牛奶確實會增加孩童身高與骨密度，但讓孩子在戶外玩耍，也能輕鬆合成維生素D，吃魚類、綠色蔬菜和杏仁，也能攝取鈣質。

難怪人們要重新思考乳製品的重要性，認爲它不應該再是獨立的膳食類別了。美國農業部宣導喝牛奶是爲了支持農業，而不是爲了你和孩子們著想。牛奶不見得配得上這些健康光環，但也還不致於要被攻擊。曾有人說牛奶和濕疹、第一型糖尿病、自閉症等各種疾病有關，但並沒有研究能證明有因果關係。那麼癌症呢？二〇〇六年柯林．坎貝爾（T. Colin Campbell）的大作《救命飲食：中國健康調查報告》（*The China Study*），試著圖從流行病學角度研究中美兩國間的健康差異，也確定了牛奶是癌症與慢性病的起因。事實上，書中指出牛奶所含的酪蛋白（casein）對人體有害。

有很多理由能質疑這樣的觀點，包括相關研究的統計分析類型。事實上糖和酒精與癌症的關係更密切，但這些全被忽略了。話雖如此，曾有統合分析結果確實認爲全脂牛奶攝取量與男性前列腺癌之間有輕微相關，但無法證實兩者有因果關係。儘管如此，由於乳製品所含的飽和脂肪似乎有預防心血管疾病和糖尿病的作用，因此在我看來，撇開那些加糖的調味乳，推崇或妖魔化牛奶全是過猶不及沒有必要的，就像臉書上的關係一樣錯綜複雜。

午餐也好不到哪去

美國國會於二〇一〇年通過的《兒童健康、不挨餓法案》(*Healthy, Hunger-Free Kids Act*) 將把學童午餐費預算從每人二・八美元提高到二・八六美元，但這連根紅蘿蔔都買不到。到了二〇一四年，衆議員羅伯特・阿德霍爾特 (Robert Aderholt) 和衆議院撥款委員會，決定取消那低得離譜的限制，讓學校可以不受聯邦營養標準約束，而不是一廂情願的調高金額。但是到了二〇一七年，美國農業部長桑尼・帕度 (Sonny Perdue) 眼見學童不愛吃蔬菜產生浪費，結果竟然放寬午餐規定，因爲「需要給學校規劃菜單的彈性……很明顯，許多學校都收到加入某些食物的請求。學校要提供的是學生眞正想吃的食物，如果營養午餐最後沒人吃被扔進垃圾桶，那再營養也沒有用。」猜猜孩子們最愛吃什麼？

《紐約時報》最近發表的文章突顯了父母們的焦慮，到底該給孩子們吃些什麼。爲了應付兒童肥胖症和飲食失調潮流，直覺性飲食法 (Intuitive Eating) 應運而生，有些學者和營養專家認爲那樣吃更健康。

簡單說，直覺飲食就是讓孩子們可以隨意吃任何他們想吃的東西。如果吃東西只是因爲肚子餓，那麼直覺飲食可能很有道理，但吃東西有時是因爲壓力，或是大腦對獎勵機制上癮，孩子們總愛找糖吃。

正如我在第二章所說，體重和ＢＭＩ指數對健康通常沒那麼重要，社會上不應該存在羞辱胖子的行為。但這些憑直覺吃飯的人將問題推向另一個極端，他們拒絕認清有些食物和成分確實有害健康，仍然錯誤地堅持卡路里都一樣。

難怪孩子在學校裡學不好

美國有25％的學童吃學校營養早餐、39％吃營養午餐。聯邦政府限制了營養早餐和午餐中脂肪與鹽含量，也設定了蔬菜水果、穀物、牛奶和肉類的最低攝取量。可是他們卻將披薩視為蔬菜、把薯餅當作水果（請見第二十四章），而且官方對糖含量並沒有任何限制。

大腦是身體最耗能的器官，隨時隨地都會消耗血中約20％的葡萄糖。想想大腦只有一．五公斤重，占體重2％，相比之下這個熱量需求很大。但果糖對大腦有何作用呢？一般來說腸道和肝臟會清除大部分果糖，但如果喝下一整瓶六百毫升的汽水，那麼就會有一些果糖進入大腦。果糖會從根本上改變大腦的新陳代謝，不是針對神經元本身，而是影響在滋養神經元的星形膠質細胞。這種改變非但不給細胞營養，甚至啟動八種細胞內病理機制中的兩種：糖化和氧化壓力，此時若能多攝取一些Omega-3脂肪酸，可以抵消一部分果糖對大腦的負面影響。

果糖會干擾兩種幫助大腦發育和組織連接的生長因子，其中的瘦素是由脂肪組織衍生的激素，具有多種不同的作用。在第七章中，我談到了瘦素對代謝症候群的影響，但它也對大腦發育和認知能力也有直接影響。果糖會引發胰島素阻抗與高胰島素血症，阻礙瘦素作用，使神經元無法生成分支與連結，進而導致許多認知缺陷。此外果糖還會抑制第二種蛋白質：腦源性神經營養因子（請見第十章），這是種透過運動誘導合成的蛋白質，有助於在海馬迴（記憶中心）建立新的腦神經連接。果糖對大腦的影響就是個明證，說明**人體無法靠運動擺脫不良飲食造成的後果**。

糖對孩童大腦的三大影響

學校裡每天總會有某個孩子生日，糟糕的是這表示每天都有生日聚會（**家長們，別再帶杯子蛋糕去學校請孩子們吃了！**）。老師們知道，一旦開始吃甜的，小朋友就不會認眞上課了，所以杯子蛋糕都會被留到放學前才發。

糖會從三個層面改變孩童大腦功能：行爲、認知能力和情緒。

行為

含糖飲料顯然與兒童的行爲問題、學齡前兒童躁動，以及中學生的暴力行爲有關。然而，到目前爲止，這仍然是有關聯而不是有因果關係，而且也不是每個吃巧克力棒的孩子都會變成暴力分子。糖會讓人產生各種不良情緒，從焦慮到懶惰都有。

如果你給體重正常的五歲孩童吃塊甜餅乾，會發生什麼事？他會充滿活力，到處跳來跳去。家長們以爲這是吃甜食後的興奮感，但實際上這是能量平衡的負迴饋系統產生作用。餅乾刺激胰島素分泌，將能量儲存到脂肪組織中，脂肪組織分泌瘦素到達下視丘、活化交感神經系統，導致能量消耗增加，包括無意識的肌肉收縮、過動，這些都是爲了保持能量平衡。但奇怪的是，如果你給五歲的胖孩子一塊餅乾，他會去食品儲藏櫃裡找更多餅乾，然後回到沙發坐著吃，因爲這孩子的大腦對瘦素產生了抗性，感受不到甜食帶來的興奮。

任何關於糖分和急性行爲變化的研究，必須同步考量瘦素和胰島素濃度，但目前還沒有出現這樣的研究。整體而言，加工食品將糖加上人工香料和色素，這可能會使糖類效應加劇。

認知能力

有越來越多年輕人有代謝症候群問題，這群青少年認知能力會下降，而且容易衝動。做腦部掃描時，會看到大腦白質病變、負責記憶的海馬迴較小，前額葉皮質（自我控制中心）也比較小。雖然尚未得到證實，但前額皮質變化可能是造成兒童分心和注意力障礙的潛在因素。

吃加工食品的孩子在學校的表現比較差，這也沒什好意外。但這是相關性還是因果關係？

還是可以歸因於疏於照顧、家庭壓力、貧窮或遺傳？英國有項研究，方式是改變某個縣市小學的食物，並以鄰近縣市為對照。研究人員發現學童英語和科學方面的成績顯著提高，缺席率也少了14％。可以肯定的是，改變學校食物並不會影響家庭環境，卻能證明食物造成影響。

情緒

世界衛生組織和美國農業部規定糖攝取上限是有原因的，因為糖會像酒精一樣損害孩子的肝臟和大腦。每克酒精熱量有七大卡，但它不是營養物質，身體裡沒有任何生化反應需要它。當長期大量飲用時，酒精是有毒的，這跟熱量或對體重的影響無關。雖然不是所有喝酒的人都會上癮，但仍需要透過酒稅與限制購買來管制，尤其要避免兒童飲用。酒精顯然不是食物，而它很危險，因為它有毒性又容易被濫用。

膳食中的糖類由兩個分子組成：葡萄糖和果糖。果糖雖然可以做為能量來源（每克四大卡），但對人類來說卻不是必要的；再說一遍，沒有任何生化反應需要果糖。還有，果糖在肝臟中的代謝路徑與酒精完全相同，這就是為什麼長期、大劑量食用之下，果糖同樣有毒也容易被濫用，這與它的熱量或是對體重的影響無關。這就是為什麼我們的孩子在不喝酒的情況下，會患上了酗酒相關疾病（第二型糖尿病、脂肪肝）。

那麼究竟誰先誰後？飲食、生化作用或行為？這不是在作學術討論。了解飲食和大腦功能間的種種，對於預防和治療都有重大影響。確實我們的時間有限，還沒有長期研究或影像能直接回答這個問題，但如果參考動物模型，就應該發現這些都是相互影響的。飲食可以改變生物化學進而改變行爲，但生物化學也可以改變行爲，進而改變飲食。這故事的寓意是：當發現行爲改變時，想想可能的生物化學變化，然後相應地調整飲食。

我記得一九六〇年代末，我家附近開了第一間麥當勞。我迫不及待地等它開業。可是現在，看到它關門我卻感到格外高興。事實上，我曾在二〇一三年四月與麥當勞前首席執行官吉姆・斯金納（Jim Skinner）辯論，他後來成爲連鎖藥局沃爾格林（Walgreens）董事會主席。他一開始強調「個人選擇」，最後卻全力支持「公共衛生」，即使是他，也無法否認這個顯而易見的事實。

現在的社會充滿了陷阱，誤入歧途就會遭受破壞性的打擊。現今速食文化給孩子們造成了不必要的壓力，損害了他們的身體、精神和行爲，但還是要好好教育孩子們，總有一天他們會用存款、選票和他們的筷子作出選擇。

第十六章 胎兒及嬰幼兒飲食建議及方式

嬰兒與成人明顯不同，他們沒有牙齒，而且消化道敏感，有時會肚子痛，他們還會打嗝，而主要營養來源是母乳。然而出於醫療和經濟原因，並不是每個媽媽都能餵母乳，但這也沒關係，嬰兒配方奶就是因此誕生的。當然還有牛奶、羊奶、茶和許多其他替代品和混合配方能選擇，這些都不是美國兒科學會（American Academy of Pediatrics）推薦的，而且其中一些還富含糖、鹽和不適合嬰幼兒的脂質。

嬰兒素食主義

一九八三年我因為獲得了兒科內分泌獎學金搬到了舊金山。在那之前我對兒科重症監護室裡的事一無所知，只聽說有三個十八個月大的幼兒，因為充血性心臟衰竭需要接呼吸機，只因為父母用大自然平衡飲食（Macrobiotic Diet）餵養孩子。這些父母的初衷是不希望孩子受到肉類、油和乳製品的「毒素」污染，所以才給孩子餵穀物、麥片、蔬菜，當然還有馬鈴薯泥。結果因爲缺鐵、缺維生素D和鈣質，導致幼兒心臟膨大跳不動。

最近這種飲食法又開始有回溫的跡象。純素飲食在成年人之間很流行（請見第十二章），有些父母或許是人道考量，或者是誤信了僞科學的炒作，將純素飲食法強加在孩子身上。有人認爲肝臟會根據身體所需，用碳水化合物合成脂肪，質疑爲何要讓孩子們攝取脂肪呢？身體合成的脂肪難道不比攝取飲食中的飽和脂肪更健康嗎？

肝臟確實可以用碳水化合物合成脂肪，這過程稱爲脂質新生（請見第二章），實際上加州大學和杜魯大學科學團隊正在研究這個過程。但是肝臟只能合成棕櫚酸，這是種十六碳飽和游離脂肪酸，對身體可能有害（請見第十二章）。相較於其他脂肪酸，比如嬰兒大腦發育所必需的單元不飽和脂肪酸、多元不飽和脂肪酸或Omega-3脂肪酸等，身體無法自行合成，若不透過飲食攝取，會讓嬰兒缺乏成長必需的脂肪。

事實上，從美國佛羅里達州到歐洲的比利時，都有父母因爲純素餵養嬰兒而被控照顧疏失。比利時皇家醫學科學院（Royal Academy of Medicine of Belgium）剛發表了一份法律見解，認爲要兒童採純素飲食並不正當，因爲純素無法提供生長和健康所需的動物性蛋白與必需胺基酸。最糟糕的是，有些兒科醫生爲了避免麻煩，會隨父母的偏好行事，但其實他們應該更清楚狀況，這情形需要徹底改變了。

嬰兒大腦

嬰兒的代謝需求與成人不同。首先，他們的大腦發育迅速。新生兒的大腦是成人的33％，但每天會增加近1％，到了三個月大時就會比出生時多64％，到達成人大腦的55％大小。由於大腦有60％由脂肪組成，因此成長過程中會消耗大量的脂肪，這表示必須攝取大量脂肪。但這並不是隨便的脂肪都可以。

我們講的是Omega-3（請見第十九章），這是必需脂肪酸，胎兒得從母體吸收，嬰兒則需要大量攝取。它們有兩種：二十碳五烯酸（EPA）和二十二碳六烯酸（DHA）。因爲有三個雙鍵，Omega-3的結構更靈活，可以向不同方向彎曲。它也是細胞膜的成分之一，特別是神經元細胞膜，Omega-3的存在能增加流動性，使細胞能改變形狀而且不容易破裂，還能防止細胞老化和早期死亡。Omega-3還能減少神經末梢的發炎反應，促進神經傳導過程，此外還可以轉化爲**內源性大麻素**（Endocannabinoids），這是人體天然的大麻，能減輕焦慮使心情愉悅，而這種興奮效果甚至在出生之前就已經有了。老鼠懷孕期間若缺乏Omega-3，會擾亂子代胰島素訊號和大腦生長因子濃度，子代容易情緒焦慮，此外Omega-3還有助於修復由果糖等毒素引起的神經元外膜損傷。Omega-3對新生兒發育非常重要，嬰兒配方奶粉公司早在二〇〇三年就開始補充Omega-3。

那麼這些Omega-3是從哪裡來的呢？母乳中有很多。但如果母體缺乏Omega-3，會直接影響嬰兒。首先，我們告訴孕婦不要吃什麼？海鮮，因爲擔心汞中毒。然而研究證明，英國孕婦食用海鮮可以提升兒童的神經發育。所以建議別吃海鮮，還不如解決問題呢。

在缺乏眞食物的情況下，婦產科醫師可以讓孕婦吃 Omega-3 補充劑來解決這個問題。這對母子都有好處，媽媽們憂鬱症風險降低了，胎兒的神經發育結果也能得到改善。

寶寶與糖：乳糖

Omega-3 並不能提供嬰兒大腦所有需要。母乳、牛奶和其他哺乳動物的乳汁中含有一種特殊的糖，稱爲乳糖，是由兩個分子（葡萄糖和半乳糖）結合而成。你可能聽過乳糖，因爲不少人身體沒有分解乳糖分子鍵結的酶，乳製品會讓他們而出現腹瀉、疼痛和脹氣現象，這種情況稱爲乳糖不耐症。

然而，你很少聽說過半乳糖。成年人攝取半乳糖時，它會直接進入肝臟立即轉化爲葡萄糖。許多成年人不喝牛奶，成人也不需要半乳糖。那麼它爲什麼存在呢？它爲什麼如此重要？爲什麼它只存在於哺乳動物的乳汁之中？

乳汁是嬰兒的食物，而嬰兒的大腦和免疫系統，比起兒童或成人更需要營養來發育。半乳糖是腦苷脂（Cerebroside）和神經醯胺（Ceramide）結構中的一部分，而這些是大腦必需的脂質。

此外乳腺也是人體唯一可以產生半乳糖的部分，能提供嬰兒必需的營養。那麼無乳糖的嬰兒奶粉好嗎？父母經常將餵奶障礙、嬰兒哭鬧和其他主觀症狀，歸咎於奶粉配方或是乳糖問題。目前無乳糖大豆嬰兒奶粉在美國占總銷量25％，但這對寶寶眞的好嗎？近期研究顯示，在六個月與十二個月大的嬰兒之中，喝母乳的寶寶智力發育指數略高於餵嬰兒奶粉的寶寶，而且他們的運動發展指數（Psychomotor Development Index, PDI）得分也比較高。

半乳糖對於先天、後天免疫系統的發育也都很重要。有種罕見疾病稱爲半乳糖血症（Galactosemia），患者肝臟無法將半乳糖轉化爲葡萄糖，這也與免疫問題有關。有這種罕病的嬰兒常會死於新生兒腦膜炎。但即便他們活下來，也會有中度認知障礙，目前還不清楚這是半乳糖的問題，還是疾病本身存在什麼樣的機制。關鍵是半乳糖對成人來說並非必需，對於嬰兒來說卻是不可或缺。所以，醫生在解決嬰兒容易哭鬧問題時，最先想到的常是無乳糖配方奶粉，這並不好，在換奶粉之前應先仔細諮詢醫生。

寶寶與糖：果糖

還有另一種糖：果糖。事實上，地球上任何動物細胞都沒有需要果糖的生化反應。那麼當果糖進入胎兒體內時會發生什麼事呢？長久以來，人們誤認爲胎盤可以爲胎兒擋掉母體不良物質，但我們現在了解這想法並不正確，否則就不會有毒癮寶寶的誕生。而事實的確也證明果糖會影響胎兒。懷孕期間常喝可樂，大量果糖會穿過胎盤湧向胎兒，這也已證實會刺激肝臟產生更多游離棕櫚酸。此外，胎兒舌頭的味覺受體在懷孕三十週已發育完成，遠遠早於第一次喝果汁的那時，這表示胎兒在羊水裡就開始感受果糖的甜。所以，沒錯，寶寶可能出生就愛汽水。

前瞻性世代研究（Project Viva）探討了糖、甜味劑、碳酸飲料與水果對於兒童學習與認知能力的影響，觀察範圍從懷孕期間母親吃糖到產後。在一千兩百三十四名受試者中，母親每日蔗糖平均攝取量爲五十克，並未超過美國農業部現行指南上限，但對照學齡兒童認知測試結果，卻發現即使這樣的量仍有負面影響；另外還發現懷孕期間飲用無糖汽水，對學齡兒童語言成績也有負面影響。

此外，出生之後問題只會更複雜。過去醫生認爲果糖無法透過母乳進入嬰兒體內，但我們現在知道，母親喝的那些可樂和嬰兒之間唯一的屏障就是母親的腸道和肝臟。以母乳中的果糖含量，對照六個月大嬰兒的體重和體脂量增加幅度，證明有直接相關。

83%的美國嬰兒一開始是喝母乳的，但受到種族、教育、收入與文化的影響，這個比例在出生三個月後會降至60%。許多嬰兒都喝奶粉，無論是母乳分泌不足或是只餵嬰兒奶粉。事實上嬰兒奶粉收入可觀，預估二〇二六年總產值將達到一千零三十億美元。業者希望大家認爲嬰兒奶粉和母乳一樣好，但眞相是否如此呢？

根據研究，市售無乳糖嬰兒配方奶中，有一半是玉米糖漿固形物、另一半是蔗糖，整體熱量有10.3％來自糖分。雖然無法確知這樣的糖量是否足以導致嬰兒代謝紊亂，但對於幼兒來說確實如此。事實上根據歐盟標準，有些美國食品藥物管理局核准上市的無乳糖嬰兒奶粉，在歐洲是禁止販售的。

當然，嬰兒最終會從母乳或奶粉轉換到嬰兒食品。爲什麼呢？因爲商人希望如此。早期就有嬰兒食品了嗎？第一款商業化的嬰兒食品於一九〇一年在荷蘭上市，並於一九二〇年代初期在美國上市。嘉寶嬰兒食品（Gerber）成立於一九二七年，比納（Beech-Nut）以及**Pablum**嬰兒乾燥食品公司都成立於一九三一年。每年嘉寶嬰兒食品大賽，在社群媒體上都能吸引數百萬次投稿與觀看，行銷策略非常聰明。不過，一九〇一年之前的嬰兒都吃什麼呢？

當時是用成人食物搗碎研磨泡成糊狀物餵嬰兒，迄今許多國家仍以此餵食。爲了讓大家接受商業嬰兒食品，製造商必須「增加吸引力」，所以他們加了糖，大量的糖。問題在於，胖嬰兒對糖的敏感度不如正常體重的嬰兒，因此商人得爲這些嬰兒添加更多糖才好賣，就像食品業對成人所做的那樣。但無論如何，即使只吃三十天的糖，也足以讓不吃糖的嬰兒愛上吃糖。在商言商，繼續加糖能讓嬰兒只想著**他們**的產品，這最符合商業利益。事實上，平均得讓嬰兒吃上十三次鹹食，才能讓他們接受，總之就是得多哄寶寶很多次。那要讓嬰兒接受甜食得餵多少次呢？就一次。

二〇一五年美國疾病控制與預防中心（U.S. Centers for Disease Control and Prevention）抽查市面上一千零七十四種嬰幼兒食品。結果發現有32％幼兒食品，以及大部分的兒童零食與嬰兒果汁，都含有一種以上的添加糖，整體而言，這些食物或飲料有35％熱量來自糖。更糟糕的是，嬰兒食品檢驗分析數據顯示，這些產品添加糖含量，竟然高於營養成分標示的量。難道業者給了糖分取了千變萬化的一堆名稱，就可以偷偷化整爲零混水摸魚多加點？

然後嬰幼童就上癮了。在美國，六個月的寶寶有60％每天都會吃到添加糖，再長大一些，這個數字躍升至98％。美國心臟協會、英國皇家兒科和兒童健康學院（UK Royal College of Paediatrics and Child Health）以及世界衛生組織都表示，嬰幼兒不應該攝取任何添加糖分，並且都主張強制規定幼兒食品含糖量。因此二〇二〇年美國飲食準則諮詢委員會（Dietary Guidelines Advisory Committee）的指引裡，納入了嬰幼兒章節（請見第二十四章），讓我們看看這部分最終是否會成爲定稿。不過，值得稱許的地方是，有些食品公司已經公開承認添加糖是個問題，並開始在營養成分標示上注明產製資訊。總而言之，商業化的嬰兒食品是個雷區。如果無法自己作嬰兒食品，只要記住這一點：避免買袋裝食物。

乳牙

吃糖會造成蛀牙這似乎是顯而易見的事，它當然也會讓嬰兒蛀牙。事實上，嬰幼兒早期齲齒已經十分普遍。如果你以爲嬰兒不會喝果汁、運動飲料、汽水這些含糖飲料，那你可能要再多想想了。一般大家不會給嬰兒喝汽水，卻經常給他們喝果汁，但你猜怎麼著？糖量一樣多，沒有差別。英國牙科流行病學家奧布瑞．謝漢（Aubrey Sheiham）表示，糖的劑量乘以接觸時間的長短，能用來預測兒童齲齒的發生。到三歲時（傳統上是孩子第一次看牙醫的時間），有三分之一的幼兒已經有蛀牙。爲了阻止這個令人憂心的趨勢，美國牙科協會（American Dental Association）與美國兒童牙科學會（American Academy of Pediatric Dentistry）最近調降了首次看牙年齡，建議不滿一歲就要開始做口腔健康檢查。我還在加州大學擔任兒科醫生時，我治療的相關疾病之一是奶瓶性齲齒，這是由於嬰兒咬著奶瓶，而裡面的果汁不斷接觸牙齒，導致上下門牙完全損壞，也是兒童慢性疼痛的主因。許多孩子因此不敢開口笑，即使到了三歲也是如此。

兒童暴牙

有沒有想過爲什麼一九八〇年代開始流行蓄鬍？八字鬍、鬢角、山羊鬍這些流行來來去去，但落腮鬍總是在。一九八四年的《邁阿密風雲》（*Miami Vice*）裡的唐．強森（Don Johnson）讓帥氣鬍渣流行起來，但這種潮流到現在不但沒消退，反而越來越盛行。儘管有人是爲了趕流行，但有些人蓄鬍的原因是爲了掩飾下巴內縮。這在牙科稱爲下巴後縮（Retrognathia），或者一般俗稱的暴牙。同樣的，**咬合不正**人口（齒槽空間不足以容納所有牙齒）在過去四十年有增加的趨勢，觀察牙齒矯正比率就能了解，即便在經濟壓力下，一九八七～二〇〇四年間患者數量還是增加（對照牙套治療年齡，應該是在一九七〇年代晚期～一九八〇年間出生的）。爲什麼？因爲吮吸母親的乳頭比塑膠奶瓶更好。嬰兒必須更用力吸才能吸得到，這個動作會強化舌頭十六塊肌肉，有助於生長發育。強壯的舌頭會上推硬顎，使其按照舌頭形狀生長變得扁平，讓口內空間增大、呼吸道前端更寬。舌頭平放且無力表示上顎會比較窄、長成拱形。

吸大拇指或安撫奶嘴會讓上顎拱起、變得狹窄，也會導致未來的牙齒和呼吸道問題。舌頭的位置和上顎是否拱起，是用鼻子呼吸或是以口呼吸的區別。要透過鼻子呼吸舌頭需要碰到上顎，親餵母乳而非用奶瓶餵，可以降低晚年以口呼吸和暴牙的風險。

因爲寶寶副食品的誕生，讓這個問題在學步期更加惡化，在還沒有商業化嬰兒食品出現之前，斷奶後的嬰兒要吃什麼呢？正如前面提到，他們只能盡量咀嚼、適應父母吃的東西。正因如此，他們能長成強壯的咀嚼肌包含咬肌、顳肌和翼狀肌，這是下巴與呼吸道成長擴張的必需條件。然而我們現在已經放棄了這種做法，以無纖維泥狀嬰兒食品取代，因爲寶寶副食品加了糖所以更好吃，而且更方便、更快、更不容易噎到。

可悲的是食物、下巴生長和睡眠呼吸終止之間是相關的，至少在一個世紀前就已爲人所知。一九二一年哈佛牙醫學院院長勒羅伊．約翰遜博士（LeRoy Johnson）曾表示：「面部演化與咀嚼和呼吸功能息息相關。」儘管如此，嬰兒副食品市場仍在繼續成長。儘管有許多新業者加入這個曾經是寡頭壟斷的市場，像是嘉寶、亞培、比納、康乃馨等公司，但問題仍然存在。此外這不僅是外觀的問題，也是代謝問題。

下巴後縮、上排牙齒突出、咬合不正和呼吸道狹窄，會導致阻塞性睡眠呼吸終止症（Obstructive Sleep Apnea, OSA）、缺氧、細胞內三種激酶不同步（請見第八章）、八種細胞內病理機轉（請見第七章），以及兒童早期的肥胖與代謝症候群。當孩子變胖，脂肪會堆積在舌頭、軟齶和咽側壁，導致這些組織增肥，又更是擠縮到氣管，日後成爲睡眠呼吸終止症。睡眠呼吸終止又會再助長肥胖，而肥胖再加重睡眠呼吸終止，這樣的惡性循環會導致代謝症候群。如今85%的兒童有睡眠呼吸障礙沒有被診斷出來，24%的過動症實際上可能是睡眠呼吸障礙被誤診爲過動。你的孩子會打呼嗎？大人或許覺得可愛，但這並不正常。必須看牙醫。

咬合不正也是拔除智齒的原因之一。下顎齒槽發育得不夠大，因此沒有足夠的空間容納智齒。智齒有問題是種跡象，表示可能有奶嘴引發的問題。拔除智齒後下顎齒槽和呼吸道會更塌陷，可能更容易引發睡眠呼吸終止障礙。

適合嬰兒和孕婦的眞食物

現代食品不同古時，嬰兒卻古今皆同，但是他們的發育正在倒退，因爲現代的嬰兒食品根本不符合他們的解剖學、生理學或生物化學。可惜嬰兒沒得選擇，他們無法控制自己的飲食。

更糟糕的是，他們也控制不了媽媽們在懷孕期間的飲食。現今社會正承受著給孕婦吃加工食品、給孩子餵嬰兒奶粉和嬰兒副食品所帶來的後果，這使得孩子容易有認知和健康問題，而這些都無法通過藥丸來解決。我們深受基因、表觀基因和成長環境影響，等意識到這一點時已經難以挽回。但我們可以改變飲食，現在開始永不嫌晚。

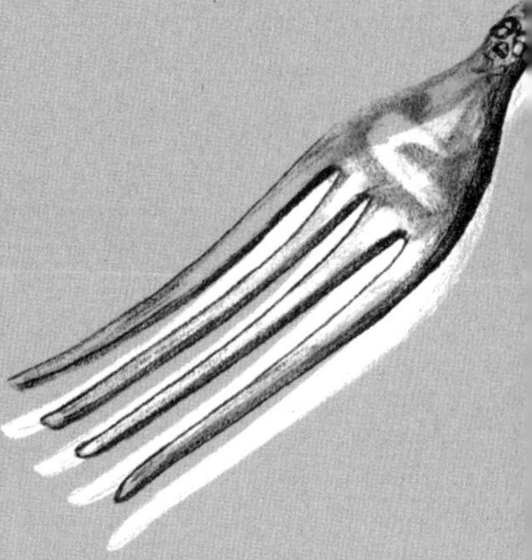

第四部

加工食品大戰

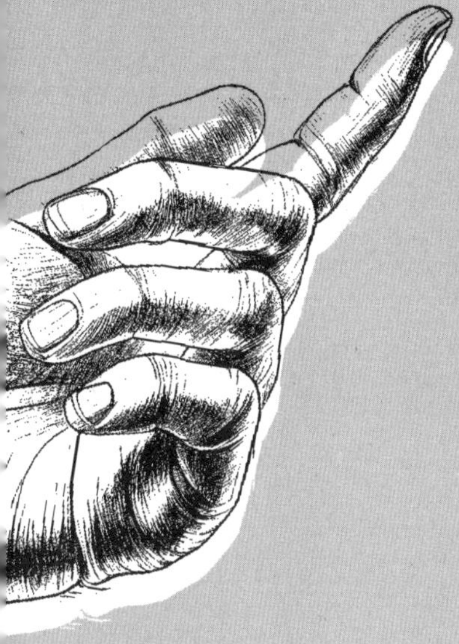

(PROCESSED) FOOD FIGHT

第十七章　食品分類

如果說本書有個貫穿全書的主題，那就是問題不在於食物成分，而在於食品加工處理方式。第二部和第三部討論了營養，到了第四部，我們要討論的是食品科學及其重要性。

我是一九七〇年代麻省理工學院畢業的，當時主修營養與食品科學，有幸同時接觸到了這兩方面的學問。而兩者之間，食品科學是否能幫助人們獲得更好的營養？還是削弱了食物的營養價值？當時指導我的教授有尼文・斯克林紹（Nevin Scrimshaw）、漢米許・門羅（Hamish Munro）和弗農・楊（Vernon Young），他們是維生素和蛋白質領域的知名人士，在研究與治療營養不良這方面很成功。他們相信食物中的營養成分是關鍵，缺少了什麼營養不是重點，如果能夠在食物中添加缺乏的營養素，就能滿足人體對營養的需求。我想他們是對的，只是這做法並不適用於每個人。

不過食品業倒是很樂意迎合我的教授們，因爲這給了業者賣點，以及能加諸在包裝上的宣傳標語（請見第二十四章），也正是這樣的思維以及熱量假說，造成我們在飲食方向的種種無知和無能，這也是大家搞不懂全球健康狀態爲何一直惡化的關鍵。

加工食品有以下七項特徵：

一、大量生產。

二、各批號有一致性。

三、各國間有一致性。

四、不同公司各有特殊配方。

五、由預先冷凍的原料組成。

六、能保持乳化，避免脂肪和水分層。

七、保存或冷凍保存期限較長。

就是這些加工過程讓食品有害人體生理，使得第七章裡討論到的那八種細胞內病理機制惡化，第四部會深入探討這些問題。

但首先讓我們回顧一下，那些所謂的官方營養資訊與指南。

小冊子、金字塔和盤子

美國農業部是美國主要的官方營養教育主責機關。他們的營養分類系統始於一九〇二年，是由威爾伯．艾華特撰寫的手冊開始（請見第四章），名稱爲《營養原則和食物的營養價值》

（*Principles of Nutrition and Nutritive Value of Food*），手冊裡介紹了熱量的概念。到了一九一七年，美國農業部接續發布了《幼兒食品》（*Food for Young Children*）手冊，那時因爲工業革命帶來全新的飲食環境，手冊目的在於爲爸媽們提供建議與指導。這本手冊後來又修訂出成年人的版本，名爲《如何選擇食物》（*How to Select Foods*）。一九三〇年代經濟大蕭條加上沙塵暴影響收成，全國各地都出現營養不良和饑荒的情況，促使美國農業部把預算花在營養「科學」上頭。約翰・史坦貝克（John Steinbeck）在一九三九年《憤怒的葡萄》（*The Grapes of Wrath*）裡就曾寫到，有婦女在自己的嬰兒死去以後，用剩下的母乳拯救垂死的老人的故事。到了一九四〇年，農業部制定出七大類食物：碳水化合物、脂肪、膳食纖維、礦物質、蛋白質、維生素和水。注意到了嗎，在第二次世界大戰之前，膳食纖維本身是個獨立的營養類別。爲什麼呢？這是因爲先前處理營養不良的經驗，讓農業部了解到綠色蔬菜對整體健康的重要性，因此認爲纖維是均衡飲食的一部分。

但是在戰爭和食品配給的影響之下，美國乳品和肉品的消費量不斷下滑，等到了戰爭結束希望重振經濟，所以努力增加宣傳。這促使美國農業部在一九五六年修訂食品分類，產生了四大類基本食品，包含乳品、肉類、水果和蔬菜、麵包和穀物（這是我在小學時學到的），其中乳品和肉類占據了重要地位，而纖維素則消失了。此外，果汁也在此時被歸類爲水果，又更進一步弱化了纖維攝取。

一九八四年農業部另外發展了食物輪盤（Food Wheel），這是以一九八〇年首次發布的《美國飲食指南》（*Dietary Guidelines for Americans*）後的第一個分類系統，這份指南完全遵從熱量原則。後來輪盤演進成爲一九九二年的食物金字塔，其中麵包和穀物位於金字塔底部，因爲它們是熱量密度低。油和甜食被放在頂部，因爲它們的熱量密度最高，這邊得要說明一下，糖的熱量密度與澱粉和蛋白質相同，都是每克四大卡，但甜食通常是糖和脂肪的混合物。農業部在二〇〇五年正式推出了「我的金字塔」（MyPyramid），內容開始有偏坦某些食物的傾向。但這個金字塔是怎麼變出來的呢？

原來食物金字塔不是美國農業部發明，是瑞典發明的。但後來瑞典廢棄了金字塔，美國農業部卻還是採用了它，因爲一九八〇年代推行農業單一作物栽培政策，結果造成了廉價的精製碳水化合物過剩，這些產物也成爲了金字塔的底部的基本食物。農業部的營養專家們一開始建議每天應攝取五～九份新鮮蔬果，搭配三～四份全穀物，並將精製碳水化合物比如餅乾這類食物放在塔頂。到了後來，當金字塔眞正問世時，數字卻與原先討論的大不相同，變成二～三份蔬果、六～十一份各種不同的碳水化合物，而且還包括餅乾。營養專家建議「少吃」的東西，到了金字塔卻變成「避免過量」，基本上就是扭曲成別吃太多就好。

是誰精心策畫了這個戲法？是雷根政府，他們還主張番茄醬也算是蔬菜。食物金字塔的創始人之一路易絲．萊特（Luise Light）曾說：「最終決定政府飲食指南的是食品業，他們左右了大眾營養資訊。事實上，對於食品業來說，飲食指南的目的只是在說服消費者所有食品（尤其是業者的商品）都很健康。」

食物金字塔很快招來各方批評，反對聲浪甚至來自政府內部。後來農業部因爲國人嚴重的肥胖危機，被迫放棄了金字塔，繼而在二〇一一年改推「我的餐盤」（MyPlate）爲低脂神話背書。不過，整件事仍有值得肯定之處，至少這次「我的餐盤」沒有大力宣傳精製碳水化合物。然而，不知何故，它所宣傳的低脂卻仍是錯失重點，而且不知爲何將果汁、水果和加工後的蔬菜脆片都視爲蔬菜。說好聽點，這個分類系統的科學證據參差不齊，講難聽點是根本不科學。農業部這番動作實際上只是在促成廠商生產高度加工食品，而事實上這也正是他們的意圖。

有熱量不見得就是食物

現在超加工食品占超市商品70%，是美國最主要的食品消費類別。它還占了前二十五名食品製造商生產的產品85%，供給日常60%的熱量，而且還涵蓋了飲食中90%的添加糖。但如果只需要注意熱量，那熱量從何而來，有何區別？

正如我希望說服你，「這與卡路里無關」。了解食品加工影響的唯一方法，是弄清楚熱量不等於食物。酒精有熱量，但它不是食物，反式脂肪有熱量，但不是食物。此外還有我從第一頁開始就不斷強調的觀點：糖有熱量，但不是食物（請見第二十一章），所以按照這樣的邏輯，超加工食品不是食物。

事實或是虛構？

食品藥物管理局規範食品營養成分標示。問題是，標示上會提醒大家裡頭的食品有健康風險嗎？會告訴你產品做過什麼加工嗎？這種食物是否健康？實話說，這個標示真有助於健康？

聰明的消費者，會注意到標示**加上**了某些關鍵詞（參見第二十章）。例如「部分氫化」就是個被證實與疾病相關的詞彙，當然還有「**反式脂肪**」這個詞。

儘管早在一九五七年就有充分的數據證明**反式脂肪**有毒，但直到二〇〇六年當局才更改了營養成分標示，單獨列出**反式脂肪**。問題是當前的食品標示無法告訴你哪些成分被**摻假**（參見第十八章）或是**略去**（參見第十九章）。

儘管食品標示規範不斷改進，盡量突顯食品的各個成分，但卻沒有任何解決食品加工程度的動作。目前已有國家加入了這股標示潮流，其中有兩個分類系統值得介紹。我希望能藉由宣揚他們的成功，多少推動美國國內的食品標示前進。

他們懂營養標示

營養評分（Nutri-Score）標示是法國公共衛生部的創舉，是以醫師兼營養學家塞吉．艾克柏格（Serge Hercberg）的研究，以及英國食品標準局的營養分析系統爲基礎。營養評分是採用五種顏色分級的標示系統，對健康的成分（例如纖維、蔬果及蛋白質）加分，同時對有問題的成分（例如總糖量、鈉）扣分。

雖然營養評分標示比美國的食品標示系統領先了好幾光年，但我對他們的演算法仍存有幾點疑問。首先，熱量和飽和脂肪都是負分，這是假設所有飽和脂肪都相同，另外要求列出的是總糖量，而不是添加糖。此外，它也沒有直接點出食品加工問題，但由於評分計算方式把纖維和糖加成計算，經過加工的食品多少會影響分數。以整體人口角度來看，營養評分高低與慢性病風險相關，但針對個體不同仍需要更多前瞻性數據驗證。制定這個分類系統前後花了六年時間，會如此耗時的原因之一，是因爲歐洲食品巨頭認爲評分會威脅到銷售。他們從業界、政府和歐盟食品安全局等各層面上，使出渾身解數打擊這個系統。甚至設計了一種完全不同的標示，稱爲「進化營養標示」（Evolved Nutrition Label, ENL），爲的就是與營養評分標示競爭。這套系統量化了熱量、總脂肪、飽和脂肪、總糖量和鹽量，但最終因爲歐洲食品巨頭們對於食品到底應該以食用份數標示，還是每一百克標示，這一點無法達成共識。例如費列羅集團（Ferrero Rocher）的能多益榛果可可醬（Nutella）含90％糖分與10％脂肪，只吃一份十克是綠燈，但如果吃上一百克，那就會亮紅燈！最終業界放棄了進化營養標示，而官方的營養評分則被西歐多數國家採用（義大利除外，因爲在那裡麵食仍是主食）。

NOVA食品分類

也許最具創新性，而且就我個人觀點看來最有用的，要屬於巴西的ＮＯＶＡ食品分類系統。這個系統是聖保羅公共衛生營養學家卡洛斯．蒙泰羅（Carlos Monteiro）的心血結晶，它讓審視食物的角度前進了一大步。它假設所有食物本質上都是好的，並以不同加工程度來分類。站在整體人口層面，ＮＯＶＡ食品分類系統已經用英國的大數據驗證過，到目前爲止，用這套系統來預測疾病盛行率，比用美國營養成分標示要準確多了。

ＮＯＶＡ食品分類系統將食物分爲四類：

第一類：未經加工或輕微加工食物。例如新鮮或冷凍的蔬果、堅果、豆類、穀物、麵粉和麵條、雞蛋、巴斯德殺菌後的牛奶和原味優格、冷藏或冷凍肉類等，這些是基本飲食。

第二類：加工烹飪原料。從第一類食品或自然界中提取的物質，例如油脂、糖和鹽。用量少，目的在於將第一類食品做成菜餚和餐點。

第三類：加工食品。將第二類物質加入第一類食物，例如新鮮製作的麵包加乳酪。目的是用於搭配在第一類食物裡，成爲餐點的一部分，應少量食用。

第四類：超加工食品。成分複雜，而且大多數成分爲工業用途，例如碳酸飲料、甜點或鹹零食、重組肉、「即食」餐點和工廠化生產的甜點等，應該避免食用。

因此，這四個類別都包括了加工食品。

加工食品形塑現在的你

第一位營養學家兼美食家薩瓦蘭（Jean Anthelme Brillat-Savarin）在他1826年的代表作《美味的饗宴：法國美食家談吃》（*The Physiology of Taste, or Meditations on Transcendental Gastronomy*），說過一句名言：「告訴我你吃什麼，我就會告訴你，你是誰。」後來這句經過流傳，話被人簡化為「人如其食」（You are what you eat），但我心知肚明，照生物化學和生理學來看，事實並非如此。二〇一二年我在《雜食者的詛咒》提倡了個替代性的口號：「**你如何處理自己的食物，造就了未來的你**。」我當時說的也不盡然正確。

現在該要修訂為：「**別人**如何處理你的食物，造就了未來的你。」這口號其實也很接近薩瓦蘭的初衷。我們身處的這片混亂，都是加工食品造成的，而大家也正因此而遭受八種細胞病理機制的困擾。第十八章到第二十二章將會告訴你，你是誰，以及他們是如何造成這樣的你。

第十八章 食品中的有害成分

食物不論在哪都是一樣的對嗎？不完全是。每塊土地都不同，每個農場種植作物的方式也不同，加上每個牧場餵養動物的方式不同，還有每位廚師烹飪的手法也不同，所以當然不同地方的健康狀況也可能會有所不同。但這主要不是因爲加工使食物裡的營養物質流失（請見第十九章），或是添加劑的問題（請見第二十章），更多是由於食品摻雜了不良成分所帶來的品質問題，使人容易罹患慢性病。雖然下面這些因素也能在有機植物和動物產品見到，但整體而言還是在超加工食品中最常見。

毒素和重金屬

環境毒素會在動植物體內積聚，食用後會破壞人體代謝。雖然這表面上不是工業添加進去的，但有部分也是來自工業污染，以及食品加工的副產物。例如海鮮受到汞污染，就是個能追本溯源的問題。食品藥物管理局表示：「幾乎所有魚類和貝類都含有微量的甲基汞。然而，壽命越長的大型魚類含量越高，因爲它們暴露與積累時間更長。大型魚類包含劍旗魚、鯊魚、大耳馬鮫和馬頭魚等，風險最大。」汞最初是從哪裡來的？溫度計？或許是吧。但汞同時也是各種技術「進步」的副產物，當中還包括了將玉米加工成高果糖玉米糖漿。

當然，水中還存在各種濃縮在動物脂肪中的毒素，例如多氯聯苯和戴奧辛。你可能會誤以爲，只要吃素就能解決這個問題，但這是錯誤的。重金屬會濃縮集中在土壤表面與地底，抑制植物光合作用。爲了避免毒性，植物有特定的機制來排除毒物、隔離在根部，或者轉化爲生理上耐受的形式，但那是對植物來說，而不是以我們食用者的角度來看。例如根據《消費者報告》（*Consumer Reports*）指出，在美國白米和市售四種包裝果汁中，發現了砷、鎘、鉻、汞、銻和鉛，另外加工嬰兒食品的重金屬含量也不低。總而言之，食品加工導致重金屬外洩，進入了我們的食物鏈中。

支鏈胺基酸

請看圖18-1，對於吃肉的人，這些肉塊應該能讓人垂涎三尺。它們都很美味，但並不相同，仔細端詳一下，你都看到了什麼？

義大利和阿根廷牛從出生到屠宰都是放牧草飼，歷時十八個月，肉塊呈現粉紅色而且相當均勻。這些牛排味道很棒，但偏向有嚼勁的類型。另一方面，美國牛從出生到屠宰只用了六個月的時間，而且都是玉米餵飼。用玉米肥育牛隻較快，這樣就能加速上市、賺錢更快。美國牛肉因爲極爲嫩滑，嫩到甚至用奶油刀就能分開，這是美國牧場主最自豪的特性。但肉眼可見大理石花紋其實都是脂肪，是肌細胞內脂質，肌肉裡有脂肪，這代表著胰島素阻抗。

玉米是如何發揮這種魔力的呢？它富含擷胺酸、白胺酸和異白胺酸，這些統稱爲支鏈胺基酸。這些是必需胺基酸，必須透過飲食攝取。它們共占人體肌肉中20%的胺基酸。支鏈胺基酸也是健美運動員增肌所吃的蛋白粉中的成分，如果你是健美運動員，那的確需要大量攝取。但如果不是呢？如果只是個凡人，吃進了過量的支鏈胺基酸會發生什麼事？多吃的會進入肝臟代謝爲能量。胺基會被支鏈胺基酸醯基轉移

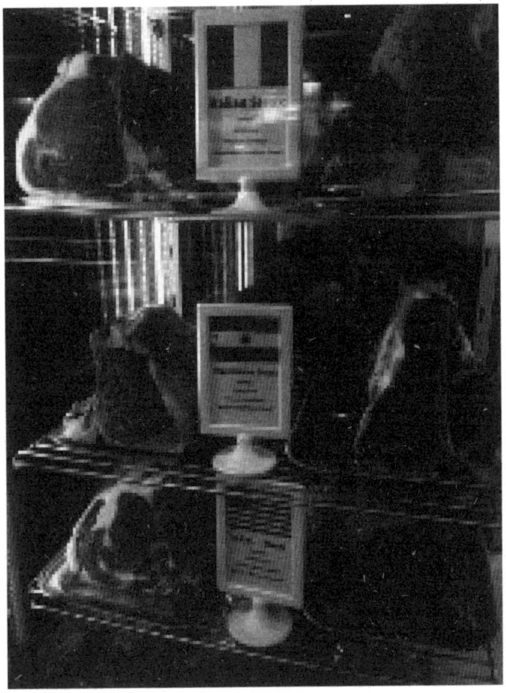

圖 18-1 義大利、阿根廷和美國牛肉塊。圖片拍攝於二〇一六年義大利羅馬的一家餐廳窗戶外。義大利和阿根廷牛肉肌肉勻稱，而美國牛肉則有大理石花紋，花紋表示肌肉中有脂肪堆積，這是胰島素阻抗和代謝症候群的症狀之一。

酶（Branched-Chain Amino-Acyl Transferase, BCAAT）去除，轉化爲草醯乙酸（Oxaloacetate）等有機酸。然後進入粒線體燃燒，或是轉化爲肝臟脂肪。這和果糖一樣，都容易造成胰島素阻抗。

杜克大學醫學院的克里斯多夫・紐加德（Christopher Newgard）證明，代謝症候群患者的血液中支鏈胺基酸含量較高。紐加德同時也證明，代謝支鏈胺基酸較快的動物，較不受代謝疾病的影響。換句話說，工業化飼養讓動物和人類都生病了。此外，以放牧式飼養牛隻的國家，非酒精性脂肪肝盛行率較低，而進口美國牛肉的國家，非酒精性脂肪肝盛行率較高。

Omega-6 脂肪酸

在一九七〇年代心臟病的膽固醇假說的出現（請見第二章和第十二章），這讓我們的飲食習慣產生了巨大的變化：不吃奶油可是炸物還在、不吃雞蛋可是巧克力蛋糕還在。那麼我們可以用什麼油來炸食物、作爲烘焙的黏合劑，而且還能保持低成本？至此，工業化單一作物栽培出現。愛荷華州和內布拉斯加州一望無際的，都是玉米和大豆田。

在一九八〇年代人們轉而使用種籽油，工業化生產的玉米和大豆油，讓日常飲食充斥著 Omega-6 脂肪酸，而工業化穀飼牛、雞和魚，增加了動物飲食中的 Omega-6 含量，更增加了人類膳食中的 Omega-6 脂肪酸。整體而言，二十世紀人類攝取 Omega-6 的量變成原來的三倍，結果人體脂肪組織中的亞麻油酸（主要的Omega-6脂肪酸）濃度，從一九五九年的9%，增加到了二〇〇八年的21%。

問題是Omega-6脂肪酸會促進發炎反應（參見第七章），它是花生四烯酸的前驅物，而花生四烯酸又能產生一系列的發炎反應物質，例如前列腺素、白三烯和血栓素。這些物質有助於對抗感染與外來入侵者，但對於有血管阻塞症狀的人可不好。營養學家將Omega-6與Omega-3的比例視爲發炎狀態平衡的指標，理想比值應該是一比一。都吃加工食品的話，這比例會變成二十比一。好消息是，草飼動物的Omega-6含量較低、Omega-3含量較高，因此選用加工程度較低的食品，能讓這個比例盡量接近三比一（請見第十九章）。

自食其果

那最陰險又最容易被忽視的有害成分摻雜情況，很可能其實是我們自己在烹飪過程中造成的。這嚴格來說不算是加工食品問題，但是在食品烹飪的過程中，有些成分會因爲加熱而產生有害健康的物質。以下舉例四種平日烹調會產生的有害物質。

一、反式脂肪

是的，你沒聽錯。眞食物中的反式脂肪含量非常低，但你可以用任何不飽和脂肪直接在爐子上製作出反式脂肪。事實上只要簡單加熱，就能將廚房中最健康的脂肪之一：橄欖油，變成最致命的反式脂肪。原因爲何？不飽和脂肪具有順式雙鍵（請見圖7-3 (c)）。如果將不飽和脂肪加熱到超過發煙點，順式雙鍵就會異構（翻轉）變成反式雙鍵（請見圖7-3 (b)）。

舉例來說，最近有項研究是用菜籽油高溫油炸鷹嘴豆餅，然後將廢油混合到老鼠飼料中。結果發現吃高溫菜籽廢油的老鼠，相較於吃低溫烹調菜籽油的老鼠，罹患結腸腫瘤和腸道炎的機率更高。油品發煙點越低，就越容易加熱產生反式脂肪，特級初榨橄欖油的發煙點是所有油品中最低的，爲攝氏160度。

這個發煙點規則有個例外：飽和脂肪。因爲飽和脂肪沒有雙鍵，因此沒有可以異構化的地方。儘管豬油因爲飽和脂肪聲名狼藉，但單就炸油的角度來說，它比任何油都安全。

話說回來，這一類順式脂肪轉變成反式脂肪的過程，或許也是取得營養流行病學數據時最大的障礙之一，因爲研究人員無法逐一測量每個人的爐子溫度有多高。

二、多環芳香烴碳氫化合物（PAH）

毫無疑問的，煤炭和汽油中的多環芳香烴碳氫化合物（Polycyclic Aromatic Hydrocarbons, PAHs）會導致癌症，這是自一九三〇年以來就已經知道的事。當時的科學家在老鼠身上塗煤焦油（請見第六章），最後引發了腫瘤病變。基本上，PAH會與DNA鹼基結合，產生氧自由基導致細胞突變。

當然，車輛排放與輪胎磨損產生PAH，會使肺部產生疾病與各種癌症，但燒烤甚至煙燻肉類，也同樣會產生PAH。有一系列研究顯示，即使烤架上沒有肉，木炭空燒也會產生丙烷以外的PAH，釋放到空氣中，放上肉來烤當然更糟，肯定會導致DNA突變、造成癌症，而烤蔬菜也一樣會形成PAH，儘管濃度相對較低。雖然燒烤絕對是美國人最喜歡的休閒活動之一，我本人就很喜愛，但PAH問題不能忽視。吃越多燒烤風險越大，就像貫穿本書的概念一樣：適量是關鍵。

三、膳食裡的糖化終產物和丙烯醯胺

糖化（參見第七章）在人體中與在食物中，都是會自然產生的現象，尤其是經過熱處理的情況下。你做過焦糖嗎？把白色煉乳加熱到非常熱，就會變成棕色的焦糖。這是因爲熱量會驅動梅納反應，使葡萄糖和果糖與牛奶蛋白結合，產生糖化終產物（AGE）。許多加工食品中都有梅納反應存在，因爲加熱是殺菌的方法之一。

加工食品裡的AGE直到近年都還被認爲是良性的，然而最新研究顯示，它們會經腸道吸收進入血液，然後與肝細胞上的AGE受體（Receptors for AGEs, RAGE）結合，傳遞訊息使粒線體停止燃燒熱量同時促進脂肪堆積。我在杜魯大學的同事研究青少年血中糖化終產物含量，結果發現肥胖者體內含量較高。此外，這些青少年體內糖化終產物含量高低，與血管損傷程度相關，這表示它對健康並非完全無害。另一項長期追蹤研究以七萬八千名婦女爲對象，觀察十一年期間她們的飲食與罹患乳癌的風險關係，其中糖化終產物攝取量最多的那組，乳癌的風險增加了30％。這些研究既沒有證明因果關係，也無法斷定糖化終產物完全來自加工食品，但許多加工食品是以加熱法滅菌，因此食品加工很可能會增加糖化終產物與慢性病風險因子。

有種廣受關注的特殊糖化終產物叫丙烯醯胺（acrylamide），它是碳水化合物和脂肪經過高溫產生的。這是炸薯條誘人的原因之一：嘎吱嘎吱的口感。丙烯醯胺也是咖啡烘焙過程的副產物。膳食所含的丙烯醯胺被身體吸收後輸送到肝臟，並轉化爲環氧丙醯胺（glycidamide），這是種強效致癌物質。癌症測試研究顯示，有三分之一的樣本呈現出與這種化合物相關的基因變異，而這種化合物只能從食物中產生。此外，最近有項統合分析更發現丙烯醯胺與停經前的婦女乳癌和子宮癌有相關性。這些研究都沒有達到證明因果關係的門檻，因此無法坐實這些物質確實會損害健康，但當你看到數據時，就會發現足以引人注目的相關性。

四、3-單氯丙二醇（3-MCPD）脂肪酸酯

當脂肪中的游離脂肪酸與鹽中的氯離子，一起加熱到攝氏兩百零四度或更高的溫度下，就會產生這些有害物質。它們對腎臟和睾丸的毒性特別強，但也可能影響肝臟和其他器官。歐盟食品安全局已對食品含量設定了上限，但美國食品藥物管理局卻只發布了指引，未作限制。

原始數據

要煮還是不煮？生食餐廳在流行大都會裡冒出頭來，主打純素菜單。初步來看生吃更有營養，因爲加熱會破壞一半的維生素B和C，但當然也要考量到烹飪過程有殺菌功能。回頭想想，也許發酵食品像是泡菜、酸菜、味噌、豆豉、康普茶等，會是兩全其美的選擇。有人喜歡微酸的味道，而這些細菌往往是無害的，還有助於提升腸道菌群的多樣性。此外，發酵過程產生的乳酸，製造了天然的食物保存環境，而且發酵後的維生素和礦物質利用率顯然更高，這可能是由於植酸被降解，而植酸會抑制腸道維生素的吸收。

不過，這邊有兩項重點提示：加工食品不會經過發酵，而且冷藏優格也不算發酵食品，只要標示上沒寫「活菌」，那麼它就只是甜點。

重要的**不是食物中的成分，而是對食物所做的加工**，這句口號在本章中更清楚。本章說明的還只是一般人如何處理食品，與食品集團無關，而普羅大眾處理食品的方式，比起加工業，只不過是小巫見大巫。

第十九章　食物營養流失

眞食物中充滿了各種有益健康的物質，那爲什麼食品業要加工除去營養呢？第一，微量營養素本身並不那麼美味，其次，這些化合物置於一般有氧的環境下，可能會失去活性甚至變質，甚至兩者都有。

以小麥爲例，從前人們用石磨研磨小麥做成粗糙麵粉，再用來製作鄉村麵包，現在這樣的麵包可能一個就要十五美元，而且還不好買。小麥一旦磨碎就難以儲存，爲什麼呢？因爲小麥穀粒由三部分組成：外面是麩皮，由可溶性和不溶性纖維組成，內部是胚乳，是純澱粉或製造白麵粉的原料，最後是胚芽，其中含有核酸、多酚、類黃酮、維生素、抗氧化劑和其他微量營養素（這可是營養福袋）。我記得小時候，每天媽媽都會從冰箱裡拿出一罐奇默小麥胚芽，然後挖一勺硬塞進我嘴巴裡，每次我都不太開心，我覺得很難吃，而放冰箱保存，只是爲了避免更難吃。小麥胚芽中的微量營養素包括胺、嘌呤和酚酸，這些物質很容易被氧化成「醌」這種物質，不但沒有營養價值而且味道也很噁。但如果在研磨加工過程中，將纖維和胚芽與澱粉分開，就可以做成袋裝麵粉較不易變質。這有利於保存、更有利於生意，卻無益於營養。

上面只是舉個例說明食品加工問題，讓我們來看看具體情況。

是否含有纖維

史蒂芬．瓊斯（Stephen Jones）是華盛頓州立大學的遺傳學家，也是麵包實驗室的主任。這是個集結各方智庫的烘焙實驗室，聚集了科學家、麵包師、廚師、農民、麥芽製造商、釀酒師、烈酒蒸餾師和磨坊主，一起試驗小麥、大麥和其他穀物的風味、營養與功能（聽起來比迪士尼樂園還好玩！）。穀物都有些什麼共通點呢？麩皮、胚乳和胚芽。瓊斯指出碾磨後能得到占重量20～30%的穀殼，這些都是纖維。如果丟棄不用的話，那就會浪費不少成品。

正如第十二章所討論的內容，纖維對健康來說可能是最重要的營養素，因爲它既能**保護肝臟**，又能**滋養腸道**。然而人體無法吸收這個營養素，因爲這些纖維不是爲了**你**，而是要給腸道細菌的，你得攝取纖維**腸道菌**才會開心。所以人不但是爲了自己吃飯，也是爲了體內那一兆個細菌而吃飯。

別忘了纖維有兩種（參見第十二章）：可溶性纖維（例如果凍裡的果膠），以及不溶性纖維（例如芹菜纖維）。人體兩種都需要，兩者能共同構成消化道上的隔離層**保護肝臟**，纖維又能被腸道菌利用，也能**滋養腸道**。當然，你可以碾碎穀物，但這樣一來保護外殼就被破壞了，澱粉會釋放出來，容易被消化和吸收，增加了葡萄糖和胰島素反應。食品加工業聲稱這些產品是全穀物，因爲它的確是用全穀物製作，但眞正重要的**不是食物中的成分，而是對食物所做的加工處理**。

喝果汁了嗎？

眞食物中的纖維若是完整，就具有**保護肝臟**和**滋養腸道**的雙重作用。最好的纖維組合是可溶性與不溶性纖維都有，而天然的食物幾乎都是這樣的組合，直到被拿去加工。

還能做什麼？不溶性纖維無法冷凍保存，這道理很容易證明。把一顆柳丁放進冷凍庫隔夜，第二天一早拿出來解凍吃吃看。解凍柳丁會變軟爛，再也不是原來的樣子了，冰晶破壞了柳丁的細胞壁，解凍後水會湧入細胞，進一步破壞了質地。當然，大食品廠都知道這點。所以他們怎麼做呢？他們會先榨汁再冷凍，產品就可以永久保存不會變質。他們把柳丁變成了商品，一種能長期儲存的食品。

問題是，榨汁過程中營養是否會損失？答案是肯定的，所有不溶性纖維都會被去除。只剩可溶性纖維仍然有些好處，柳橙汁可以加快食物通過腸道的速度（更早產生飽腹感訊號），而且可溶性纖維也能被發酵轉化爲短鏈脂肪酸。但是這些優點比起兩種纖維素結合後，能共同抑制胰島素分泌，那就顯得微不足道了。別忘了無論果糖來自何處（水果、甘蔗、甜菜等），如果沒有纖維，對身體代謝影響都是一樣的。

此外，果汁和汽水一樣，是含糖量極高的飲料。研究顯示，即使在控制熱量的前提下，喝果汁患糖尿病和心臟病的風險同樣會增加，而若是吃完整的水果則有保護作用。問題出在加工過程，早期人們沒有果糖相關的疾病，那是因爲他們吃完整的水果。

不相信嗎？再舉個例子，從新陳代謝的角度來看，蘋果泥比較接近蘋果還是蘋果汁？從血糖波動的角度來看，事實證明蘋果泥比較像蘋果汁，它可能可以滋養腸道，卻不能保護肝臟。

那蔬果汁呢？Vitamix、Breville 和 Magic Bullet 這些牌子的果汁機，能會將不溶性纖維絞成碎片，變成流質像果汁一樣。也因此，破片般的纖維無法在十二指腸形成網架，也無法保護肝臟免受果昔裡的糖分攻擊。事實上，歐洲小兒消化科、肝臟科及營養學會（European Society for Pediatric Gastroenterology, Hepatology and Nutrition, ESPGHAN）建議不要讓兒童喝蔬果昔。不過，如果單純喝蔬菜汁沒有配其他東西，那也沒有什麼需要保護肝臟的顧慮，還是可以放心享用。

爲什麼不能只補充纖維呢？畢竟市面上都買得到雜糧棒、燕麥餅乾和美達施（Metamucil）纖維粉。但那作用不一樣。美達施是種可溶性纖維，原料取自洋車前子（Psyllium），但它不含不溶性纖維。此外迄今爲止，用美達施治療第二型糖尿病的療法也尚未成功，雖然證實它可以改善膽固醇和血中胰島素濃度，但前提是要有健康的飲食習慣。纖維粉無法扭轉不良飲食的影響，食品藥物管理局甚至拒絕核准相關健康聲明。

毀掉福袋

包覆著小麥穀粒的麩皮對健康有益，而胚芽則是提供第二種益處。這是個裝滿了防止八種細胞內病理機制（請見第七章）輔助因子的福袋。以當前的加工方法，當人們製作麵包或其他穀類食品時，會除去全部的健康成分。全球疾病負擔健康數據中心（Global Burden of Disease, GBD）近期研究顯示，加工食品有害健康的原因有兩個：加工會損害食物營養成分，而加工食品又取代了日常中的眞食物，結果就是吃進的食品營養不足以預防健康問題。

胚芽的抗氧化劑如維生素C和E、類胡蘿蔔素和α-硫辛酸等，也會在加工過程中流失，與纖維一起被丟棄，或另外賣給營養補充劑公司，由這些公司去萃取銷售。飲食中的抗氧化劑不足，表示自由基會大量產生，使細胞面臨功能障礙和死亡的風險，後續就可能產生慢性病。

氧自由基會破壞細胞內必需蛋白折疊過程*，導致代謝混亂。在胰腺中，如果胰島素分子不能正確折疊，就會使胰島素不足，如果肝臟蛋白無法正確折疊，就會產生胰島素阻抗，加上抗氧化劑缺乏的情形下，肝臟就容易受到氧自由基的傷害，進而引起發炎症狀。缺乏眞食物表示缺纖維素、維生素、多酚、多胺、黃酮類化合物，和其他常見的能維持八種細胞內代謝程序順利運作的抗氧化劑。

---

*譯注：蛋白質合成是以基因為模版複製出線狀的胜肽鏈，之後必需經過折疊才能產生形狀正確、具有功能的蛋白質。

農業育種

在過去五十年裡，我們透過育種讓農作物變得更甜，但有些營養學家開始擔心，這樣的育種也等於改變了原有的營養。要驗證這樣的說法可能有些困難，因爲大部分研究都是食品業做的，而食品業正如先前討論的那樣，有既得利益的考量。

以番茄爲例，番茄中的色素是抗氧化劑茄紅素，是維生素A的前驅物，普遍認爲有助於心血管健康和視力，同時能降低癌症風險。然而，番茄的糖分越多、越甜，茄紅素的含量就越少。加工過程又讓茄紅素的含量更低，因爲茄紅素分子經過加熱會產生氧化和異構化，從反式（具活性）形式轉變爲順式（無活性）形式*。葡萄也是一樣，糖分越高、維生素C就越低。

牧草和 Omega-3 脂肪酸

Omega-3 對健康非常好，那可能是我們能吃進嘴裡的最健康的東西。Omega-3 脂肪酸分

* 譯注：茄紅素加熱的確會破壞活性。一般常說的蕃茄煮過吃更營養，是指透過加熱破壞細胞壁，釋出較多茄紅素以提高吸收率。

成兩種，包含二十二碳六烯酸（DHA）和二十碳五烯酸（EPA），兩者都能降低脂肪細胞的發炎反應，並預防游離脂肪酸產生（請見第十二章），如此一來就可以防範游離脂肪進入肝臟，被肝臟包裝成三酸甘油酯。這也是Omega-3能預防心臟病的原因所在，但效果僅限於那些三酸甘油酯偏高的人，因爲他們本身就缺乏Omega-3。

Omega-3對大腦的影響更爲重要，這就是爲何嬰兒配方奶粉要添加ＥＰＡ和ＤＨＡ的原因（參見第十六章）。母乳裡面也含有豐富的Omega-3，但前提是媽媽本身也攝取足量。Omega-3還間接影響整個大腦神經末梢的血清素分泌。當神經末梢周圍發炎時，會抑制血清素的分泌，這可能也解釋了爲何身體和大腦發炎的人往往情緒易怒，即使是在服用選擇性血清素再回收抑制劑（SSRI）或其他抗憂鬱劑也一樣。事實上，有研究發現地中海飲食能改善憂鬱症的症狀，還有另一項研究顯示，光是吃魚就可以逆轉憂鬱症。補充Omega-3還可以降低兒童和成人憂鬱症風險，並且可以作爲抗憂鬱藥的輔助劑。最後，對於有反覆自殘行爲（焦慮導致的極端行爲，例如割傷、摳傷、抓傷、燒傷等）患者服用Omega-3與眞食物或補充劑，結果顯示自殺傾向、憂鬱和日常壓力會降低。最近有項研究是以患有對立反抗症（Oppositional Defiant Disorder）的十一歲孩童（那些經常被叫到老師辦公室的孩子）爲對象，讓他們服用Omega-3和礦物質，不到三個月他們的攻擊性就降低了。Omega-3並不是治療所有疾病的靈丹妙藥，但要是缺乏，似乎對大腦和身體都是災難。吃眞食物是最佳攝取方式，但營養補充劑也可以補其不足。

那麼 Omega-3 存在什麼食物裡呢？通常它們存在於魚類，但並不是隨便什麼魚，而是要野生的魚類。藻類會製造 Omega-3，而野生魚吃藻類然後人類吃魚。但是養殖場的魚吃的是富含 Omega-6 和支鏈胺基酸的玉米飼料（請見第十八章）。雞蛋裡面也有 Omega-3，但只限於放養雞隻所產的蛋，因爲放養的雞吃的是草而不是玉米飼料。看看圖 19-1，就能辨別出放養雞隻與工廠籠飼雞所產的蛋，其蛋黃之間有差異。這原則也適用於肉類，放養的動物富含 Omega-3。而對於吃素的人來說，亞麻則是補充 Omega-3 最好的選擇。

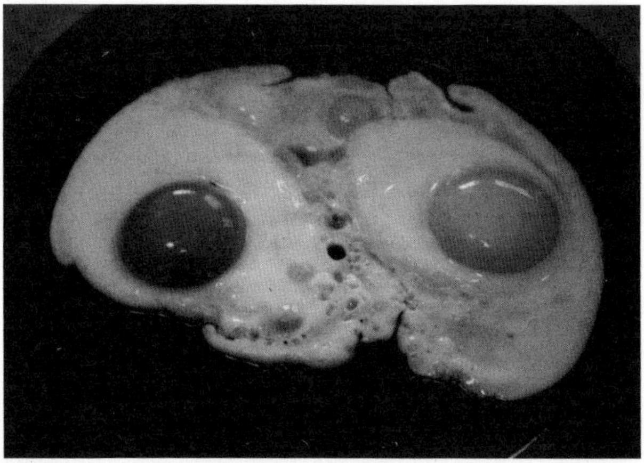

圖 19-1　放養方式所生產的雞蛋富含 Omega-3 脂肪酸（左），蛋黃呈深橙色，而工廠籠飼生產的雞蛋 Omega-3 脂肪酸較少（右），蛋黃為淡黃色的。

蛋讓人開心

所有胺基酸都很重要，其中又以色胺酸最爲重要，因爲它是最稀少的，它屬於必需胺基酸，只能透過飲食獲取，飲食中以雞蛋、家禽和魚類中含量最多。此外，它也是唯一可被大腦轉化爲血清素的胺基酸，正如先前提到的，血清素是種使人感到快樂、減輕焦慮、抗憂鬱和促進睡眠的神經傳導物質。

加工食品不太常加入蛋類，因爲時間長了蛋會凝結，不冷藏時會變質，而且也有人對雞蛋過敏。加工的魚類通常也不太是暢銷品，有部分原因是某些魚類不易冷凍保存，還有就是多數人還是喜歡看生鮮狀態判斷魚肉新鮮程度。堅果也含有色胺酸，菠菜和大豆裡也有少量。但是色胺酸補充品呢？這的確會增加血中濃度，但副作用一堆。

任何吃眞食物的人都可以獲得本章列舉的好處，能保護肝臟並滋養腸道。然而加工食品沒有這些優點，有五分之四的美國人，都缺乏能幫助免疫系統正常運作的營養素（維生素A、C、D、E和鋅）。人們挑戰不了眞食物的價值，但大食品公司可以，而且也確實這麼做了，因爲加工食品味道更好、更讓人上癮。

第二十章 食品添加劑

超加工食品在不同的工序上添加化學物質，比如飼養動物時可能添加抗生素預防感染，耕種時也可能噴灑農藥防蟲害。還可能在食品加工時添加化學物質以增加風味、顏色、口感和保存期限。無論如何，當化學物質添加在動物、植物或食品上面時，等於也是添加在你我的身上。這裡面有許多化學物質，會直接作用於八種細胞內病理機制（請見第七章），進而增加慢性病風險，後續內容會再說明這些作用機制。

細菌學說

我敢打賭，你從來沒有想過農場很乾淨，但事實就是如此，因爲糞肥能增加土壤裡的氮和固氮菌，爲植物增添肥料。相對的，集約式飼養經營（CAFOs）（請見第二十五章）並不乾淨，因爲沒有土壤供糞肥固氮，也沒有草可供動物食用，無法維持健康的腸道菌叢。

飼養場中的飼料玉米，不僅含有大量碳水化合物和支鏈胺基酸，而且還缺乏微量營養素，這使得動物容易染病。此外，病原菌可能在封閉的牧場、不衛生的環境中滋生，因此通常會投以低劑量的抗生素，用來預防疾病也促進生長速度，當然還有維持牧場收入。二〇一四年售出的抗生素中有80％用於畜禽，只有20％用於人類。抗生素即使經過屠宰和加工仍會殘留，然後就進入了消費者的腸道。這造成了兩種可能的健康危機：代謝症候群，以及抗藥菌。過去二十年間還始發現抗藥菌，而這些細菌正在改變人類腸道菌群。正如前面討論的，當厚壁菌門等「壞菌」生長超過類桿菌屬等「好菌」時，腸道菌就會失調。這些壞菌可能攻擊腸道上皮細胞導致腸漏症，進而引發全身發炎症狀，並導致代謝症候群（請見第七章）。食品藥物管理局已經敦促畜牧業嚴格限制抗生素使用，在二〇一五～二〇一八年間用量下降了38％，但抗生素管理仍然存在許多嚴峻的挑戰。

最糟糕的是，腸道裡有種愛吃糖的新型細菌，這顯然是我們自己養出來的。**困難梭狀芽孢桿菌**總是讓人討厭，通常會被「好菌」拒之門外。但住院患者接受大量抗生素治療，這會殺死腸道內的好菌，導致這種菌大肆生長，也因此養出了一種全新的菌株（DNA差異超過5％），它特別能適應加工食品的高糖量，不意外這個菌株未來會越來越普遍，而且不只出現在醫院裡。

這是個充滿挑戰的世界

要讓食品維持在便宜的價格，就要先維持農作物產量。但大自然有他的想法。昆蟲、雜草、老鼠和眞菌也是美國農場裡的居民，即使到了今時今日，蝗蟲仍然威脅著整個非洲的糧食供應。二十世紀毒理學家在蟲害防制上卓有成效，但有個地方做的不太好，因爲他們沒有妥善評估殺蟲劑對人類的毒性。

雙對氯苯基三氯乙烷（DDT）

自第二次世界大戰以來農藥就已經存在，其中最重要的是DDT，這是種雌激素化合物，可以抑制昆蟲的生命週期以保護作物。問題是它也會抑人類的週期，還可能刺激人體雌激素敏感組織癌變。這就是一九六二年瑞秋．卡爾森（Rachel Carson）《寂靜的春天》（*Silent Spring*）故事背景，也是環境革命的轉折點。儘管美國環境保護署於一九七二年正式禁止DDT，但它從未眞正消失，仍然是持久性有機污染物（Persistent Organic Pollutants, POPs）之一。它仍然存在於環境中，至今在嬰兒體內仍能發現DDT的代謝產物DDE，這與粒線體代謝下降和胰島素阻抗有關。

嘉磷塞（Glyphosate）

食品業迫切的需要新的農藥，這點不難理解，也因此嘉磷塞（農達）於一九七四年問世了。它的銷量非常大，到了二〇一四年，全球每年噴灑量高達八．二六億公斤。單就農業角度來看，嘉磷塞能抑制各種雜草生長，是種靈丹妙藥。爲了提升嘉磷塞的效用，孟山都公司基因改造了玉米和大豆（加工食品常用主要成分），使其具有抗嘉磷塞的特性，如此一來這些作物的生長就不會跟著雜草一起被抑制，產量也能因此提升。問題是，從化學角度來說，嘉磷塞（N-磷酸甲基甘胺酸）的活性成分是甘胺酸衍生物，而甘胺酸是蛋白質裡最小的胺基酸。當植物會吸收嘉磷塞之後，這個化學成分會取代甘胺酸，被納入新合成的植物蛋白質結構中，同時抑制將碳水化合物轉化爲複雜的芳香族胺基酸（苯丙胺酸、酪胺酸、色胺酸）的路徑。別忘了苯丙胺酸和色胺酸都是必需胺基酸，只能靠攝取食物補充，而酪胺酸來自苯丙胺酸，這表示經過嘉磷塞處理的農作物所含的必需胺基酸較少，對於神經傳導物質血清素、多巴胺和去甲腎上腺素的合成幫助有限。

後續還發現嘉磷塞也會污染各種農作物。從營養的角度來看這可能是個問題，特別是對於素食者來說，因爲他們沒有其他來源來能獲取這些胺基酸，但不論如何，最終這對我們所有人來說都會是問題。腸道菌如同腸內的植被一樣，而嘉磷塞也同樣會影響微生物，導致腸漏症並引起發炎症狀。儘管已經有人提出，嘉磷塞與乳糜瀉以及癌症病例上升有關，但這仍然是相關性，而不是因果關係。在動物研究中，嘉磷塞似乎還會影響甲基化（請見第七章），進而影響子代表觀遺傳變化造成肥胖。

與大菸草公司的騙局一樣，孟山都早在一九八五年就知道嘉磷塞可能導致動物癌變，卻沒有採取任何行動。最後因爲研究數據越來越多，二〇一五年世界衛生組織將嘉磷塞歸類爲致癌物。工業巨頭拜耳在二〇一八年收購孟山都，其後美國法院收到四萬多起針對拜耳的集體訴訟。有科學家在幫忙業者粉飾、掩蓋問題的嚴重性，臨床毒性上限也從六提高到一百，但不變的是，這些人都拿了孟山都的錢。

學界已呼籲重新評估整個嘉磷塞的毒性，但業界仍然抵制。二〇二〇年拜耳僅用一百億美元就解決了所有相關的集體訴訟，而他們現在仍在全球各地銷售嘉磷塞。

草脫淨（Atrazine）

這種除草劑自一九五八年以來使用至今，尤其是用於玉米種植。草脫淨能抑制光合作用，而這是植物的主要的能量路徑。人類並不行光合作用，所以這種農藥對我們來說應該是安全的對吧？但是已知草脫淨會造成兩棲動物畸胎，因此它不僅僅影響植物。它還被證明會誘發粒線體功能障礙、胰島素阻抗、糖尿病和甲基化，進而影響表觀遺傳學。

儘管先正達集團（Syngenta）一直堅稱草脫淨在正常使用情況下是安全無虞的，但他們在二〇一二年，仍是付了一．零五億美元去解決集體訴訟，他們被指控污染了中西部城鎮的水源，而先正達始終未承認有過失。顯然，川普政府同意先正達的觀點，因爲環保署於二〇二〇年九月廢止了一九九六年訂定的《食物品質保護法》（*Food Quality Protection Act*）規定，草脫淨成了安全的成分。

許多農藥都被證實有害人類粒線體功能，並會誘發胰島素阻抗。更令人擔憂的是，有些農藥的作用實際上就像抗生素篩選一樣，會消滅動物還有人類體內腸道菌，使產生甲烷的害菌取而代之（請見第二十五章），這可能會導致腸漏症、發炎症狀、胰島素阻抗和環境氣候變遷。

增味劑

現今人人都期待品嚐新鮮滋味，自己備餐的人可以添加香料。但加工食品公司必須吸引大眾，而許多香料等到上貨架時味道也淡去了，因此業者爲了滿足加工食品消費者的味蕾，只能開發增味劑。不幸的是，這些增味劑不只影響舌頭，還可能影響健康。

丁二酮（Diacetyl）

丁二酮奶油香味劑，一般會添加在微波爆米花和奶油糖裡面。它很容易分解成乙醛，而乙醛是已知的肺臟與肝臟毒素。丁二酮還與一種嚴重且不可逆的呼吸系統疾病有關，稱爲**閉塞性細支氣管炎**（Bronchiolitis Obliterans），它會使氣管發炎並造成永久性疤痕。二〇〇〇年有家微波爆米花工廠讓員工進行體檢，結果發現有25%的員工肺功能受損，醫學治療的效果甚微，幾乎可說是完全無效，有些年輕點的工人甚至只有三十多歲，但最後也逃不過等待肺移植的命運。吸入微波爆米花產生的氣體的確有害健康，不過吃微波爆米花還沒證實有害，除非有結腸炎，不過患者要是一吃就發作，肯定就永遠不會再吃了。

溴酸鉀（Potassium Bromate）

溴酸鉀用於麵包和餅乾，幫助麵團在烘焙過程中膨脹。它已被加州列爲致癌物，也被國際癌症研究機構（International Agency for Research on Cancer）列爲可能致癌物。雖然烘焙過程能將大部分的溴酸鉀轉化爲無害的溴化鉀，但不能保證全部都會轉化。

英國、加拿大和歐盟均已禁用溴酸鉀，雖然美國食品藥物管理局於一九九一年也發布了類似的建議，但目前在美國仍能合法使用。

天然香料（Natural Flavors）

你有沒有想過什麼是「天然」、什麼是「人工」香料？除了鹽、糖和水之外，天然與人工香料是最常列在營養標示上的項目，有七分之一的食品標示上面有。但它們到底是什麼？它們是化學物質，企業沒有義務告訴消費者其中含有什麼，食品藥物管理局也沒有要求業者這樣做。由於大多數香料都是非極性的不溶於水，因此通常會加乳化劑（如聚山梨醇酯八十）、溶劑（如丙二醇）和防腐劑（如丁基化羥基甲苯、ＢＨＡ），或許還有其他百種不同的成分，而生產香料的公司也生產香水。一般來說香料用量非常少，不太可能因此致病，除非是過敏，但這也無法完全保證。

乳化劑（Emulsifiers）

食品中會添加卵磷脂（巧克力）、聚山梨醇酯八十（起酥油）、羧甲基纖維素（沙拉醬）和鹿角菜膠（霜淇淋），以保持食品在儲存期間質地穩定。畢竟應該沒人想吃結塊的霜淇淋吧？這些分子一端極性另一端非極性，因此它們能夠將脂肪和水拉在一起，避免油水分離。然而，乳化劑也是種清潔劑，可能會除掉腸道上皮細胞頂部的黏液層，讓人便容易有腸道問題、食物過敏或腸漏症。

不過，到目前爲止，美國食品藥物管理局還是堅持，他們沒有發現乳化劑有害人體之處。

別跟我說話，我荷爾蒙失調

用內分泌學家的話來說，荷爾蒙非常重要，沒有它們，人類將會滅絕。但是當額外的激素進入食物供應鏈時，會發生什麼情況呢？單以具有雌激素作用的農藥ＤＤＴ而言，它會導致癌症。不幸的是，我們還沒有學會教訓。整個食品供應鏈使用了多種激素來提高產量或防止腐敗，但也帶來了許多不良的副作用。

牛生長激素

牛生長激素（Recombinant bovine somatotropin, rBST）用於乳牛和肉牛，會透過以下兩種方式影響人體健康。

一、**乳品與癌症**。牛生長激素會提升類胰島素生長因子（IGF-1）分泌，使牛奶產量提高15%，這對酪農來說是福音。但ＩＧＦ-１也是人類乳癌和攝護腺癌相關生長因子。關鍵是牛奶中存在的牛ＩＧＦ-１是否會被人體腸道吸收，使飲用牛奶者癌症風險增加。數據顯示，喝牛奶的人血液中ＩＧＦ-１濃度確實略有升高，但並不清楚這是否來自牛奶本身，因爲喝杏仁漿的人血液中IGF-1濃度也較高。迄今爲止，還沒有能令人信服的流行病學證據顯示牛奶會增加人類癌症風險。如今美國是第三大乳品出口國，每年向全球輸出二百二十萬噸奶粉、乳酪、奶油、乳清和乳糖。考量到像我們這樣的乳品出口國，代謝症候群和自體免疫性疾病的風險同時也是增加的，這可能是個原因嗎？不過好消息是，牛生長激素的使用已經逐步下降，二〇〇二年注射率爲22.3％，但如今這一數字已降到接近10％。

二、**牛肉與發炎**。我們唯一確定的是牛生長激素會讓乳房組織更容易發炎感染，抗生素使用也因此增加。一九九九年，歐盟禽畜措施科學委員會（Scientific Committee on Veterinary Measures Relating to Public Health）透過新聞稿表示，有六種常用的生長激素可能造成「內分泌、發育、免疫、神經生物學、免疫毒性、基因毒性和致癌效應」。隨後歐盟以激素有科學疑慮爲由，禁止了美國牛肉進口，此一事件經美國向世界貿易組織提起訴訟後，歐盟最終敗訴。

雌激素（Estrogen）

一九七九年，波多黎各發生了兒童乳房提早發育現象，男孩和女孩都有。結果發現原來是那精明的雞農，在飼養時添加了雌激素讓雞胸肉變大，借此提高獲利。

如果這只是單一事件，那還可以當作只是愚蠢的貪婪，但實際上二〇〇二年荷蘭有家動物飼料公司，也發生了幾乎相同的事件。他們在飼料中添加了黃體素和雌二醇，賣給數千位農民。突然之間，荷蘭孩童不論男女，乳房都開始發育。這個事件重傷了養豬業和飼料業，許多農民都因此破產了。荷蘭政府明知這可能會提高癌症、糖尿病、憂鬱症、肥胖、心血管疾病、免疫和先天缺陷的風險，卻沒有提供司法救濟管道，反而幫助隱瞞、掩蓋了這個問題許多年。

我們的環境中還存在許多其他雌激素類化合物，任何分子都很容易成爲雌激素，而雌激素受體又是專一性最差的，可以和許多化合物結合，這就是爲何乳癌因子很多。雙酚Ａ（Bisphenol A, BPA）就是種常見的化學物質，這是嬰兒奶瓶、收銀機的收據紙和食品中的常見成分。它不是直接添加到食物中，而是罐頭內部塗層，目的在保護食物不被罐頭金屬污染並延緩腐敗，然而ＢＰＡ無論如何還是會滲出，血中ＢＰＡ濃度過高與肥胖和胰島素阻抗相關（類似於ＤＤＴ／ＤＤＥ的影響）。

另一類稱爲對羥基苯甲酸酯的化合物，常用來作爲化妝品和口紅以及某些食品（如墨西哥玉米餅和鬆餅）的防腐劑。它們能改變基因的表達，包括乳癌細胞中的基因表達，並損害女性生育能力。我和加州大學伯克萊分校的同事甚至已經證實，對羥基苯甲酸酯的確會使女童初經提早。

就這年份保存得還真好

食品在貨架上能放多長時間？久了應該會腐爛、發黴，或者可能會變質，但事實看來並非如此。我們可以看到在 YouTube 上引起轟動的影片，那二十年前的 Hostess Twinkie 蛋糕，還有十年前的麥當勞起司漢堡，這都要歸因於食品工業所使用的防腐劑，但就像甲醛一樣，不會有人想吃進肚子幫內臟防腐一下。

丁基化羥基甲苯（BHA）和二丁基羥基甲苯（BHT）

這兩種化學物質都是洋芋片和肉品標準防腐劑。然而，國際癌症研究機構將ＢＨＡ歸類爲可能的人類致癌物，而且根據加州第六十五號提案，它被列爲已知的致癌物，這是根據ＢＨＡ和ＢＨＴ會導致動物產生腫瘤的證據，但在人類方面的數據則很難獲得。

沒食子酸丙酯（Propyl Gallate）

沒食子酸丙酯是種防腐劑，常用於含有脂肪的產品，例如香腸、植物油、湯底，甚至口香糖中。有些證據顯示，它可能也具有雌激素活性。在大鼠模型實驗下，它被認爲與帕金森氏症有關，但目前尚未證實與人類疾病相關。

硝酸鹽和亞硝酸鹽

硝酸鹽和亞硝酸鹽是燻肉（培根、香腸、義大利臘腸）中的防腐劑。雖然它能延長食品保存期限，還能讓肉品產生迷人的色澤，但它會直接導致疾病。硝酸鹽會轉化爲亞硝酸鹽，與胺基酸反應形成**亞硝胺**，然後與氮氣反應形成**亞硝基脲**。這是最強的致癌物之一，幾乎與所有消化道癌症（胃癌、腸癌和結腸癌）有關。二〇一〇年，世界衛生組織宣布硝酸鹽可能致癌，對肉品添加硝酸鹽的量也設定了上限，但我們仍然不知道實際的安全量究竟是多少。

反式脂肪

反式脂肪可能是加工食品問世與成功最重要的推手。一九一一年第一款反式脂肪研發問世，名爲Crisco。到了一九二〇年，幾乎所有在美國銷售的烘焙產品都添加了這個成分，因爲它同時具有防腐劑與硬化劑的作用。反式脂肪不會酸敗，因爲細菌沒有裂解反式雙鍵的酵素，當然也無法氧化它。問題是，人類粒線體是由細菌共生演化而來，甚至有自己的一套DNA，這表示它們也沒有這種酵素，因此反式脂肪最後會堆積在動脈壁上，除了產生氧自由基，也會導致代謝症候群。

甘地曾說過：「他們先是漠視你、再來嘲笑你，接著就攻擊你，最後你勝利了。」

一九五七年人們首次窺見反式脂肪的危險性，當時伊利諾伊大學有位德國移民生物化學家名叫弗雷德．庫默羅（Fred Kummerow），他在大鼠動脈壁上的沉積物裡找到了反式脂肪。這個發現被忽視了三十年，直到一九八八年才得到證實。那時庫默羅發起了一場針對反式脂肪的科學運動，起初飽受世人嘲笑，直到二〇〇六年美國食品藥物管理局承認了這項科學證據，並要求食品必需標示反式脂肪。庫默羅向食品藥物管理局送交了禁止反式脂肪請願書，而大型食品公司卻在大力反對。到了二〇一三年他起訴食品藥物管理局那時，已經高齡九十九歲了，最後反式脂肪終於被從公認安全（GRAS）清單中刪除（請見第二十四章）。

歷史上食品藥物管理局只刪除過硝酸鹽和反式脂肪這兩項物質，從這裡你就能了解，這些東西肯定有害健康（請見第二十四章）。

糖是增味劑、防腐劑，也會干擾內分泌

有機食品在過去十年中蓬勃發展，就是人們爲了避免上述化學物質而來。在有機超市買的包裝產品，不管是盒裝或罐裝的，很多包裝上都有標示著「有機」字樣。然而，從危害的角度來看，其他添加物比起糖這種普通商店裡74%的食品裡都含有的物質，就顯得相形見絀了，而且超加工食品裡糖的含量尤其多，無論是有機食品還是非有機食品，目的就是增加適口性、讓

人多買一點（請見第二十一章）。

食品加工業大力主張糖是加工食品配方的必需成分。確實如此，因爲如果沒有糖，你就不會吃那些產品，他們的利潤就會減少。

以下是食品業所提出的五項支持添加糖類的論點，以及爲何加糖有利業者，卻有害大眾健康的原因。

一、**糖能充數**。家樂氏蜂蜜早餐麥片含糖量是56%，糖越多、麥片就能少加點。這太明顯了不是嗎？

二、**糖使食物增色**。事實上，人們喜歡棕色和焦糖味道。第七章就介紹了梅納反應，也稱爲糖化、褐變反應，或者也可以稱之爲老化反應。這個反應發生時，每次都會釋出氧自由基、損害細胞。

三、**糖提高沸點**。沸點使焦糖化反應得以發生，正如我們所說，這能增添美味，但總歸這就還是梅納反應，時間一長就會導致細胞老化。還有數據顯示，果糖可能會使海馬迴「焦糖化」，可能導致記憶力減退。

四、**糖能保濕（吸引並保持水分）**。新鮮麵包多久會變乾硬？也許兩天？超市商業麵包呢？感覺應該要三個星期。有沒有想過爲什麼？商業化的麵包，麵包師傅會添加糖來代替水，這稱爲水活性。糖不會蒸發，除了能在烘烤過程中占據麵包的空間，同時還能保持水分，讓麵包保持濕潤。

五、糖是種防腐劑。你會把汽水放在室溫下嗎？當然，碳酸氣體逸出後，就沒有氣了。但裡面會長細菌或酵母菌嗎？從來不會。

順帶一句，糖是會讓人上癮的。業者不想讓你知道，所以他們會否認、否認、再否認，就像菸草業高層在國會作證時一樣：「我相信尼古丁不具成癮性。」

讓我們繼續看看下面的證據。

第二十一章 食物成癮

毫無疑問，現代人吃得比前人多了。爲什麼呢？大腦中有稱爲瘦素的負回饋系統，它能告訴大腦有足夠的能量，防止我們暴飲暴食，直到五十年前都還是如此。然而，正如我在第二章中所說明的，胰島素會阻斷下視丘的瘦素訊息傳導，導致瘦素阻抗使大腦感到飢餓，這會導致我們越吃越多，試圖提高瘦素濃度。儘管如此，如果胰島素和瘦素是唯一的問題，那麼我們應該各種類型的食物都會過量，但事實上我們很少會過量食用蔬果或豆類。說得淸楚些，我們會吃得過量的食物，都是那些速食。

通常我們吃東西並不是爲了肚子餓，吃已經成爲了一種簡單的「獎勵」以及紓緩壓力的良藥。這就引出了一個問題：速食會讓人上癮嗎？如果會的話，它又如何讓人上癮的呢？近年不少文章暗指西式飲食有讓人上癮的特點，會導致人吃得過量，而成癮是個常被提到的術語，它的定義會隨著不同情況而有所不同。

那麼科學家的定義是什麼？非常簡單：有**喜好**、有**渴望**，就會有需要。當人需要刺激，並產生生理上、行爲上或社交上的效果時，就會出現成癮現象。科學家們已經驗證過耶魯食物成癮量表（Yale Food Addiction Scale, YFAS），該量表顯示特定食物具有成癮性質。此外，兒童食物成癮量表指出，食物成癮在兒童之中很普遍，尤其是肥胖兒童。

然而，也不是每個人都支持食物會上癮這樣的想法。例如NeuroFAST這個歐洲學術團體，並不認同食物成癮的概念，他們認爲是「進食成癮」。有別於耶魯食物成癮量表，他們提出了自己的飲食成癮量表，所有食物都是一視同仁的。NeuroFAST認爲問題不在於食物本身，行爲模式才是重點。

但這樣的歧見並不只是用語之爭，因爲如果問題出在食物，那麼食品業就得承擔一定的責任，如果問題在於進食行爲，那就是消費者的錯，食品業完全無罪。NeuroFAST還指出，儘管特定食物可以在大腦中產生獎勵訊息，但它們仍然不能被視爲具有成癮性，因爲食物是生存所需，生存必需之物怎麼能說有成癮性呢？畢竟，尼古丁、酒精、海洛因和古柯鹼都不是必需的（儘管酒精還是有爭議，尤其是在晚間新聞之後小酌幾口）。

以下擷取自NeuroFAST的網站，用他們自己的話說：

「對於人類來說，沒有證據顯示特定的食物、食品成分或食品添加劑會導致物質成癮（目前唯一已知的例外是咖啡因）……在這個前提之下，我們還要特別指出，酒精飲料並不被視爲食物……」

因此，NeuroFAST認爲咖啡因具有成癮性，但不能歸類爲食物；他們也同意酒精會讓人上癮，但也不認爲這是食物。爲什麼？天然酵母從葡萄還在藤上就開始發酵使果實成熟，而

NeuroFAST 卻表示純化的酒精不是食物。其實酒精更像是種藥物，過去常用於避免孕婦早產。一旦經過加工和純化，其特性就會改變。

新定義、新規則

那麼加工食品到底是怎樣讓人上癮的呢？首先，我們先來定義一下何謂成癮。

過去美國精神醫學學會（American Psychiatric Association, APA）並不贊同食物成癮的概念，但在一九九四年發布的《精神疾病診斷與統計手冊第四版》（DSM-IV）將「物質使用障礙」（Substance Use Disorder）定義爲會引起耐受性和戒斷症狀者，但除了咖啡因或酒精外，沒有食物會引起戒斷症狀。然而，隨著成癮引起的公共衛生問題擴大，其定義也隨之逐漸擴展。二〇一三年發布的第五版手冊裡重新分類，將賭博、電子遊戲、社群媒體和色情等「行爲成癮」納入其中。在極端的情況下，這些行爲可能會刺激被海洛因、古柯鹼和尼古丁影響時相同的大腦獎勵迴路，但不會產生與戒斷症狀同樣的生理效應。所以現在成癮的標準只剩耐受性和依賴性（卽使知道會有危害仍堅持參與），以及隨之而來的痛苦。

因此，美國精神醫學學會提出成癮的修訂標準，包括：

一、有渴望或強烈慾望使用。

二、重複使用該物質導致無法履行工作、學業、或家庭中所擔當的角色與責任。
三、重複在有危險的情況下使用（例如開車中）。
四、即使因此出現社交或人際關係障礙，仍繼續使用。
五、使用量比預期大、使用時間也比預期長。
六、曾試圖戒除或至少減低用量。
七、花上大量時間取得物質、使用，或等待作用結束。
八、日常活動受到干擾。
九、即使知道有負面後果，仍堅持要用。

我們加州大學研究小組透過鴉片拮抗劑納曲酮（Naltrexone）探討了對特定食物成分的成癮問題，納曲酮會阻礙獎勵系統，通常用於治療成癮包括酗酒等。從這些研究中，我們定義了「**獎勵性進食驅動力**」（Reward Eating Drive, RED）這個現象，它會誘使人們去吃「美味」的食物，不管是否飢餓或熱量不足。在一系列臨床研究實驗中，我們發現有些人面對特定食物時會失去控制，而那些人容易過量攝取高糖、高脂肪的食物，比如巧克力蛋糕。這種異常行為是由獎勵系統功能障礙引起的。

速食國度

美國人是速食迷，有高達37％的成年人每天都會吃速食。速食經過高度加工，幾乎所有的纖維和營養成分都流失了，外包裝則是色彩繽紛的，整體設計只是爲挑逗你的味蕾。

到底是因爲熱量的關係，還是速食裡有什麼特定的成分會讓人上癮？速食裡含有四種特定的成癮化學物質：鹽、脂肪、咖啡因和糖，讓我們一項一項來分析。

鹽

對於人類來說，鹽的攝取量傳統上被認爲是後天習得的偏好，並不屬於成癮行爲。四～六個月大的嬰兒會根據母乳中的鈉含量、配方奶粉中使用的水以及飲食，形成對鹽的偏好，而速食中的鹽分、能量密度和熱量攝取量相對較高。

另一方面，研究顯示人們能調整習慣，讓自己喜歡清淡的食品。這是透過青少年戒吃重口味披薩，以及控制高血壓成年人的飲食證明而來，這些人被限制在八～十二週的時間內，只能攝取低鈉飲食。

此外鹽分攝取量也是醫界密切注意的項目，例如在小兒科裡，像是我主治的「**失鹽型先天性腎上腺增生症**」（Congenital adrenal hyperplasia），患者缺乏刺激腎臟保留鹽分的激素。病童會不斷的排鹽尿，帶走身體的水分，造成低血壓直至休克。他們缺鹽缺到甚至會直接喝醃泡菜、醃黃瓜的汁，但當我們開藥彌補他們缺乏的皮質酮之後，這種渴望就會停止。

後期英國政府與食品製造商祕密開展了大規模運動，目的在減少公衆鹽分攝取，結果高血壓和中風的發病率降低了40％，而且沒有成癮跡象。爲什麼在美國沒有跟進呢？

脂肪

速食所含的高脂肪與大腦獎勵機制密不可分。有些人可能屬於高脂肪表型，特點是偏愛特定的高脂肪食物而且飽腹感較弱，這是肥胖的風險因子。然而，對於大多數人來說並非如此，他們光是喝全脂牛奶就能感到比喝低脂牛奶飽足。人們偏愛的所謂高脂肪食物幾乎碳水化合物本身含量也高（例如洋芋片、披薩、甜甜圈），然後有的還額外加糖，喜歡高脂肪食物的人更加愛不釋手。相反的，如果你去掉碳水化合物只吃脂肪（例如低碳水化合物和生酮飲食），食量就會變少。

咖啡因

咖啡因是典型會讓人產生依賴性的藥物，它符合兒童、青少年和成人成癮定義裡的所有標準。人們不僅會對咖啡因產生耐受性，而且在戒除時也會出現生理戒斷症狀。然而，在當今快節奏的世界中，人們更容易依賴咖啡因，進而導致睡眠不足。更糟糕的是，大多數含咖啡因產品都加糖，看看紅牛、可口可樂，還有那加上兩匙糖漿的低脂香草拿鐵。星巴克和他那招牌的摩卡星冰樂，已經走向全球。這些飲料爲有咖啡因依賴的顧客提供動力，讓他們爲了打起精神，經常光顧速食連鎖店。

糖

除了咖啡因外，耶魯食物成癮量表裡得分最高的食物是糖。事實上，速食餐點搭配汽水，會使糖分增加十倍。經過多變量分析結果顯示，與體重指數變化相關的只有含糖飲料，動物性產品則不會。吃糖也用於新生兒割禮時的鎮痛，這表示糖和鴉片類藥物都與大腦獎勵機制有關。有部分食物成癮者形容糖類戒斷的症狀是「易怒」「顫抖」「焦慮」和「憂鬱」，同樣的症狀也出現在鴉片戒斷症狀中。有研究顯示，成癮行爲有時會從有毒成癮物質轉移到咖啡因、尼古丁或糖，這意味著當人戒菸時，就會開始想喝酒，當人戒酒時，就會開始想吃東西。這些行爲活化的，都是同一個多巴胺獎勵系統。

人體成像研究也支持「糖類特別是果糖分子，會讓人成癮」這個觀點。脂肪會活化感覺區域讓人體驗到口感，而糖則會活化大腦情感部分，這是人感受獎勵的地方。

將糖分子拆開來看，葡萄糖和果糖會各自活化大腦不同部位，尤其是果糖對獎勵中心特別刺激。蔗糖也在這區域形成固定的渴糖迴路，這些路徑可以透過「功能性磁振造影」（fMRI）檢驗出來。此外，果糖刺激多巴胺分泌的效果，在肥胖的青少年身上較弱，這表示他們身體已產生耐受性，受體較少。

動物研究也顯示糖類，尤其是果糖具有成癮性。吃糖會引發以下依賴性行為，包括：暴飲暴食、戒斷症狀、產生渴望等，若是其他藥物濫用習慣交叉敏感者則更容易上癮，符合成癮定義。對於實驗大鼠來說，甜味對於獎勵系統的影響超越了古柯鹼。事實上，鴉片上癮的大鼠獎勵中心反應會改變，導致牠們改變飲食習慣，轉而攝取大量果糖獲取愉悅感，這點在青春期大鼠身上尤其明顯。總而言之，雖然吃糖並沒有達到《精神疾病診斷與統計手冊第四版》裡面定義的耐受性和戒斷症狀標準，但它絕對符合耐受性與依賴性標準。所以無論使用什麼標準事實都很明顯，糖會讓人上癮，而且我們之中許多人都是糖類的癮君子。

糖是種誘導性毒品嗎？

物質濫用障礙的盛行率，例如鴉片類藥物濫用，一直在穩步上升。這些人的大腦是否早就準備好迎接獎勵感？而糖是否成為他們體驗這種感覺的方式？糖會活化鴉片類藥物受體路徑，甚至在新生兒身上也是如此。我們還知道，某些遺傳特性會增加吃糖和吸毒的風險。雖然這些只是相關性而非因果關係，但也不難想像，有些人的確比較容易吃糖成癮。這與酒精濫用的情況類似：美國有40％的人滴酒不沾、40％人應社交需求飲酒、10％飲酒過量，剩下10％則有酗酒問題。我們不清楚有多少人糖上癮，但你想有多少人會說「我超愛吃甜食」呢？

假設你是也糖癮患者之一，也許你也努力克制自己遠離誘因，像是汽水、蛋糕、霜淇淋，但人總歸還是得吃東西。如果食物中摻了糖，而你根本不曉得，那該怎麼辦？食品中添加的糖分包含蔗糖、高果糖玉米糖漿、蜂蜜、楓糖或龍舌蘭糖漿。如果成癮物質俯拾皆是，你真能戒得掉嗎？基本上來說，糖分子是由一半果糖、一半葡萄糖組成，不過近期有項洛杉磯市售汽水分析顯示，果糖含量高達65％，而使得這個果糖、葡萄糖各半的糖類攝取比例受到質疑。話說這65％的糖都是來自超加工食品（參見第十七章），而且都是額外添加進去的，只有一種東西沒有添加糖：真食物。

糖本身是享樂物質，這種特性也顯現在經濟學裡。比如咖啡價格缺乏彈性，即使價格上漲也不會讓消費減少。像是二〇一四年發生咖啡供應減少價格上漲時，星巴克的銷量還是紋風不動，而在食品裡面，碳酸飲料的價格彈性倒數二，只贏過速食。若將價格提高10％（例如加稅），消費就會減少7.6％，其中少掉的主要是窮人的消費，正如我們觀察到的墨西哥現象。

是食物或是食品添加劑？

那麼，我們如何調和食物成癮與進食成癮這兩個相互矛盾的概念？西式飲食常見的食品之中，只有糖和咖啡因具有享樂特性，也就是非因能量需求而增加攝取量。但如果糖是種食物，是能滿足能量需求而且是生存必需物質，那又怎麼會是成癮物質呢？

首先，正如第十二章所討論的，糖並不是生存必需物質。其次，糖在法律上被定義爲食品嗎？在不顯得太過於法學的前提下，我們只看「食物」這個詞如何定義。一九三八年《食品、藥品及化妝品法》（*The Food, Drug, and Cosmetic Act*）第 321.201(f) 條文，將「食品」定義爲：

一、用於人類或動物**食用**或飲用的物品。

二、口香糖。

三、用於構成上述任何物品的組成部分的物品。

然而，定義詞彙的首要原則，是不能使用該詞彙本身來定義，再看《韋氏大詞典》，它將食物定義爲：「主要由蛋白質、碳水化合物和脂肪組成的材料，用於生物體維持生長、修復和生存所需，並且提供能量。」

果糖可以提供能量，所以它是食物對嗎？但你能否舉出例子，有什麼物質也是能量來源但本身不是營養素，人體也不存在需要它的生化反應，而且要是上癮了長期大量攝取，會讓人生病？答案是：酒精。它有熱量（每克有七大卡），但它顯然不是營養素。當長期大劑量飲用時，酒精是有毒的，這與它的熱量或對體重的影響無關。雖然不是所有喝過酒的人都會上癮，但也已足以採取公共衛生措施介入。酒精顯然不是食物；同樣的，糖也不是食物，因爲它也不是維持動物生命所需，長期高劑量下會造成損害，而且有相當比例人口已經成癮。

一切都在加工過程裡

有些食物的確是生存所必需，但有些並不是。人體無法以其他營養素爲原料自行合成的必需營養素，只有五大類：一、必需胺基酸（二十種胺基酸中有九種爲必需的）。二、必需脂肪酸（例如 Omega-3 和亞麻油酸）。三、維生素。四、礦物質。五、纖維素。此外，這些必需營養素都不會成癮。在屬於愉悅物質的食物裡，只有酒精、咖啡因和糖會讓人上癮，而且這些東西都只是添加劑，不算食物。

當經過加工和純化時，物質的特性就會改變。在玻利維亞古柯葉是藥用植物，但古柯鹼是毒品。而罌粟是藥用的，但海洛因是毒品，咖啡含有咖啡因（對許多人來說是藥用），但濃縮咖啡因（例如減肥用藥）是藥。在古代，糖是種香料，而工業革命期間，它是調味劑。到了現在，它被加工和純化，成爲一種藥物。精製糖和一般糖類有何不同？精製糖與水果中發現的化合物相同，但纖維已被去除，透過結晶方式提高純度。這個淨化過程，將糖從食物變成了藥物，就像酒精和咖啡因一樣。如同那些具有成癮性的食品一樣，糖也是食品添加劑，一旦攝取劑量超過肝臟清除和代謝能力，糖就會進入大腦引起獎勵反應，有些人會因此上癮。食品業有74%的產品都加了糖，就是因爲加糖能吸引消費者買得更多。

第二十二章　食品詐欺

當嘗試邀請知名食品製造商高層，就食品詐欺事件發表評論時，對方只表示：「我們不希望公司的名字和『食品詐欺』出現在同一段話裡。」是的，別問、別談。這是食品業見不得人的角落，他們會不惜代價守著這個骯髒的小祕密，因爲所有食品公司都要靠著誠信爲基礎維持生意，這也表示食品詐欺數據難以取得，實際上也只有在出事時才會聽說。

我們可能吃著各種各樣的東西，有些甚至是未知的成分，自己卻仍渾然不覺。據估計，市售海鮮中有20%標示不實；紀錄顯示，北加州平均每週有一．七起食品詐欺訴訟。

你還認爲你吃的食物是自己想像中的樣子嗎？好吧，該是面對現實的時候了，那些養殖鮭魚真的是粉紅色的，還是經過食用色素蝦紅素染色的結果？那些魚是在污水中養殖的嗎？巧克力棒中的奶粉，有沒有混雜著清潔劑或三聚氰胺？橄欖油眞的是綠色的食用油，還是回收後淨化的雜油？你吃的壽司眞是菜單上宣傳的魚類，還是從來沒聽說過的其他物種？小牛排眞的是小牛肉、烤羊肉眞的是羊肉？茶包裡的成分只有茶葉嗎？咖啡粉眞的是100%咖啡豆研磨而成，還是混充了其他東西？香料呢？消費者經常被欺騙而不自知。當然，有時這或許也無關緊要，但在潛移默化之下，我們可能會在不知不覺中讓自己的選擇、認知與健康習慣向這些產品妥協，更不用說它總是會傷到你的荷包。

賣劣質食品有罪……

食品詐欺的字面意思是「對食品所做之不實陳述」，它有六種不同的形式，其中有些有健康疑慮、有些則沒有，但不論如何都有三個共通點：變造食品、欺騙消費者，以及營利動機。除此之外都算是食品標示不實或錯誤，這些會在第二十四章併同食品藥物管理局相關規定一起討論。以下是六種食品詐欺的形式，它們在不知不覺間，就會出現在餐廳或超市貨架上：

一、**稀釋和摻僞**。爲了混充或延長食物的保存期限，在食品中添加其他成分。牛奶就是常見的例子。二〇一九年印度由於乳牛數量不足，結果出現市售牛奶乳脂含量低於宣稱濃度的情況。另一個例子是橄欖油，據估計，高達80%的義大利初榨橄欖油既不是來自義大利，也不是初榨。

二、**魚目混珠**。爲了獲取更高的利潤，餐館或小吃攤常會換成較便宜的食材，在紐約街頭的攤販，過去就曾被發現以牛肉和山羊肉混充成小羊肉來賣，尤其是把碎肉混上調味料一起販賣時，這種情況就更常見。魚類的銷售混充情況也很普遍，有研究顯示21%的魚類會在銷售過程被掉包，而且每三家受訪公司裡就有一家買賣不實。餐館（26％）比雜貨店（12％）更容易發生調包的情況。常見的例子是用染紅的吳郭魚（半公斤成本約三．五一美元）代替鯛魚（半公斤成本約十五美元）。在各種魚類抽測中，鱸魚和鯛魚被偷天換日的機率最高（分別爲55％、42％），許多冒名頂替的海鮮都被貼上在當地捕撈的標籤，但事實上它們可能來自世界的另一頭。

三、**惡意污染和隱匿**。二〇〇八年發生了國際知名的案例，在嬰兒配方奶粉和其他乳製品中發現了三聚氰胺。中國乳品製造商惡意以稀釋牛奶的方式增加產量，但又因爲稀釋後牛奶中的蛋白質含量會降低，所以加入三聚氰胺取代天然牛奶蛋白。然而，三聚氰胺是用於製造塑膠板的含氮化合物，攝取後會引發腎結石和腎衰竭。三聚氰胺事件在中國導致六名嬰兒死亡、超過三十萬人罹病，而且這些三聚氰胺乳品出口到世界各地還進入了我們的國土，幸運的是美國沒有死亡案例。另一個例子是帕馬森起司，在二〇一二年，有幾個品牌在帕馬森起司裡添加了纖維素，實際上有個品牌的產品甚至根本不含任何起司成分。

四、產地不實。許多食材之所以珍貴，是因爲它們的產地獨特。但如果產地不那麼獨特呢？例如炸鱈魚的食材可能來自阿拉斯加水域，但也可能來自中國某個盆地的冷凍魚塊。這種詐欺行爲常是爲了逃稅，規避繳納進口貨物（例如酒類）這樣的關稅。

五、有機。或許大家以爲買有機的就能躲過食品詐欺，但這是錯的。有機食品價差非常大，有機酪梨比一般的貴25％、有機牛奶貴65％。此外，在產品上標示有機的經濟因素很明顯，而且唯一辨視的方法只能靠實驗室分析檢測。過去有人靠著有機產品詐欺獲利一．四二億美元，拿著這些不義之財花在拉斯維加斯賭場和性交易上面，最終自殺而不願被捕入獄。

六、仿冒。最大膽的食品詐欺也許要算是奢侈品領域。看到有錢人被假冒稀有葡萄酒和威士忌欺騙，或許會讓人有幸災樂禍的感覺，但這其實是個讓人憂心的問題，要是受到如此仔細檢視的商品都能僞造，那不難想像一般商品會是什麼樣子。

美國蜜蜂數量減少

另一種常見的詐欺品項是蜂蜜，因爲產量日益稀少。然而矛盾的是，美國蜂蜜生產商坐擁數百萬加侖的蜂蜜卻賣不出去，因爲進口蜂蜜大多靠著摻假，賣得比美國蜂蜜便宜。要是美國農民和食品商輸在價格，那麼生意失敗也很自然。

可是蜂蜜的重要性不同一般，它是衡量健康蜂群的指標之一，而蜜蜂又在環境中扮演著重要的角色。蜜蜂生產蜂蜜和蜂蠟，更重要的是牠們負責授粉。如果沒有授粉，大多數的農作物都無法延續。然而亞洲和世界其他地區生產的廉價蜂蜜，使得美加地區養蜂人失去利潤，蜜蜂也跟著消失了。

包裝商從世界各地購買蜂蜜裝瓶販售，大多數包裝商將外國蜂蜜與國產蜂蜜混合，但外國蜂蜜（尤其是來自亞洲的蜂蜜）是摻假的。本來完全良好的國產蜂蜜，被摻入幾種不同的糖類稀釋，其中還有好幾種都是檢測不出來的，還有人會純化蜂蜜，去除裡面的營養成分。

因此，儘管美國蜂蜜市占率有40%，但養蜂人家仍有產品滯銷的問題，因爲包裝商不會付那樣的價格去收購蜂蜜，這使得誠實的養蜂人被迫和不誠實的蜂蜜生產商及進出口商競爭。

食品詐欺已經對經濟和環境都產生負面影響，大衆渾然不知，只因爲背後有勢力在掩蓋。

大型食品業面臨的挑戰

或許你認爲食品詐欺只是少數業者不誠實，但其實這種情況在加工食品業裡相當普遍，因爲各個食品來源與成分都可能是「商業祕密」。消費者要的是充足而穩定的食品供應，因此大型食品公司會從國外找最便宜的供應商採購原料。大蒜、黃豆、辣椒、白米，通通都是進口的，要是原料來自其他地方，那麼是不是在美國加工也不重要了。一個加工食品裡含有五種以上的成分很常見，每增加一種成分，食品摻假的可能性就會增加一．七次方，進口食品上的有機標示尤其如此，發展中國家的生產商在幾乎無人監督的情況下種植和純化原料。但只要食品巨頭能賺到錢，也沒有消費者吃了急性病發，那他們還會在意什麼呢？

別把事情看得太嚴重

當食品安全影響到公共健康時（比如三聚氰胺事件），大家都會期待美國農業部和食品藥物管理局出手。但他們會處理嗎？能處理嗎？食品藥物管理局遇到加工食品詐欺時，常會切割得很清楚，因爲他們無法派員到全球各個生產國查驗，而且他們的職責是確保食品安全，不是眞僞的問題。

一旦發生食品詐欺，就可能會影響貿易關係。例如二〇一三年，歐洲有33％的牛肉產品裡發現了馬肉和豬肉，有些產品甚至完全沒有牛肉成分。大多數歐洲國家都因此成立了自己的食品詐欺調查機構，或者至少指定專人或專責單位負責調查食品詐欺案。儘管如此，貪污腐敗現象依然存在。在英國，食品業與監管機構相處融洽，要是摻假被抓到，業者還能靠著和解協議避免上報。

二〇一三年的馬肉詐騙案與二〇〇八年的三聚氰胺詐騙案的差別在於地區、時機和疾病。三聚氰胺是中國問題，但馬肉是西方問題。巧合的是，在二〇一三年馬肉詐騙發生時，全球食品安全倡議（ＧＦＳＩ）會議同時也在西班牙巴塞隆納舉行，食品業紛紛響應。他們的生意建立消費者信賴基礎之上，要是大家知道食品詐欺這麼普遍，那這種信賴感馬上會破裂。

大食品公司、貿易協會集結了學者們組成詐欺集團，企圖粉飾並掩蓋食品詐欺問題。當他們共謀欺騙大衆時，有什麼資格自我約束？但眞正的問題仍是：爲何大型食品公司擔心消費者因為食品詐欺破壞信任（很少致命），卻不關心大家對加工食品造成慢性病的質疑（導致數百萬人死亡）？因為大眾對於吃到馬肉的恐懼很敏感，對於真正會讓他們中毒、上癮和死亡背後的複雜科學卻不見得有感。

食品的「真實性」

大食品公司處理詐欺的方法一直有漏洞，難道這不是他們公司食品安全團隊的責任嗎？三聚氰胺事件裡的好消息是，它既是食品詐欺問題，也是安全問題。達能公司、沃爾瑪和阿霍德公司負責食品安全的主管，共同創立了預防食品詐欺的智庫，直接向全球食品安全倡議董事會報告。這個智庫成員還包括了美國食品詐欺檢測和預防公司INSCATECH、食品檢測實驗室Eurofins，以及密西根州立大學約翰·史賓克（John Spink）教授。智庫的任務是向全球食品安全倡議董事會提建言，協助處理食品詐欺事件。

董事會是由全球最大的食品生產商、連鎖餐廳和零售商組成，換句話說，大型食品公司會不會變成掌管雞舍的狐狸？更不幸的是，在這個食品安全倡議董事會裡，只有大約一半的公司覺得自己有責任解決詐欺問題。預防食品詐欺智庫提出了兩項建議：公司必須進行脆弱性評估（他們確實這樣做了）、制定食品詐欺控制計畫（這項則沒有實施）。

誰負責？誰擔當？

目前大型食品公司檢測和解決食品詐欺的方法，取決於負責安全的企業高層，而這些人並不是打詐專業人士。所謂有處理食品詐欺專業的人，指的是熟稔風險管理、供應鏈安全、採購、品牌保護和國際法等專業的人，是接受過打詐訓練的專家。而且換個角度看，企業高層都有盡量以低價格買入食材的壓力，同時又抱有不切實際的期待，希望買到的便宜貨要是高品質的眞貨，天曉得他們每日上班都帶著怎樣的矛盾情緒。

大型食品公司的採購系統亂無章法，完全受制於供貨的國家。但爲什麼大型食品公司要向外採購呢？有時是因爲某些原料只在特定地區生長，例如香料、香草、橄欖油、可可和咖啡。然而美國氣候多樣化，幾乎什麼都能種植。除了能種大部分柑橘類之外，加州、佛羅里達州和夏威夷州還可以種植可可、咖啡和香草植物。美國的蜂蜜、玉米、小麥、櫻桃、葡萄、梨、蘋果、桃子、李子、番茄、胡蘿蔔、萵苣、穀物和各式農產品都相當豐饒，只不過國產的比國外採購的成本要高。

統計數字或許有些微差異，但爲什麼美國有三分之二的蘋果汁來自中國？爲什超過半數的柳橙汁和濃縮果汁來自巴西（尤其是巴西種柳丁時會用除草劑）？爲什麼我們要從印度買奶粉、從越南進口海鮮？大型食品公司已經將成本精算到了一美分，種植或採購眞食物的合法生產者，無法與廉價進口食品競爭，在這種情況下，消費者增加的健康成本難以估量，就等著哪天眞的鬧出人命來。卡崔娜颶風、珊迪颶風和和冠狀病毒都會要人命，食品詐欺遲早也是。屆時消費者會要求解釋，而大型食品公司會怪美國農業部、美國農業部再甩鍋給食品藥物管理局，最後再反過來怪回業者。歸根結底，消費者必須意識到自己最後總是脆弱受害的一方。

食品偵探

食品詐欺檢驗目前還在起步階段。海鮮和肉類的DNA檢測已經很成熟，但當食物是液體或研磨形式，檢驗上卻有困難。尤其犯罪者使用未知的摻僞成分，眞的會讓實驗室束手無策。此外，食品加工程度越高，檢驗出詐欺的可能性就越小。

世界上只有少數幾家實驗室提供檢測食品眞僞服務。他們用的是要價數百萬美元的尖端技術，例如用核磁共振儀來識別某些糖類，或是用液相層析質譜儀來測量農藥和抗生素。這些工具潛力無邊，但也如同大多數檢測技術一樣，效果好壞取決於基礎數據。但這就是問題所在。如果無法得知食品詐欺是如何進行的，這些工具也只能當作昂貴的玩具。科學可以提供證據，但情資提供的是原因、來源和是否眞實的關鍵，單靠科學無法跟上犯罪的步伐。

自二〇一三年馬肉醜聞以來，英國一直試著要與美國共享食品詐欺的資訊。然而，生產商、零售商、學術界和執法部門之間有利害衝突，而且彼此互不信任。食品檢測實驗室本應保持獨立超然，但有些卻還是拿了食品業的贊助的髒錢。食品檢測實驗室必須獨立，否則就可能會失去國際標準化組織（International Organization for Standardization, ISO）認證，有些大型食品公司確實也想解決這個問題（畢竟有些也是被騙的！），但這是一項艱鉅的任務，消費者和政府都要提供協助，但首先需要教育人們了解實際情況。

突顯正面特質

當談到食品詐欺時，大型食品公司都是避之惟恐不及。但要是提到食物的眞實性時，他們卻又都會洗耳恭聽。我的同事米切爾・韋恩伯格（Mitchell Weinberg）所屬的 INSCATECH 公司，開發了食品眞實性認證計畫名爲 GenuCert，其中第一個測試案例是 GenuHoney 蜂蜜認證。如果蜂蜜生產商或包裝製造商想要獲得認證，必須定期接受抽查，從蜂巢和蜂蜜提取設備中採集樣本並送驗，透過這種方式，養蜂人的勞動和產出可以得到公平的報酬。正如先前討論的，整個農業系統都依賴蜜蜂授粉呢！INSCATECH 公司還注意到了其他適合眞實性認證的產品，包括楓糖漿、橄欖油、乳製品、魚類、牛肉、香草和酒精。

除此之外，消費者有哪些措施可以保護健康守住財富，避免受到食品詐欺的侵害？這很複雜，但有三個原則可以記下：

一、避免高度加工的食物，成分越多風險越高（例如鹹花生有三種成分，但 OREO 餅乾就有十一種成分）。

二、選擇有機食品或許能降低癌症風險，但會肯定會增加被騙的風險，因爲有機詐欺利潤率高。

三、直接跟生產商購買（例如農場或農夫市集）。少了中間商就表示少了價格炒作和躲在背後的藏鏡人，生產者能直接對消費者負責。

我們距離無詐欺食品的環境還有很久，也許要幾十年。但是要重塑食品系統，信心非常重要。我們需要而且必須要求更高的透明度，這會是場文化運動。生產者必須相信他們會得到公平的價格，而不只是被剝削；消費者則必須相信他們買到了他們想要的東西，付出相應的價格得到應得的產品；另外製造商也要相信如果他們忽視消費者，就會陷入麻煩。

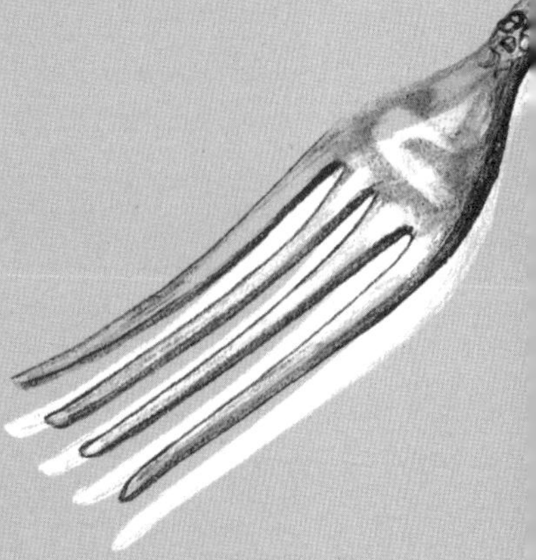

第五部、食品警察到底在哪裡？

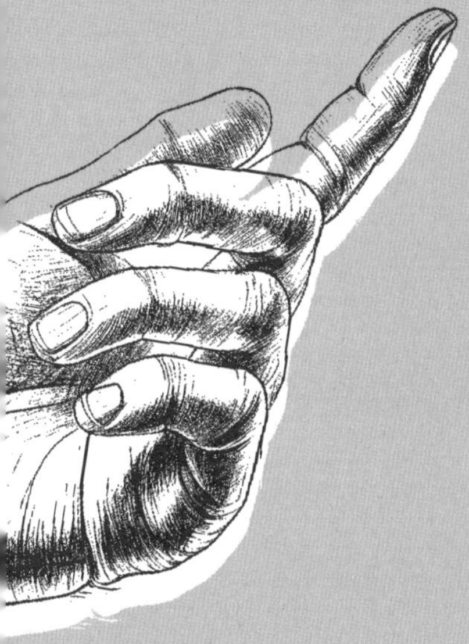

WHERE ARE THE FOOD POLICE WHEN YOU NEED THEM?

第二十三章 主流立場

正如二〇一四年紀錄片《眞相販子》（*Merchants of Doubt*）所描敘，菸草業幾十年來遵循的一貫策略就是：讓世界繼續吸菸。最終科學趕上了這個行業，法律也趕上了所有人（儘管菸草高層沒有人被判定有個人疏失）。然而，從第一份菸草與肺癌的報告出現，到密西西比總檢察長起訴大菸草公司要求賠償與肺癌相關的醫療補助費用，這過程總共走了四十四年。正如二〇一九年的《黑水風暴》（*Dark Waters*）所描繪的那樣，杜邦公司十九年來一直在阻撓，就是爲了避免因爲產品使用全氟辛酸（ＰＦＯＡ、特氟龍）製造鍋碗瓢盆可能引起的訴訟。我們深刻了解到，在龐大利益背後，這整個行業會不惜一切代價獲取利潤，罔顧生命、環境和整個社會。

製糖業是裡頭最流氓的行業之一，就目前我們對於糖有毒的認知，以及迄今爲止糖業面對訴訟的反應，大家或許會誤以爲這是糖業巨頭們從菸草巨頭那裡學會了玩把戲，但實際上恰好相反。美國糖類研究基金會（Sugar Research Foundation）成立於一九四三年，羅伯特．霍克特博士（Robert Hockett）是裡頭的高層，是他在一九五四年向菸草產業研究委員會（Tobacco Industry Research Committee）推銷他那一手操縱策略。無論如何，這些策略都差不多：否認、轉移焦點、分散注意力、拖延。後來整個食品加工業也都採用了這種政策。有些策略可能利用科學、有些則偏向影響大眾輿論，甚至左右政府和法院。加州大學舊金山分校圖書館的產業檔案區，設有食品業專區供大眾瀏覽，內容特別側重糖業，我的同事們用這邊的檔案記錄食品業欺騙大眾的程度和規模。

影響科學家

「比起其他牌子，更多醫生抽駱駝牌香菸……」這只是菸草巨頭假借科學來拉攏大眾的廣告之一，而這些廣告正如二〇一二年史丹佛大學研究員羅伯特．普羅克特（Robert Proctor）在他的著作《黃金大屠殺》（*Golden Holocaust*）裡所記載。如同大企業手上的劇本，食品加工業同樣也採用了前面提到那四種不同策略，吸納了那些最能影響群眾但專業度卻良莠不齊的評論員。

人們對關鍵問題的注意力被分散了。正如我們在第十章裡討論的那樣，我們有數據證明加工食品是導致糖尿病、脂肪肝、心臟病和蛀牙的主要因素；與癌症、失智症、高血壓、其他物質成癮，以及憂鬱症相關；也貌似與自體免疫性疾病和焦慮脫不了關係。但當食品業者公開討論這些問題時，他們只提到了「肥胖流行」。直到二〇一〇年左右，他們仍持續漠視這個問題，把原因推給消費者，還借菸草業的話說，這是「個人的責任」。當他們無法再否認自己的責任時，他們選擇將公共衛生話題焦點轉向肥胖議題，原因有兩個：一是對他們和營養師來說，一切仍然與熱量有關，而且大眾仍然相信這一點（希望我在本書裡解釋的夠充分，能打消大家對熱量的迷思），而關於糖與肥胖的數據也相對薄弱，或者至少直到近期仍是如此。

有研究顯示，汽水和甜點對體重的影響僅次於炸薯條和洋芋片。你會注意到，這些都是加工食品，炸薯條通常會沾大量含糖番茄醬一起吃，還有大多數的調味洋芋片，雖然不是所謂的甜點，但它們本身卻含有大量糖分。而這正是食品業的核心關鍵所在：如果糖只是導致肥胖的**眾多因素之一**，那麼為什麼要專門挑它呢？食品業不斷強調「卡路里就是卡路里」這個口號。所以才能將情勢導向能量平衡、暴食和懶惰、飲食和運動上面，這表示人胖都是自己的錯。然而，當排除體重和熱量因素，糖的攝取量與糖尿病之間的相關性就更強了。換句話說，其他熱量對體重的影響削弱了糖對糖尿病的具體影響。此外，有些國家的糖尿病發病率極高，而肥胖率卻很低，如印度、巴基斯坦和中國，光是過去六年間，這些國家的糖消費量就增加了15%。

當然，速食的問題不僅僅是糖分，問題也許還有漢堡或炸薯條，也可能是魚排三明治，甚至可能是沙拉醬。加州大學戴維斯分校的羅伯托・德渥利（Roberto De Vogli）想了解究竟哪個成分才是真正的罪魁禍首，於是他的團隊收集了三十七個OECD會員國十八年間所有的發票（這確實是個壯舉），分析了裡頭的食物消費以後，將收集到的數據與體重進行交叉分析。研究結果顯示，與加工動植物產品相比，含糖飲料更容易讓體重上升。當然，這項研究是回顧性的而不是預測性的，也無法證明因果關係。儘管如此，糖仍是影響體重的變因。

迄今爲止，食品業不願討論添加糖在慢性病中的角色，只願談糖對肥胖的影響，因爲肥胖這點是他們能利用的。或至少在二〇一九年之前都還有用，直到近年眞相才被揭開。事實證明，糖對於體重增加的影響有兩種：第一種是立卽作用，每年攝取糖量能用來預測體重逐年增加。第二種是孕婦吃糖對胎兒的影響，正如前面所探討的那樣，母親吃的糖分會穿過胎盤影響胎兒，到肝臟轉化爲肝臟脂肪，進入胰腺刺激額外的胰島素分泌，進而促進胎兒脂肪細胞的發育。這就是爲什麼美國糖類攝取量在過去十年間略有下降，而肥胖率卻仍持續攀升，我們這一代人仍承受著上一代吃糖的後果。喝可樂對健康的影響可是沒在開玩笑的，對你未出世的孩子也是如此。

跟著錢走。製糖業聘用科學家的歷史由來已久。我在加州大學的同事克莉絲汀．卡恩斯（Cristin Kearns）、蘿拉．施密特（Laura Schmidt）和斯坦頓．格蘭茨（Stanton Glantz），找到了糖類研究基金會重要書面記錄。該基金會故意在一九六七年散布假訊息試圖爲糖類洗白，將人們的注意力轉移到飽和脂肪與心血管疾病上面，並在一九七一年分散人們對於吃糖會造成蛀牙的關注。從那時起，糖、高果糖玉米糖漿、飲料和食品加工業，就都把重點放在付錢給科學家，讓他們來宣傳糖是健康的，或者至少是無害的。近期透過全球文獻資料庫 Web of Science 分析自二〇〇八～二〇一六年文獻引用情況發現，共有七百七十九篇文章的背後有可口可樂公司的資金。隨後將這些文章與可口可樂自己的資訊公開網站進行比較（該網站在二〇一六年《紐約時報》曝光全球能量平衡網絡醜聞後建立），發現可口可樂公司有一百二十八篇文章、計四百七十一位作者沒有公開，而且還有十九位學術查核人員直接與公司有電子郵件來往。當學術界如此容易受到金錢操控時，是否仍應該支持這樣的產學合作。

在二〇一五年的紀錄片《糖衣》（*Sugar Coated*）裡，多倫多聖邁可醫院（St. Michael's Hospital）的約翰．西文匹柏（John Sievenpiper）醫師提出了另一種觀點，他表示：「雖然學術界的人存在偏見，但他們還是想要作好研究，如果他們無法從政府那裡獲得補助來研究他們認為的重要問題，自然會尋求其他管道。」但如果這些資金背後有他們的盤算，那該怎麼辦？

混淆科學研究。人們期望所有證明糖有害的據能夠彙整在系統性回顧或統合分析裡，但不同研究的結果卻不見得一致。這是菸草劇本的經典重演。主要的問題在於有許多研究資金都來自食品業，他們的目的就是稀釋現有數據，尤其是要掩蓋所有重大影響。不過，一旦將食品業的贊助考慮進去時，這些不一致的地方就完全暴露出來了。毫無意外的，由企業資助的研究，得出有利業者結論的可能性，是一般研究的七．四倍，只要數據不符合食品業要的，他們就把它藏起來。食品業那歪曲事實的黑手，甚至延伸到了肩負科學誠信責任的機構和組織，像雪梨大學就在保護那些用偏頗數據洗白糖類的科學家。

收買公共衛生專家。多年來軟性飲料公司身為公共傳播的一分子，總是把運動不足說成是肥胖的原因，然而證據卻顯示，活動對慢性病的影響有限。你就是無法用運動來彌補不良的飲食習慣。這些飲料公司總共贊助了九十六項公共衛生活動，但條件是這些活動不能涉及碳酸飲料。像是最近名譽不保的疾病控制中心主任布蘭達．費茲傑羅博士（Brenda Fitzgerald），她就拒絕不了菸草公司的股票，而且還從可口可樂那裡拿錢。可口可樂還資助了現在已解散的「全球能量平衡網絡」，那是由三名「拿了好處」的學者組成的聯盟，任務在宣揚不運動是肥胖的成因。用他們自己的話來說：「『能量平衡網絡』是唯一有意義的、解決肥胖問題的平臺。」就連歐巴馬總統在第二任期內也屈服於食品業的壓力，將政策重心從健康飲食的重要性，轉移到推廣運動。甚至連美國營養與膳食學會、英國膳食協會和澳洲營養師協會，也都接受來自食品業界的捐款，畢竟金主爸爸很難得罪。

影響輿論——「個人責任」迷思

「能量平衡網絡」最偏激的論點是「個人責任」迷思，等於在說「人胖都是自己的錯」。個人責任是種意識型態，需要四個獨立的先決條件才能成立：認知、接觸、負擔能力和外部影響（或你的行爲如何影響他人）。如果無法滿足其中任何一個條件，那就不能援引個人責任。

但到底是誰創造了個人責任這個概念？這是種意識型態，但它是人權嗎？有些人相信這是上帝賦予人類的責任，自願冒險就得承擔後果。這概念非常美國。但這個想法到底來自哪裡呢？是獨立宣言？憲法？還是大憲章？也許是漢摩拉比法典？不，這來自菸草業，他們在一九六二年全心全意的擁抱了這個概念，就爲了轉移企業責任，並以此作爲繼續吸菸的藉口。

他們在肺癌的科學證據上受到打擊，不得不發明另一個理由讓人們繼續吸菸。沒有人把那支菸塞進你嘴裡，對吧？也不是別人硬要點火的吧？這一切都是你自作自受。

然後，那些大菸草商賦予抽菸酷帥的形象，誰不想成爲萬寶路牛仔或是同路人呢？這都是個人責任：是你自己買了它、是你自願吸了它，現在食品工業也只是借用了這種意識型態。這招在行銷上仍然吃香，因爲人不必然要吸菸，但肯定要吃飯。不過，你還是可以享受這個過程，但不必然要吃進毒藥。讓我們更深入的探討這些個人責任的先決條件：

一、**認知**。你能相信食品業會告訴你有些產品不健康嗎？人們對自己吃的東西一無所知。一九九〇年《營養標示與教育法》（*The Nutrition Labeling and Education Act*）規範了食品標示，要求提供消費者食品成分相關資訊，想當然爾不會提及是否有毒性。現行食品標示有些難以理解，那因爲食品業想規避相關規範（請見第十七章）。大眾需要知道的有關保護肝臟、滋養腸道的資訊，這指的就是食品加工過程，也正是被隱藏起來的資訊。

二、**接觸**。超市裡74%的食品都含有添加糖，日常生活中時不時會吃進這些含糖食品，這幾乎無可避免。加工食品省時又簡單，已經滲透到工作場所、健身房、學校和家裡的冰箱裡。貧困社區的人們生活在「食物沙漠」裡。因爲生鮮蔬果商店很難找到，所以買不到真食物。這些地區因爲食品保存期限考量，充斥著滿是加工食品的速食店和便利商店，食品沙漠問題也因此更加惡化。有時這種情形稱爲「食物沼澤」，甚至比單純的食物沙漠更能預測貧困人口肥胖與慢性病盛行率。有何不可？在沼澤裡淹死的速度比在沙漠裡餓死還快。

三、**負擔能力**。假設人們想買健康的食物，那麼必須要能買得起。食品成本分析顯示，二〇〇二年眞食物（新鮮農產品、雞蛋和肉類）的價格是加工食品（芝多司和果醬土司餅乾）的兩倍，而且在接下來的十年間，每年每磅食品成本會漲十七美分，而加工食品每年每磅只會上漲七美分。然而，肥胖讓人付出的成本終究要高得多，醫療費用是正常體重者的兩倍。

此外，如果你同時兼三份工還得養孩子，那就會需要又快又方便的食品。負擔能力指的不只是成本，還有時間上面的考量。

這是衆多社會正義議題之一，如果沒有時間、金錢來採購和準備眞食物，那還可以有什麼選擇？加工食品完美的塡補了這個空缺。選擇廉價食品看來聰明，實則不然。

四、外部影響。個人選擇與他人無關這個想法，可能需要再重新思考了。比如吸菸，不僅傷身也會造成雇主損失，因爲雇主每年需要多花五千八百一十六美元的聘僱成本，而肥胖盛行會使每位員工聘僱成本額外再增加兩千七百五十一美元。肥胖員工數量是吸菸員工的兩倍（45%：23%），更不用提慢性病的費用了，因加工食品引發的慢性病醫療成本，將在未來十年內使社會成本翻倍。美國醫療保險將在二〇二九年破產、社會保險將在二〇三四年破產，接下來全球的醫療保健體系都將面臨破產。還有，兒童在關鍵的發展階段特別容易受到不良飲食影響，不僅傷害健康且帶來額外負擔。

在處理公共衛生問題時，所謂個人責任的說法，顯然站不住腳。讓我們再舉近期醫療保健個人責任問題爲例：愛滋病（HIV）。第一位感染者出現在一九七九年，而愛滋病這個詞是在一九八一年出現的。羅伯特．加洛（Robert Gallo）和呂克．蒙塔尼耶（Luc Montagnier）在一九八四年發現了這種病毒，一九八六年美國聯邦公共衛生署長艾佛雷特．庫伯（C. Everett Koop）呼籲國人小心注意。但愛滋病是何時從個人責任演變爲公共衛生危機呢？

一九九一年十一月七日球星魔術強森宣布自己感染了愛滋病，全世界都震驚了，想著：「哇，這也可能會發生在我身上。」在此之前，愛滋病被認爲是同性戀者、血友病患和吸毒者才有的病，而這些人很容易被邊緣化。然後突然間，一名異性戀籃球運動員染病，大衆的態度來了個一百八十度大轉變，因爲他們終於意識到每個人都有風險，這就是公共衛生危機的本質。話說，任何人都可能罹患第二型糖尿病、心臟病、阿茲海默症或癌症等慢性病，儘管如此，大型食品公司仍將繼續推動肥胖論點以銷售食品，而大型製藥公司也會支持他們，搭便車銷售自己的藥品。

影響政府和法院

在一九六〇年代，拉爾夫．納德（Ralph Nader）和他一九六五年出版的《任何速度都不安全》（*Unsafe at Any Speed*）引領了美國消費者運動。環保主義也開始蓬勃發展，而像是職業安全與健康管理局（ＯＳＨＡ）和美國環保署（ＥＰＡ）這樣的監管機構也應運而生。民衆對大企業的不信任感達到了最高峰，但後來在一九七〇年代發生了一些事情，以食品巨頭爲主的大型產業開始在國會和最高法院發動宣傳戰，試圖奪回他們自認爲屬於他們的東西。他們是如何做到的呢？

一、**宣傳假資訊和推動立法**。一九七二年糖業資訊公司（Sugar Information, Inc.）爲了轉移外界對自家產品的批評，開始宣傳假資訊，美國聯邦貿易委員會（Federal Trade Commission, FTC）也因此捲入法庭戰爭裡損失慘重，他們過往的努力全部付之一炬。在一九七〇年代末期，他們試圖禁止垃圾食品上電視廣告，此舉引發了企業向國會遊說「解除」聯邦貿易委員會執法權，此事最終在一九八〇年成眞，自此聯邦貿易委員會就無聲無息了。

一九七〇年代美國立法交流委員會（American Legislative Exchange Council）興起，這是一家爲石油、製藥、菸草、酒類和食品行業起草有利業者法案的立法工廠。他們透過附屬團體和個人捐款，買通國會議員提法案，以確保這些行業能得到優待、受到保護，這情形遍及政府基層到高層。有個例子是一九九七年食品藥物管理局公認安全（GRAS）清單私有化（請見第二十四章）。最近，川普政府在大型食品公司的要求下，減免了許多垃圾食品應該標示的資訊。

二、**貿易協會**。貿易協會多由業內各個公司贊助成立，目的在透過遊說的方式，滿足整個行業的需求並提升利潤。美國有飲料協會、全國餐飲協會；英國有食品飲料聯合會；紐西蘭和澳洲有糖業研究諮詢服務中心，後來更名爲糖分營養資源中心。他們聲稱這是爲健康從業人士、學界和媒體而設的科學資訊的服務，旨在以科學實證爲基礎，提供「糖對營養和健康作用」的觀點。這些協會裡的學者和醫療專業人員都收受企業贊助，他們公開支持糖分。

當非營利組織打算牟利

也許這其中最讓人震驚的組織，是國際生命科學會（International Life Sciences Institute, ILSI）。這個網站的聲明寫道：學會的使命是「提供能改善人類健康和福祉，並保護環境的科學」。這雖然是個非營利性的私人組織，但實際身分是企業贊助的遊說團體。他們聲稱他們關注的是科學，但實際上只是企業要他們廣宣的那些科學。國際生命科學會由四百名企業會員資助、坐擁一千七百萬美元預算，其中不乏一些知名的食品加工企業，例如可口可樂、杜邦、百事可樂、通用磨坊和達能集團。這個學會宣揚食品加工的好處，卻漠視一切與風險有關的科學證據。此外，就其科學性非營利組織的性質，如無意外它真正使命之一，是滲透到有權監管它們的機構中。這一點在中國最為明顯，中國食品藥物管理局裡的人，身兼國際生命科學會董事會成員，這會產生怎樣的問題？中國食安一直飽受質疑，但利益衝突卻普遍存在。

假草根團體，是指那些掩蓋自己背後有贊助企業的非營利機構，讓自己看起來像是由民眾自發組成的草根組織。美國組織研究與教育中心（CORE，前稱為消費者自由中心）這個名稱，就是故意取的讓人看不出來是企業贊助的。他們聲稱「致力教育推廣，並維護消費者的選擇」，但事實上，它們的資金來自速食、肉品、酒精和菸草業。

這個組織成立於一九九〇年代中期，利用大菸商菲力浦．莫里斯（Philip Morris）捐贈的六十萬美元，加上餐飲業的資金，來反對禁止於餐廳內吸菸的限制。該組織的創始人理查．伯曼

（Richard Berman）還創辦了美國飲料協會，那個協會反對限制飲酒也反對提高最低工資。在《紐約時報》報導的祕密錄音訪談顯示，伯曼鼓勵企業巨頭們攻擊那些妨礙商業利益的人，還說「要嘛就贏得醜陋、不然就要輸得漂亮」。

在大西洋彼岸，經濟事務研究所（Institute of Economic Affairs, IEA）自稱爲「英國最早的自由市場智庫」。他們聲稱自己獨立於任何政黨、團體或組織之外。但這是眞的嗎？去年，他們從大型菸草公司、可口可樂和糖類製造商泰萊企業那裡，拿到了一百六十萬英鎊（折合兩百萬美元）的資金。二〇一四年七月他們發布了一份報告，主張肥胖症盛行是因爲運動不足，與熱量無關，其後又發布了另一份沒有科學依據的報告，認爲糖不是糖尿病的成因。當被人問到該組織是否收受食品業贊助時，發言人克里斯多福．史諾頓（Christopher Snowdon）回答說，這個問題「無關緊要」。史諾頓最近在英國廣播公司（BBC）上表示，那些呼籲減糖、戒菸戒酒的公共衛生機構，是社會不幸的原因。因爲要是沒辦法一手拿著可樂加烈酒，一手夾著香菸，誰還快樂得起來呢？他同時也忽視了所有負面的醫學證據，聲稱我們現在狀況再健康不過了。

食品業知道自己在做什麼，我也知道，因爲我曾在多起食品業訴訟中擔任專家證人。當訴訟進行時，雙方的律師都會參與「證據開示」過程，雙方都有權查看對方的信件和電子郵件。因此每個人都知道被告知道些什麼，以及他們知道的時間，法官也知道。事實上，這些訴訟沒有立即被駁回，且還能成功的要到補償金，這表示法院也認定食品業不但知情而且有過失。這是我們**三個不道德風險中的第二個**：營造市場，從他人的痛苦中獲利。食品加工業正是這樣做的，他們透過毒害顧客牟利。現在這些加工食品行業的惡果都已經開始浮現。

內部合作

並非所有食品業高層都是無情的反社會人格。也有些人認知到這問題所在，也希望能解決它。例如百事公司前執行長盧英德（Indra Nooyi）來自印度清奈，那裡的糖尿病盛行率狂飆到8.8%。她認爲他們旗下的「好享樂」（fun for you）食品系列，包含百事可樂和多力多滋的暢銷，對這樣的現象責無旁貸。

盧英德想解決食品問題，二〇〇七年她從世界衛生組織（WHO）挖角了德里克．亞奇博士（Derek Yach），擔任公司的全球衛生和農業政策高級副總裁。亞奇是著名的公共衛生專家，在世界衛生組織任職期間曾對抗過菸草業。當他投身「敵對」的食品行業時，很多人懷疑亞奇的意圖，但盧英德還是在二〇一一年推出了「好健康」（good for you）產品系列，包括低糖分的桂格堅果系列。這些產品與競爭對手的含糖產品一同上市，可惜顧客已經習慣了高糖食品，所以他們在一年內就虧損三．四九億美元。盧英德成爲衆矢之地，股東們認爲她「劃錯了重點」。自此之後「好健康」系列就消聲匿跡。盧英德沒再試，亞奇也在二〇一三年離開了百事公司。

還有陶德．普特曼（Todd Putman），他是可口可樂公司高層，在亞馬遜研究可口可樂自動販賣機設點位置時，偶然發現有個七歲的孩子穿著可口可樂T恤，整口爛牙蛀到半顆不剩。普特曼飛回亞特蘭大後就辭職了，現在的他會到各地演說，提醒大眾食品加工業的危害。

最後是湯廚公司執行長丹妮絲．莫里森（Denise Morrison），她也希望從業內解決問題，推出更健康的食物，但最後卻意外地辭職了。她對於讓湯廚更健康這想法寄予厚望，但最終卻被困在金魚餅乾、鱈魚角洋芋片和史奈德蝴蝶餅裡面。減鹽果然會讓利潤大幅下滑，尤其是在只有自己一家業者這麼做時。總而言之，能肯定的一點是，整個食品業看到這些例子，內心都是暗自警醒的。

爲了響應歐洲永續發展目標，一些連鎖超市已宣布轉型銷售更健康的產品。然而，所謂的「更健康」是主觀的，比如有業者讓巧克力和啤酒作爲主打商品，還有業者爲了鼓勵人們吃得更健康，在收銀機旁邊擺了小冰箱，裡面放蔬菜水果、穀物棒、堅果等。有家位於低收入社區的商店，才試著撤掉收銀檯旁邊的糖果一週，店裡就少賺了一千歐元，實驗也就此結束。

前可口可樂前高層、哈德遜研究所策略長漢克．卡德羅（Hank Cardello）在二〇〇九年的著作《吃到撐》（*Stuffed*）裡指出，食品業存在問題，但只有食品業自己才能解決這問題。然而事實是，考慮到華爾街、投資人和每季收益報告，食品業根本沒人有能力或是意願解決這個問題。所以，改變不得不來自外部。

第二十四章 美國農業部和食品藥物管理局沒殺人，卻眼睜睜看人們走向死亡

食品業對加工食品的成本和收益撒謊並不稀奇，我二〇一二年出版的《雜食者的詛咒》、二〇〇三年瑪麗詠．內斯特爾（Marion Nestle）的《食品政治學》（*Food Politics*）及二〇一九年《不受歡迎的眞相》（*Unsavory Truth*）裡，記錄了許多食品業的手段。食品公司聘請說客和中間人，還與華盛頓的立法機構有密切合作，這也不是什麼新鮮事。但政府呢？他們會撒謊嗎？

美國農業部制定食品政策，食品藥物管理局則制定藥品政策。農業部應該盡其所能支持美國農業以及消費者，包括你我；食品藥物管理局的職責則是確保食品和藥物的安全與有效性。這兩個政策單位都應該獨立於它們所監管的行業之外，但它們卻在爲這些行業效力。這種情況被稱爲「管制俘虜」（Regulatory Capture），兩者和業界都有糾扯不清的僱傭、遊說和利益交換。此外，這兩個單位的首長都來自私人部門，而且最後也都回到了業界。他們各有各的盤算，遺憾的是，消費者的權益卻就此被忽略了。

美國農業部和飲食準則諮詢委員會

自一九七七年以來，美國農業部每五年發布一次最新的《美國飲食指南》。農業部一八六二年訂定的組織章程，揭示了該部兩項職責：確保足夠可靠的糧食供應、提供農業相關實用資訊。看到這裡大家可能會合理地質疑，健康相關指南為何是農業部來訂。這可都要多謝參議院農業特別小組委員會（別忘了議員麥戈文來自農業重鎮南達科他州），這個委員會是由中西部各州的重要立法委員組成的，他們邀請位於同一州的美國農企參與討論。一九七七年的「農業法案」將美國農業部的職責擴大到向民眾提供飲食建議，到了一九八八年眾議院預算委員會將美國農業部指定為飲食建議的主責機構。

自一九七七年初版指南公告後，美國甚至全球健康狀況相應惡化，肥胖和慢性病盛行率增加，平均餘命與健康壽命縮短。醫療保健支出占GDP比例也從7%上升到17.9%。這份一九七七年的指南已被人爆料內容不實，原因是麥戈文委員會首先發布了一份「少油、少鹽和少糖」的聲明檔，但在食品業的一致壓力下，卻改為「多吃低脂食品」，為了食物適口性，低脂等於會讓人吃下更多糖。

指引手冊、我的金字塔和我的餐盤背後，是飲食準則諮詢委員會（DGAC）內部的政治交鋒。這個委員會由十三名學界與業界代表組成，每五年舉行審議會評估最新研究。他們審視了過去十年間所有臨床數據，並經過一年的審議，然後向美國農業部提交報告。值得肯定的是，這個委員會的所有活動和審議都是公開透明的，但報告送進農業部以後事情就變了，農業部官員改寫了指南，選擇性地忽略可能不利或引發食品產業不滿的內容。

我曾二〇〇八年投入DGAC競選。前一屆二〇〇五年的DGAC委員會主席珍妮特・金博士（Janet King）支持我參選，六個學術組織也都同意。她曾警告我DGAC給的建言和美國農業部參考過後的決策，根本風馬牛不相及。歸根結底，DGAC就是個提供諮詢、不具備執行能力，一隻沒牙的老虎，而且他們也沒有能力怪罪美國農業部，因爲一半的委員都是食品業提名的。不用多說，我當然沒在名單上。

記者妮娜・泰喬茲（Nina Teicholz）調查了DGAC過去三十五年的作爲。二〇一五年她在《英國醫學期刊》（*British Medical Journal*）上發表了一篇社論，指出DGAC在過去的十二年間，長期性地忽視世界各地大規模臨床試驗證據。這些研究主要由各國政府資助的，橫跨十二年、涵蓋七萬人。二〇一七年美國國家科學、工程學和醫學院研究院（U.S. National Academies of Sciences, Engineering, and Medicine, NASEM）也得出了類似結論，認爲指南的制定過程並未確實進行系統性評估，而且「缺乏科學嚴謹性」。NASEM建議農業部用國際標準作系統性評價，農業部隨後於二〇一九年三月宣布將採行「修訂版」的《建議強度評比系統》（*Grading of Recommendations Assessment, Development and Evaluation, GRADE*），這是一套國際認可的科學文獻審查方法與準則。然而，GRADE系統創始人之一戈登・蓋亞特博士（Gordon Guyatt）卻公開斥責農業部，指出這個修訂版沒有分辨證據品質高低的方法論：「區分證據品質是所有嚴謹科學評估的核心，也是ＧＲＡＤＥ方法論的核心。」蓋亞特甚至要農業部別使用ＧＲＡＤＥ這個名稱，「因爲這樣做會誤導大衆以爲（農業部）這過程是嚴謹的。」

我已經引用數據證明嬰兒食品糖分高，會導致齲齒和胰島素阻抗（參見第十六章），而纖維不足則會使氣管發育不良，二〇一九年世界衛生組織也認定嬰兒食品含糖量過高，而且行銷方式不恰當。也因此ＤＧＡＣ於二〇二〇年採納了上述看法，主張嬰兒食品不應添加糖分，雖然沒談到糊狀副食品，但此舉仍令人感到欣慰。讓我們拭目以待，看看美國農業部是否眞能抵擋大型嬰兒食品業者的壓力，在下一版膳食指南中納入這個建議。

美國農業部與營養補充援助計畫

美國農業部每天爲每位國民生產三千九百大卡的熱量，但美國人只吃得了一千八百～兩千大卡。多餘的食物去哪兒了？另外，美國農業部訂定的《營養補充援助計畫》（*Supplemental Nutrition Assistance Program, SNAP*），也稱爲糧食券，旨在「提升低收入戶營養」，它服務美國八分之一的人口、共計四千兩百萬人，ＳＮＡＰ補助戶有七成是有養育子女的家庭，這個糧食券負擔了他們75％的食品採買費用。想到我國糧食產量是實際需求的兩倍，但參加ＳＮＡＰ的家庭中有半數糧食不足，這落差眞是令人難以置信。但是再細究獲得ＳＮＡＰ補助的人，每餐只能拿到相當於一・四美元補貼，只有農業部《國立學校午餐計畫》（*National School Lunch Program, NSLP*）金額的一半，就算NSLP補助學生每餐二・八六美元，這數字也遠遠不足。

補助金額是怎麼決定的？這是依據農業部認定的最低營養充足飲食成本。我們已經知道農業部認定的充足營養是什麼，但是領SNAP補助的人，可能比一般人更容易有代謝症候群問題，很難說SNAP眞的提供了充足的營養補助。附帶一提，總預算四千兩百八十億美元的農業法案（請見第二十六章），其中有四分之三、約三千兩百一十億美元用於SNAP以及其他低收入戶營養補助，這得要先了解。

《紐約時報》記者阿納哈德・歐康納（Anahad O'Connor）曝光了美國農業部長期以來祕而不宣的報告，內容指出領SNAP補助的人有9%的餐飲費是花在含糖飲料，相對於弱勢非SNAP人口只有7%，另外，整體SNAP購買行爲之中，有40%是在買含糖飲料。SNAP補助不能用於買酒這點合情合理，但糖所造成的損害並不亞於酒精（請見第七章），所以這不是有點自欺欺人嗎？現在的問題並不是SNAP補助的人比其他人喝更多含糖飲料，而是大家都在喝，這並不好。

一・四美元×9%=每餐花費十三美分在含糖飲料上。這是大量的含糖飲料，也是SNAP的一大開支，美國政府光在含糖飲料上就花了六・零八七億美元、在果汁上花了一・一億美元，這些都會帶來更多的慢性病。事實上模型推估顯示，若能禁止SNAP補助用來買汽水，就能預防多達四十萬例肥胖症和糖尿病。紐約市在二〇一一年就曾爲了遏制肥胖症流行，提議禁止用食品券買含糖飲料，結果卻遭到聯邦政府拒絕，稱聲這是「個人責任」，還主張市府應該採取更多「以鼓勵為本的解決方案」。

然而，有四千兩百萬人是透過SNAP獲取食物的，這使SNAP成為飽食和飢餓之間的生命線。川普政府曾宣布將三百萬人從SNAP補助名單中剔除，還要五十萬名兒童退出全國學校早餐與午餐計畫，這無疑更是災難。我們需要的不是從SNAP裡剔除10%的人，而是要讓所有含糖飲料退出SNAP計畫。

美國農業部和學校午餐計畫

蔬菜的定義是指「食用植物或植物的一部分」。顯然雷根（Ronald Reagan）政府在一九八一年宣布番茄醬是蔬菜時，憑的就是這一點，目的是為了削減NSLP補貼。番茄醬的確是番茄製成，番茄看來也是食用植物，所以我想雷根政府邏輯上不算錯誤。只是番茄屬於水果，所以也不完全正確。我們應該思考的科學問題是，蔬菜經過多少道加工之後，就不能再算是蔬菜？

快速的分析一下亨氏番茄醬，結果值得令人深思。成分表上濃縮番茄汁被排在最主要的成分，然後是醋，接著高果糖玉米糖漿和玉米糖漿分別排在第三和第四位。若以一份五克為單位，熱量為二十大卡，其中碳水化合物含量為四克，當我們以糖類每克四大卡相乘時，就會發現番茄或許是主要成分，但絕對不是最多的成分。這是不是表示番茄醬不能算是蔬菜？根據定義，玉米和甘蔗都是植物，所以高果糖玉米糖漿和玉米糖漿也要算是蔬菜。要是按照這個定義，那肉類或奶製品之外的所有含碳化合物，基本上都算蔬菜，番茄醬、蘇格拉底被處死時喝的毒草汁，以及美國職業棒球大聯盟球員嘴裡嚼的菸草都能算。

顯然披薩照這個邏輯也能算蔬菜。不過得益於蜜雪兒·歐巴馬（Michelle Obama）改善學童營養的努力，以及二〇一〇年頒布的《健康、無飢餓兒童法案》（*Healthy, Hunger-Free Kids Act, HHFKA*），披薩將全國學校餐廳的菜單中剔除。但是有70%的冷凍披薩是由明尼蘇達州的公司生產，因此爲了拯救明尼蘇達州的披薩業，參議員艾米·克洛布查爾（Amy Klobuchar）爲番茄醬爭取了特殊待遇，現在八分之一杯番茄醬的營養價值相當於半杯蔬菜，這甚至還被寫入國會農業撥款法案裡。因此，披薩包含了乳酪（乳製品）加上蔬菜和小麥（植物）、番茄醬（植物，包括高果糖玉米糖漿）和油（源自植物）。但是上面這番操弄與二〇二〇年一月川普政府的提案相比，實在是小巫見大巫了。農業部的研究顯示，當學童的餐盤上有披薩、炸薯條與眞正的蔬菜時，孩子們通常不吃蔬菜，這是顯而易見的事情。結果川普政府的農業部長桑尼·珀杜（Sonny Perdue）宣布要減少不必要的食物浪費，剔除了全國學校午餐裡的蔬菜。畢竟十歲時候的你，會選炸薯條還是胡蘿蔔？

食品藥物管理局和食品安全

食品藥物管理局的責任是確保我們的食品供應安全。這是寫在一九三八年《食品、藥品及化妝品法》（*Food, Drug, and Cosmetic Act; FDCA*）的內容。但在食品方面，這部法令只規範到急性中毒篩檢，指的就是會讓人產生急性疾病甚至死亡的物質，比如牛奶中的三聚氰胺、冷盤裡的肉毒桿菌、蘋果汁裡的大腸桿菌、雞蛋所含的沙門氏菌和菠菜裡的李斯特菌。食品藥物管理局在這方面做得相當不錯，只需要偶爾下令召回漢堡。但法規裡根本沒有提及慢性毒性，這是指單次暴露不會有毒，但累積下來就會致命的毒素。

就是這個漏洞，讓食品業得以逃脫各種慢性謀殺的惡名。菸草就是個完美的例子。香菸會致命嗎？是的，但絕不止一根，也不會是馬上或是短期之間，但如果累積一萬人、連續吸菸十年，那就可能有致命案例了。食品藥物管理局沒有法源依據也不會去管菸草，因爲它不屬於「急性毒物」的範疇。卽使是該管理局的專員大衛．凱斯勒（David Kessler）不斷遊說、呼籲，也無法讓菸草巨頭們配合，因爲慢性毒物並不在他們的法令規範裡，菸草最終仍是納入了食品藥物管理局管理範圍，但這是二〇〇九年會通過《菸草控制法案》（*Tobacco Control Act*）之後。

二〇一二年，我在美國營養學會（American Society for Nutrition）與食品業辯論，這是個表面獨立、實際上由業界科學家組成的論壇。主責食品藥物管理局的國家型營養計畫的負責人大衛．克魯菲爾德（David Klurfeld）也在辯論會上，他說：「目前還沒有足夠的數據能證明將含糖食品納管或徵稅是合理的……沒有可信的證據顯示糖類添加，或任何糖類有毒或是會成癮，又或者是造成疾病，這充其量就是熱量過高的食物，頂多就是導致齲齒。」對於克魯菲爾德和食品藥物管理局來說，問題仍然在於肥胖和熱量。

食品藥物管理局vs.健康聲明

這並不是說食品藥物管理局無法可管，他們確實掌管著一些法規命令。食品公司不允許「虛僞不實」，這表示當他們的食品在處理過花生的機器上加工時，不能隱匿說食品不含花生，處理過小麥的機器生產的產品，不能聲稱無麩質，嘉磷塞檢測呈陽性不能說是有機。但除此之外規則是靈活的，食品業也常遊走在邊緣。例如業界經常利用結構功能聲明與健康聲明之間的差異，來規避食品藥物管理局的監管。

結構功能聲明屬於食品標示上與膳食補充相關的敍述，禁止宣稱療效。「含維生素C」「透過十二種方式強化體質」「纖維的良好來源」「鈣有助於增強骨骼和牙齒」……這些都是結構功能聲明的例子。他們可能會含蓄的援引疾病狀態，但不會指出具體疾病的名稱，這樣的聲明讓食品與身體健康間接相關。結構功能聲稱暗指能促進健康，卻沒有挑明。有時結構功能聲明與盒裝食品內容或包裝無關，例如包裝水上面標示「不含基因轉殖成分」。或許有人會說這是宣傳手法，但這在食品藥物管理局的指引下，完全合法。

健康聲明則是另外一回事了，健康聲明會提到特定疾病或病程。如果鈣片的標示上寫著「有助於預防骨質疏鬆症」，或者早餐麥片的標示上寫著「有助於降低心臟病風險」，那麼食品藥物管理局就可以主動介入保護大衆。此類健康聲明受到管理局嚴格監控管理，如果業者無法提供科學研究佐證，就會被要求刪除聲明。

然而，這兩種聲明之間存在很大的灰色地帶。食品業的公關花費了大把時間字斟句酌，就是爲了規避監管。當業者玩起文字遊戲時，食品藥物管理局也是眞的沒轍，但幸運的是法律是嚴明的。例如可可脆片眞的可以「增強免疫力」嗎？只因爲它含有25％的每日建議維生素C攝取量？「增強免疫力」眞的能等同「預防感染」嗎？這個聲明出現在二〇〇九年H1N1流感流行期間，食品藥物管理局無能爲力，但舊金山檢察官辦公室發函家樂氏執行長大衛・麥凱（David Mackay），要求停止並撤回產品，這些產品一週內就被下架了。家樂氏因聲稱產品「葡萄麥維」因含有纖維有益於心臟健康，導致消費者集體訴訟，剛達成和解。如果聲明它有益於心臟健康，那是不是就等於暗示「有助預防心臟病」呢？這是個躍然於法庭之上的新挑戰：「微糖」是什麼意思？多少糖才算是「微糖」？當家樂氏的麥片麥片上滿是糖霜，算不算「微」糖？如果把糖加進水裡，這算是會增強水的風味，還是創造另一種全新的味道？

如果你怎麼想都想不明白，始終想不通爲何如此，那就乾脆先把規範擺一邊吧。我們再來看一個例子，是關於「蒸發甘蔗汁」（Evaporated Cane Juice, ECJ）一詞的爭議。食品業用它作爲優格甜味劑，因爲它是「果汁」，因此帶有「健康光環」。食品藥物管理局的指引裡羅列了高達十種甜味劑，包含蔗糖、高果糖玉米糖漿、楓糖漿、蜂蜜、龍舌蘭、糖蜜、紅糖、粗糖、蔗糖糖漿和德梅拉拉糖，但蒸發甘蔗汁並不在其中。

甘蔗汁蒸發以後，會得到什麼東西呢？會得出糖，就是這麼簡單。食品藥物管理局在過去十年間曾發布過三份指引，要求業者停止在包裝上標注ＥＣＪ一詞以免誤導，最近一份指引在二〇一六年發布，但是沒有半家優格廠照做。爲什麼業者敢於無視食品藥物管理局的指引？食品藥物管理局有執法機制嗎？其實有的，得靠司法部。可是司法部會起訴食品業嗎？尤其是當白宮裡的那個人熱愛速食？

食品藥物管理局和「健康」

食品藥物管理局的指引裡最令人不可置信的遺珠是放任食品業向大衆謊稱「健康」食品，掩蓋特定食品的慢性毒性。如果某樣東西是健康的，不就意指它能預防疾病嗎？什麼才算健康？健康並不算健康聲明，因爲字句裡沒提到疾病。但有什麼比健康這個字眼更像健康聲明？

這就是業界依賴的文字遊戲。以下是食品藥物管理局在官網對「健康」一詞的定義：一、總脂肪含量不低，但脂肪成分主要由單元不飽和脂肪和多元不飽和脂肪組成，或者是，二、每份參考食用量（RACC）中，鉀或維生素D至少達到建議參考攝取量（DV）10%。在我看來，超加工食品都不健康，至少它們做不到我說的**保護肝臟、滋養腸道**，可是根據上述標準，幾乎任何含有多元不飽和脂肪、鉀或維生素D的超加工食品，都可以稱爲健康食品。

沒有任何標籤、包裝或廣告詞，有辦法讓超加工食品變得健康。此外，添加膳食補充劑也無法讓加工食品變得健康。相對之下，眞食物一般來說是健康的，不需要任何結構功能聲明或健康聲明。食品藥物管理局在處理這些事情時，就像是愛麗絲夢遊仙境，混亂荒謬、上下顚倒。如果食品業聲稱某樣東西是健康的，但事實並非如此，而且他們知道它並不健康；如果吃那樣的食物讓人沒有多餘的肚子再去吃健康的食物，這難道不構成道德風險嗎？再說了，如果聯邦政府允許這樣做，他們不也犯了道德風險？

食品藥物管理局內部也沒有整合，各有不同的意見和立場，但在不久的將來可能會在這個問題上有些進展，因爲KIND營養棒已經改變了「健康」的定義。在過去，食品藥物管理局將飽和脂肪標記爲不健康脂肪，直到二〇一五年三月發函警告KIND公司，指出他們不該將「健康」標示在產品上，這是誤導消費者的行爲，因爲它杏仁含量過高，每四十克裡含有超過一克的飽和脂肪，超過15%的熱量來自脂肪。KIND公司針對此事提出訴願，要求重新審查「健康」的定義，結果他們贏了。食品藥物管理局的健康定義裡，不再提到飽和脂肪。我想如果KIND公司做得到，我們也可以。

有眞正健康的營養棒嗎？我想這都是相對的，KIND營養棒含有兩克纖維加上五～十二克的糖，而 CLIF 營養棒含有五克纖維加上十七～二十二克的糖，但這和杏仁含量多少無關。

食品藥物管理局和「天然」

另一個常見有問題術語是「天然」。這個詞對消費者來說很模糊，它本身並沒有明確定義，許多人把它和法律定義術語「有機」混爲一談，其他人則認爲這就表示健康，畢竟天然的怎麼可能是不好的呢？例如多樂水果杯添加了抗壞血酸和檸檬酸，可能是人工合成的，那麼它還算是天然的嗎？*那麼高果糖玉米糖漿呢？這種成分來自玉米，從技術上來說是「天然的」，但最終成品卻是在實驗室製造的。

精製糖也好不了多少。它經過酸化和漂白，但許多人仍認爲糖很天然，儘管我們已知它對糖化、氧化壓力、發炎反應、粒線體功能障礙和胰島素阻抗的影響，更不用說「天然香料」這個灰色地帶，通常只表示加了糖。例如每份卡仕（Kashi）淨純天然營養穀物莓果脆片含有十一克糖，他們宣稱使用天然甜味劑，但以重量看，蔗糖漿排在第三大成分，蔓越莓和藍莓也都是蔗糖漿蜜製而成。這還算天然的味道嗎？看來「天然」和「健康」用法差不多，都是虛的。

* 譯注：多樂水果杯（Dole Fruit Bowl）是碗裝的鮮切水果，主打百分之百純天然。

食品藥物管理局和公認安全清單

食品藥物管理局最差勁的騙局，或許就是「公認安全清單」（GRAS）。GRAS是一九五八年國會法案之一，簡化食品添加劑審批流程，也因此讓添加劑得以跳脫監督。所謂公認安全依據GRAS [USC 321(s)] 法案是指：「經適當科學驗證，且經受有科學訓練並具安全性評估經驗之專業人士普遍認可；或爲一九五八年一月一日前使用之食品添加物，經科學驗證或基於食品普通使用經驗，足以佐證於預期用途下安全。」這裡重要的關鍵詞是「預期用途」。預期用途是指預定的劑量，包括最大劑量。正如一五三七年帕拉塞爾蘇斯（Paracelsus）說的：「劑量決定毒性。」無論什麼物質，在劑量無限的情況下都不安全。現今加工食品中的添加物含量，是否眞如一九五八年所預期的那樣？即使國會能預料到食品加工業興起，GRAS法案也不代表能讓食品加工業不受限制的隨意添加。GRAS精簡了昂貴又費時的食品添加劑審批流程，但也僅限於那些經科學驗證並有合格專家作安全背書的常見成分，不過GRAS還是讓食品業能逃脫監管，慢性毒害消費者。

什麼是「預期用途」？用糖調味已經有至少一萬二千年的歷史。然而在十八世紀之前它極爲罕見，只有國王和貴族才能享用，並不是普羅大衆的日常飲食，當時它的預期途用非常有限。十七世紀蒸餾技術的發明使糖得以精煉，到了十九世紀初，糖與酒一樣，變的更爲普及。在接下來的一百五十年裡，由於烘焙食品、糖果和碳酸飲料行業的擴張，糖的攝取量慢慢上升，最終定在每日約十五茶匙。也正是在這段時間，各種代謝疾病例如糖尿病、心臟病等，也普遍出現。在一九八〇年代，當美國開始改革飲食減少攝取飽和脂肪時，考慮到食品口味與價格，糖類包含葡萄糖與果糖分子結合而成的蔗糖，還有含有葡萄糖和果糖的高果糖玉米糖漿，取代了加工食品中的脂肪。美國到了二〇〇〇年，糖消費量中位數達到了每日二十二茶匙（約一百一十一克）；儘管在過去十年中，調查顯示糖攝取量降低約12％，每天降至一九．五茶匙（約九十八克），下降的部分主要是由於含糖飲料消費量減少所致。儘管如此，美國成年人的添加糖攝取量仍然是建議上限的三倍（世界衛生組織建議每日上限六茶匙約合三十克，三分之二罐可樂就已經達到每日上限）。

一九九七年之前，食品公司必須向食品藥物管理局提出申請，才能將特定物質列入GRAS清單，而現在它已經私有化，沒有中央統一的列表，列入清單也只要召開一次專家會議，而且由企業付費，其中利益糾葛可想而之。大家就坐在一個會議室裡，宣布某種物質是GRAS，甚至都不必告訴FDA他們作過什麼評估。我們知道GRAS清單上至少有三千項物質從未經過審查、至少有一千項根本沒有通知食品藥物管理局。這種透明度和公開性聽來如何？

更糟糕的是，隨著新資訊的出現，食品藥物管理局也沒有系統性的重新審視GRAS清單的安全性，其實卽使他們願意也做不到，因爲幾十年來政府預算一直不足，GRAS已經成爲食品業在未經食品藥物管理局批准的前提下，在食品中摻入添加物的後門。

糖只是導致體重增加和肥胖的因素之一。如果其他物質也會導致體重增加，而它們能被歸類在GRAS，按這個邏輯，糖也能算是GRAS。但事實上，糖會引起代謝性疾病，這與熱量無關。至少四十年來，人們已知糖會增加血清中三酸甘油酯濃度。然而，三酸甘油酯在心臟病中的作用始終排在低密度脂蛋白之後（請見第二章和第十二章）。最近的數據顯示，即使控制了總熱量和肥胖症，添加糖也是心血管疾病致死因素之一。此外近期有前瞻性研究顯示，含糖飲料尤其會增加糖尿病風險，即使控制好總熱量和身體質量指數也一樣，每天每喝一罐汽水就會使罹患糖尿病風險升高29%。聯合國糧食及農業組織（Food and Agriculture Organization, FAO）有各國食品供應情況數據，經過統計及計量經濟學分析顯示，國民每人每天多攝取一百五十大卡，糖尿病盛行率就會增加0.1%。如果這一百五十大卡來自於糖類，糖尿病盛行率就會增加至1.1%，這與總熱量或BMI無關。由於美國自一九七〇年代以來心臟病發病率不斷攀升，有數據顯示糖是風險因子，因為它會推升人體三酸甘油酯濃度。食品藥物管理局最後決定重新檢視糖類是否有害，但事情都還沒開始就已經有結論了。結案報告是由瓦特．格林斯曼博士（Walter Glinsmann）負責，他評估了一九八〇年之前美國國內數據（在高果糖玉米糖漿進入日常飲食之前），評估結果於一九八六年發布，而格林斯曼現為玉米精煉協會顧問，那份報告裡的平均劑量和最高劑量分別為每天十二茶匙（約六十克）與二十三茶匙（約一百一十五克）。這些數據是從一九七七年第一次國家健康營養調查（National Health and Nutrition Examination Survey, NHES）的橫斷研究而來，當時高果糖玉米糖漿尚未普及，他們甚至沒有將果汁歸類為糖類來源。另外就糖對肥胖和心臟病的影響，這份報告的結果是「無法確定」，這表示無法證明因果關係，因此沒有採取任何動作（這邊有個地方值得注意，報告中沒有評估糖尿病）。如果今天進行同樣的分析，那結果將會非常明確，但他們沒有再次進行評估，爲什麼呢？

改變食品業過度添加糖分的可能方式之一，是將果糖從GRAS清單中刪除。如此一來，糖就會從「食品」變成「食品添加劑」，把果糖視爲能量來源，而不是營養素，如此一來就能限制加工食品的果糖含量，並要求食品業列出含量多少與百分比，加工食品的糖分也會因此減少。如此重新分類還能提高人們的認知，了解到不管某些物質在文化中有多重要（例如酒精），只要劑量過高就屬有毒，當然也需要透過法制與社會層面重新分類。

但是有個問題：要將某種物質列入GRAS清單很容易，但要刪除卻非常困難。曾有兩項遭到刪除：硝酸鹽和反式脂肪。反式脂肪尤其引人注目，因爲早在一九一一年Crisco起酥油進入美國市場時，它們就被認爲是標準食品。一九六〇年代是使用反式脂肪的高峰期，當時心血管病例也急劇增加。然後，當飽和脂肪熱潮在一九七〇年代盛行時，情況更是雪上加霜，因爲人們開始使用人造奶油，味道雖好卻含有反式脂肪及乳化劑。還記得那句廣告詞嗎？「有了Blue Bonnet奶油，什麼都會變好吃。」一九八八年，當第一篇將反式脂肪與心臟病連結的論文發表後，就不斷有報導將反式脂肪與心臟病、中風和非酒精性脂肪肝連起來。儘管無數人呼籲將反式脂肪從美國飲食中去除，但食品業仍持續抗議並向食品藥物管理局進行遊說。二〇〇六年食品藥物管理局強制規定標示反式脂肪，二〇一三年十一月七日（在首次確定有毒的二十五年後），將反式脂肪從GRAS清單中刪除，所以刪除其實是可能做到的。

健康、天然、普遍安全。這些說詞都不是眞的，都是在玩弄文字誤導大衆，讓消費者誤解產品來源、成分，在以爲有益健康情形之下購買，另外農業部和食品藥物管理局所做的指引也沒有實質約束力。這兩個機構上次起訴業者是什麼時候？公司反對禁止使用「天然」一詞，認爲這是對「商業言論」的侵犯。業者能變出這番言論，還眞得感謝最高法院，就因爲商業言論規則，讓企業能大聲說這些無謂的話。這也使得食品藥物管理局別無它法，只能公告一套指引原則，接下來，他們也只能袖手旁觀。

食品藥物管理局和營養成分標示

最近食品藥物管理局處理肥胖和糖尿病的壓力逐漸增大，這點並不讓人意外，但是他們反應的力道還不夠。二〇一五年，ＦＤＡ宣布要推出新營養成分標示規範，幫助消費者解讀食品外包裝成分標示，川普政府卻扼殺了這個計畫。雖然其中有幾項好的改變，例如食品藥物管理局提議在標示上單獨列出「添加糖」，並取消要求強化飽和脂肪標示，可惜果汁從技術上來說並沒有「添加糖」，但實際它的含糖量比汽水還多，所以這樣的標示仍可能造成誤解。有些公司自願選擇在標籤上列出添加糖，但大多數業者並未採行，話又繞回來，要是果糖能從ＧＲＡＳ列表中刪除，業者就必須得標示。

但新規定同時也有很多不好的變化，食品藥物管理局一開始沒有意識到熱量問題，繼續強調卡路里重於一切。不過，現在至少會標示出一整包產品熱量總共多少，但這也等於間接承認了大家並不會按建議分量吃，在現實生活中，一桶五百毫升的霜淇淋可能打開就吃光光了。此外，添加糖的量仍將以克爲單位而不是美國人熟悉的茶匙，這對民衆來說比較不清楚。最重要的事情如同本書所講述的那樣，**食物中的成分並不重要，關鍵在於是對食物的加工**。然而，這些都不會出現在營養標示上（請見第十七章）。順帶一提，酒精是個例外。啤酒、葡萄酒或烈酒都不做營養標示，儘管食品藥物管理局已經在考慮要不要強制標示。

食品藥物管理局與保健食品

美國人有77%會吃膳食補充劑，在老年族群這個比例上升至80%，甚至有三分之一的兒童會服用膳食補充劑，這或許是因爲微量營養素在食品加工過程中流失，所以他們需要補充。

一九九四年國會通過了《膳食補充劑健康與教育法案》（*Dietary Supplement Health and Education Act, DSHEA*），將價值四十億美元、擁有四千種產品的膳食補充劑產值轉變爲現今價值兩千一百億美元、擁有八萬種產品的保健食品行業。這八萬種產品眞的是必要的嗎？你可以將其視爲青春之泉，也可以看作是解決本不該產生的問題的最笨解方。DSHEA法案能通過的關鍵，是因爲產品標示門檻只有結構功能聲稱，不用達到如藥品般經過安全性和有效性測試的健康聲明。不過那也是因爲保健食品被視爲食品，因此不用經過安全測試。

爲什麼會發生這種情況呢？一九八〇年代低脂運動的興起，帶起了一波食品包裝與廣告內容含混不清、故意誤導的廣告。美國醫學協會對此也表示了意見，認爲那些食品宣稱「想得正面點只是造成混淆，但要是往壞的方面想就是種詐欺，而且有潛在健康危害」。一九九〇年，儘管食品業遊說反對，國會還是通過了《食品標示與教育法案》（*Nutrition Labeling and Education Act, NLEA*），首次規範食品營養成分標示，但卻阻止不了不實的膳食補充劑廣告。一項名爲《保健食品廣告協調法》（*Nutrition Advertising Coordination Act, NACA*）的法案，原本應該要解決這個問題，但這項法案威脅到了新興的保健食品業，因爲他們沒有實質的科學證據能證明產品功效。膳食補充劑業者竭盡全力，爲贏得大衆支持迫使國會撤銷法案而奔走。

只有一種方法可以阻止《保健食品廣告協調法》，那就是用另一項法案取代它。一九九四年《膳食補充劑健康與教育法案》也因此誕生。國會裡是誰在奔走呢？猶他州參議員奧林·哈奇（Orrin Hatch）。爲何是他？因爲膳食補充劑市場大部分位於猶他州，而哈奇的競選經費是業者贊助的。從二〇〇五年起到二〇一〇年，讚果（XanGo）公司是他的第二大贊助者，賀寶芙（Herbalife）排名第四，再加上哈奇的兒子本身也在爲業者遊說。一九九二年猶他州膳食補充劑行業營收爲九·二四億美元，到二〇一二年已達到七十億美元。《膳食補充劑健康與教育法案》通過之後，食品藥物管理局就無權阻止這類產品進入市場了；只有在出現健康或安全問題時，他們才能採取行動。

結果問題接踵而至，例如OxyElite Pro這款膳食補充劑，就曾導致四十七例住院治療、三例肝移植與一例死亡病例。這證實了我的觀點，食品藥物管理局不殺人，但卻眼睜睜看人們死去。DSHEA也成爲了「免責聲明」來源，免除了保健食品公司對產品問題的連帶責任。例如StemGenex號稱是以「幹細胞療法」治療多發性硬化症和帕金森氏症等疾病的院所，但他們卻隱身在網站背後，免責聲明寫著「非屬食品藥物管理局核准之幹細胞療法，也不作爲醫療用途。」有誰會願意將未經農業部或食品藥物管理局核可的東西注入身體？

美國農業部、食品藥物管理局和第三種不道德風險

在川普之前，政府是從何時開始引導大眾誤入歧途？爲什麼？行政疏失由來已久，通常到錯誤難以掩藏後，總會有人修正它。放任不管比付諸行動的代價更大。儘管如此，某些情況下問題仍然沒緩解，細思箇中緣由多少會有啟發，讓我們先從鉛中毒說起。

鉛毒性研究始於一八九二年，但直到一九八八年《鉛污染控制法》（*Lead Contamination Control Act, LCAA*）後，才開始去除汽油和油漆中的鉛。爲什麼中間隔了九十六年？因爲鉛中毒受害者絕大多數是有色人種和窮人。再舉一個更近期的例子：弗林特水污染事件（Flint Water

Crisis）。政府沒有陰謀卻有雙標，又是針對有色人種和窮人。事實上，社會不平等是疾病的主要風險因素。雖然有些差距很難解決，而且超出了政府掌控範圍，但政府要是出於利潤動機有意支持這種不平等，這確實是不合理的。好吧，農業部和食品藥物管理局造成現今的飲食危機，而這種危機仍不成比例地影響著有色人種，政府可以在國會的協助下幫助大家走出困境。

這是一個社會正義問題，而且死亡人數遠高於員警暴力執法，但政府卻被食品業行銷全球的產品利潤收買，也被大型製藥公司拉攏，企圖用這些來掩蓋自己的罪惡感和血腥味。還有來自美國立法交易委員會這類智庫的錢，這個委員會是食品和藥品（以及石油）業的政治前沿，贊助了一半以上的國會議員。**花大錢害人，這是第三個不道德風險**。

我要去堪薩斯、堪薩斯我來囉（才不）

這第三個不道德風險，是美國農業部正盡力否定自己的角色、縮減監管範圍，放手讓食品業支配一切。川普的農業部長珀杜（Sonny Perdue）將整個農業部智庫，從貝塞斯達移到堪薩斯城，使科學家們因爲交通不便自然流失離職，主要就是爲了削弱監管實力，等於實質宣布食品業可以開始大肆掠食，輕輕鬆鬆的。

第二十五章　眞食物有益地球環境

不可否認的是，除非我們經過一番改變拯救環境，否則地球注定要走向毀滅。禁止使用塑膠吸管或許是個主意，但這根本解決不了大環境問題。氣候變遷例如森林野火和災難性風暴，是經常受到關注的議題，但環境噩夢還包括土壤流失、水污染、超級雜草、超級細菌和微塑膠顆粒。這五個問題裡，有部分成因能追溯到加工食品供應鏈。

到二〇四〇年要想養活這個國家，得要四個加州中央河谷那麼大的耕地面積，但由於氣候變遷和土壤流失，我們甚至連一個都湊不滿。這有點黑色幽默，肥胖症將不再盛行，因爲加工食品成癮最終會帶來饑荒。這麼說或許太過危言聳聽，畢竟本書也不是史蒂芬金的恐怖小說，但或許能與賈德．戴蒙（Jared Diamond）*的預言一比。那麼眞食物要如何拯救地球呢？

* 譯注：賈德．戴蒙為加州大學地理學教授、美國國家科學院院士，成名作為《槍炮、病菌與鋼鐵》，其著作《大崩壞》一書預言當環境衝擊超過承受極限，社會就會盛極而衰，迅速走上衰亡的末路。

四十三度高溫

話先說在前頭，我完全同意氣候是二十一世紀的問題。毫無疑問農業確實是問題的一部分。然而，有些人將農業等於牛、牛等於甲烷、甲烷等於放屁；但實際上牛打嗝吐出的甲烷還比較多。然而，要是我們把問題都歸咎在牛身上，就實在是過度解讀了，這些都是現象而不是眞正的問題成因。根據聯合國糧農組織數據，包括牛、豬、羊和其他動物在內的牲畜，所排放量出的溫室氣體占全球總量的七分之一（14.5%）。還有10%是來自大自然，例如腐爛的植物和沼澤菌所產生的甲烷，餘下有高達75%都來自於人類活動。

在另一項研究中，農業溫室氣體排放占全部排放的9%，相比之下，交通占29%、電力占28%、工業占22%，商業和住宅占12%。可以肯定的是，農業產生的溫室氣體有辦法改善，其中畜牧與水產加起來，大約占這9%的一半。

素食主義者希望能除去食品供應鏈中的所有動物性產品。這有用嗎？行的通嗎？最近有份報告討論了這個問題。目前動物性食品爲美國人提供了24%的熱量、48%總蛋白質、34～67%的必需胺基酸及23～100%的必需脂肪酸。此外，動物性食品的鐵和鋅的生物利用率更好。然而，這些都是動物對人類健康的影響。美國農業部估計，在純植物飲食模式下，將牧場拿來種植農作物可提高23%的糧食生產，但這樣的飲食可能無法滿足國人必需營養，尤其是對窮人影響更大。因此從生理和健康角度來看，去除動物產品有點冒險。

情緒操弄

然而，這樣做對於氣候變遷會有影響嗎？這得要有取捨的智慧。溫室氣體包括以下三種：甲烷、二氧化碳和一氧化二氮。這三種氣體都很重要，但影響程度不同，來源、產生原因和解決方案也不一樣。

甲烷（CH_4）常是眾矢之地，因爲它的溫室效應是二氧化碳的二十五倍，而且它有部分來自動物。有些人不吃反芻動物產品（例如牛羊），是因爲它們通過瘤胃發酵，將草中的碳水化合物轉化爲甲烷。動物打嗝時會排出大約95%甲烷，另有5%會排入糞便。反芻動物所產生的甲烷有80%來自肉品、20%來自乳品。內布拉斯加州牛肉生產研究顯示，甲烷占反芻動物排放氣體50%（其餘爲二氧化碳和一氧化二氮），但反芻動物產生的甲烷量，僅占整個農業部門溫室氣體總量10%。二〇一四年，八千九百萬頭牛產生了一千六百九十億噸甲烷，相當於七十四座金門大橋的重量，平均每頭牛產生一千九百公斤。然而，回顧一九六八年，一．零九億頭牛隻只產生了四百億噸甲烷，平均每頭牛產生三百六十六公斤。爲什麼現代牛隻會產生更多甲烷？這就是氣候變遷與食品加工問題的關鍵，因爲癥結點並不在於牛，而是人類怎麼養牛。

歸根究柢，大多數甲烷不論直接或間接排放，都是爲了人類，但是沒有人在討論如何消滅人類，雖然我們本來也就在自我毀滅的路上。人打嗝和放屁也會排放甲烷，雖然不像牛那麼多，但原因相同。

在夏令營的時候，有多少人在晚餐後放屁點火？想到這裡我仍不免莞爾一笑。你以爲那些可燃的氣體是什麼？每人每天都會產生大約九百五十克的氣體。其中大約10％是二氧化碳，5～10％是甲烷。絕大部分的甲烷是由腸道裡的古生菌製造的，但由於當前食品生產方式，特別是以抗生素來餵食牛隻，讓古生菌得以占據人類和反芻動物的腸道。全球人類的放屁每年大約產出一百萬噸甲烷。但並非每個人都會產生甲烷，因爲並非每個人體內都住著古生菌。那麼是什麼原因決定了誰是甲烷生產者呢？

雖然有胃腸道問題會讓人更容易產生甲烷，但關鍵因素還是在於是否吃過抗生素。如果你曾服用過抗生素，就會發現到排便產生變化。完成療程後，通常腸道蠕動就會恢復正常。但要是你繼續餐餐吃抗生素，就別指望胃腸道會恢復正常了。腸道裡的古生菌非常堅韌，幾乎能在任何腸胃科醫師所開的抗生素攻擊下存活。別的微生物群死亡，古生菌就更好生長、產生甲烷，引起代謝問題。如果你吃加工食品（尤其是飼料裡添加了抗生素的肉類），那麼你體內充滿產甲烷古生菌的機會就會大大增加。所以，如果你也是古生菌的宿主及甲烷生產者，這是你的錯嗎？如果是這樣，我們應該消滅你嗎？這道理對牛來說也是一樣。只要停止在動物飼料中添加抗生素，牠們的甲烷產量就會降低。

當然工業活動才是甲烷的主要來源，比動物產生的更多。自一七五〇年以來，大氣中的甲烷含量因爲人類活動而增加了一倍。石油和天然氣是最主要的原因，占了三分之一的甲烷排放量，比政府預測的要多出60％，另一個來源是過去超市常見的塑膠袋。聚乙烯經過光照會釋出甲烷，要是浸在海水裡會釋出更多甲烷。這些人爲的甲烷來源，遠超過牛隻能產生的量。事實上，聯合國政府間氣候變遷專門委員會（UN International Panel on Climate Change, IPCC）認爲，甲烷的排放有5％直接來自反芻動物，而14％來自食品運輸。然而美國環保署加總整個食品產製過程所有相關排放量，包括飼料生產、化肥開發中所使用的石油產品、包裝、運輸和食品配送等，認爲這些排放量比預測的數值高出50％。換句話說，問題不是動物，而是整個加工食品系統。如果我們停止密集式的工業化養殖，回歸在地農業並改進運輸方式，大多數非動物產生的甲烷都可以消除。

二氧化碳的吸熱能力遠不如甲烷那麼強，但它的量卻是甲烷的五倍。大部分農業二氧化碳，是在動物飼料生產過程中產生的。然而二氧化碳會被植物利用於光合作用，也就抵消了風險。沒有甲烷我們可以生活得很好，但沒有二氧化碳可就不妙了，所以問題不在於二氧化碳本身，而在於由於森林砍伐，沒有足夠的植物來代謝二氧化碳。

這就是地球之肺：亞馬遜雨林遭受砍伐的代價。已經有約15％的亞馬遜雨林被鏟平用來蓋牛舍養牛。巴西的下一個大危機是「甘蔗種植」，因爲全世界都愛甜食，巴西總統波索那洛（Bolsonaro）已批准劃掉一千九百萬萬公頃亞馬遜雨林，用於開墾蔗糖農地。二〇一九年亞馬遜雨林野火讓全世界都震驚，大家都把原因歸咎於氣候變遷。但這並不是事實，眞正的原因其實是爲了滿足我們對加工食品的需求。

不過，最糟糕的溫室氣體還是在農場製造的，那裡是一氧化二氮（N2O）的產生地，它的吸熱能力是二氧化碳的三百倍、甲烷的十二倍。在美國，大多數家畜都是靠魚粉、玉米、大豆粕或其他穀物育肥的，養殖魚也是如此。光要製造畜牧及養殖漁業飼料，就需要六十萬平方公里的農田、七千五百七十公斤農藥和七十七億公斤合成氮肥（通常是硝酸銨）來種植飼料。當合成肥料施加到土壤上時，它會產生大量的一氧化二氮來吸收熱量，同時也會滲入地底污染地下水。其他防雜草和蝗蟲所使用的殺蟲劑和除草劑（如嘉磷塞和草脫淨；請見第二十章），也會流入地下水。

曾幾何時，家庭式的農場仍使用乾草料現作飼料、以牛糞作爲堆肥，這是溫室氣體相互抵消的過程。但現在隨著單一作物栽培農業興起，飼料是愛荷華州工廠做的，而糞便則來自堪薩斯的集約飼養場，美國每天動物糞便量還是人類的三倍。此外在集約飼養場裡，糞便不會被做成堆肥，反而會分解成甲烷和其他污染物，包括氮、磷、抗生素和金屬，當糞便儲存設施無可避免的發生外洩事故時，這些污染物就會滲入地下水。

牛陰謀

根據美國環境工作組織（Environmental Working Group）的數據，畜牧及養殖氣體排放集中在生產階段，分別爲牛肉90%、豬肉69%、鮭魚養殖72%、鮪魚養殖68%，這些都是在動物離開農場之前產生的。以牛肉和乳製品的角度而言，這些溫室氣體包含反芻消化和糞便產生的大量甲烷，以及生產飼料時產生的一氧化二氮；就養殖鮭魚和雞來說，則主要是因爲飼料製造。

但請等一下，事情並非如此簡單。這不僅僅關乎飼料，還涉及到飼料類型。以下是兩種不同的情況：

一、**集約式飼養的牛：**這些牛是不運動的，吃的是玉米，所產生的甲烷也少一些（因爲玉米不像牧草有粗纖維），但是愛荷華州種玉米得用殺蟲劑、加合成肥料，也因此散布了更多的一氧化二氮。最重要的是，爲了生產出脂肪豐富、有大理石花紋的美國牛排，這些牛被餵食過量的Omega-6和支鏈胺基酸。這樣的肉價格便宜而且美味，但也會導致代謝症候群，而這樣的養殖優點是不需要牧場，這就是發明集約式飼養的初衷。

二、**放牧的牛：**牠們吃草、排放甲烷，糞便就是牧草的肥料。這些牛攝取適量的Omega-3、Omega-6和支鏈胺基酸，生產出粉紅色的、均質低脂的牛排（見圖18-1）。這種牛的生產成本與價格都比較高，但不會導致代謝症候群。如果牠們吃的是苜蓿和三葉草這類豆科植物，效果就更好了。但同樣的，放牧空間是個關鍵。在豆科植物牧場上放牧的牛，甲烷排放量可減少21%，而且它們的糞便會將氮固定在土壤裡。這會產生部分一氧化二氮，但比合成肥料少得多，問題還是在放牧需要更大的空間。

所有農業和糧食政策專家都在譴責這種單一、集約式的飼養模式，因爲原本能把氮固定在土壤裡的動物糞便，被替換成了合成氮肥，最終進入地下水並產生一氧化二氮。

我們目前採用的單一化、專業分工養殖的農業模式，正讓氣候變遷惡化，而這都爲了集中飼養、壓低肉品價格，特別是反芻動物肉。然而，氣候變遷的因子不只有動物本身，還關係到飼料種類、飼料對肥料的需求、動物抗生素的使用、是否有放牧空間，以及運輸產生的副產品。話雖如此，植物並不是就不產生溫室氣體，如同動物飼料一樣，沒有天然的糞便，就需要合成肥料。因此，就算植物本身不產生二氧化碳或甲烷*，生產合成肥料也會產生大量的一氧化二氮。

此外，植物本身也不是零排放，只不過他們的溫室氣體是在作物離開農場後，在加工、運輸、烹煮和廢物處理之間造成。收成後所造成的溫室氣體排放量，以乾豆類爲例占65％、扁豆類占59％，主要是因爲烹飪產生的。馬鈴薯有90％的排放都是在收成後產生，剩下的10％則是合成肥料造成。最重要的是，選擇眞食物表示動植物產生的溫室氣體會更少，因爲生產過程化肥使用量更少、糞便運用更合理、運輸更短，浪費也可能更少。

*譯注：植物會行光合作用產生氧氣，但也具有呼吸作用，會產生二氧化碳。

水形物語

所有農藥和化肥最終都會流入地下水，這是環保署的管轄範圍。我們能透過衛星看到來自愛荷華州的污水流經密蘇里河，再到密西西比河，最後進到墨西哥灣，在那裡形成因氮排放造成的死亡區域。在許多國家，農業是造成水質優養化的主要原因，隨著全球人口與對食品的需求增加，這種情況只會更惡化。

固態氮（例如糞便）有助於作物生長，而液態氮會破壞淡水和沿岸生態系統。來自農田的肥料和糞便，以及城市的污水和雨水排放，日益污染著水文。水質優養化之後，會導致大量藻類繁殖，包括有毒藻類。這些藻類會導致珊瑚礁、海草和魚類死亡，改變水生生態系統。然後，有朝一日當這些有毒藻類大量死亡時，就會耗掉水中的氧氣。在某些情況下，這會造成缺氧區或死亡區，區域中的魚類和其他水中生物無法生存。

全球沿海優養化區域，已從一九六〇年不到七十五個，增加到今日的八百多個。優養化還會導致淡水資源無法作爲飲用水。環境工作組織估計美國每年要花費四十八億美元來處理被氮肥污染的飲用水，而以十萬人口的城鎮來說，要處理有毒藻類影響飲用水的問題，需要額外花上一千兩百萬～六千六百萬美元的處理費。合成肥料無法完全禁止，但復甦在地農業生產眞食物，可能會大大減少我們對它的依賴。

磷是另一種肥料成分，對蔗糖種植特別重要著，因爲它可以增加甘蔗的產量。糖業巨頭凡胡爾（Fanjul）兄弟在佛羅里達奧基喬比湖（Lake Okeechobee）的美國糖業公司（U.S. Sugar）、佛羅里達水晶糖業公司（Florida Crystals plantations）所造成的磷污染，伴隨著其他牧場和乳牛場排出的磷，滲入地表進入水流，導致有毒藻類大量繁殖，使濕地面積大量減少。二〇一八年佛羅里達嚴重洪患期間，州政府不得不打開奧基喬比湖水閘門，結果污水流入墨西哥灣沿岸，破壞了沿海生態系統。

暗影之地

土壤和污泥是完全不同的，土壤含有碳、氮和細菌。而污泥就只是污泥，是死的。土壤中的碳、氮和細菌數量是固定的，若不補充最後就是變成污泥，人口增加也會讓這些元素的使用量增加。

隨著二十世紀集約化農業的出現，全球人口從十九億一路增長到了七十七億。因此，不僅要有地方能讓大家居住，還要盡可能的用最便宜、最有利的方式提供食物。也因此，正如前面提到的，有一千九百萬公頃的亞馬遜雨林即將遭到砍伐，用來作爲甘蔗種植。這對亞馬遜生態系統是個災難，也會影響二氧化碳回收，讓全球變暖化的問題更嚴重。

像愛荷華州和亞馬遜地區一樣，單一作物栽培傷害了土地，造成土壤與有機質流失的情況惡化。由於嚴重的土壤流失和貧瘠化，每年約有五百萬～六百萬公頃耕地消失。土壤不同於污泥，它是活的、動態的資源，由不同大小的礦物顆粒（沙子、淤泥和黏土）、有機質和多樣化的生物群落組成。不同土壤類型有不同特性，包括是否容易流失、所含鹽分、酸鹼度等。製糖作物特別容易加重土壤流失與貧瘠化，導致土壤品質惡化。在種植甘蔗或甜菜的地區，土壤流失是個大問題，尤其在熱帶地區（甘蔗主要種植區域），因爲熱帶地區土壤流失速度快於形成速度。土壤流失還受到包括降雨、灌溉、風力、溫度、土壤類型和地形等多種因素影響。再加上海平面上升使海岸線消失。糖和玉米可能不是唯一的罪魁禍首，但它們絕對是最主要原因。

不過，這所有的問題，都有個簡單解決的辦法。光密西根州就有四百四十五公頃未使用的耕地，只要用簡單的農業技術在那裡生產作物：使用巨大的白色帳篷，讓陽光穿透並溫暖土壤，幾乎能讓人在任何地方種植綠色蔬菜，而且生產出來的是眞食物，還可以把污泥變回土壤，這就是所謂的再生農業，只需要用上一頭牛。

嘿，有雜草嗎？

過去四十年來，單一作物栽培農田過度噴灑嘉磷塞和草脫淨，導致除草劑抗藥性以及「超級雜草」的出現，這與抗生素濫用的軌跡類似。這些超級雜草無法通過標準化學方法根除，調查對象中有50%的農場都有這個問題，而這種情況只會逐年惡化。不久之後，是否抗除草劑也不是重點了，因爲要是我們找不出新的農藥，那麼超級雜草會排擠農作物，到時可能也只剩雜草能拿來吃了！

垃圾戰士

塑膠在加工食品出現之前，就已經是個環境問題，但汽水是兩公升保特瓶大量出現的原因。衆所周知，加工食品大量使用塑膠，在美國垃圾掩埋場裡，光是容器和包材就占了23%以上的垃圾量，有部分是來自食品。大量的塑膠最後會流入海洋，有些甚至會漂入北極海。

二〇一九年美國丟棄的食物占總垃圾量22%，超過四千萬噸食物進入了垃圾掩埋場，相當於每人每天兩百二十克。這些浪費掉的食物，每天都能塡滿一座美式足球場。這還不是最糟的，環保署指出23%的甲烷排放量來自固體廢棄物，這就不只是肉類產生的了。腐爛的食物加上細菌就像牛胃一樣，容易生成甲烷。

你有沒有注意到小熊軟糖不會變質？知道爲什麼嗎？會被人扔掉的食物主要都是眞食物，這就是重點。眞食物會變成垃圾就是因爲會變質，而變質表示它能被細菌代謝。說的更直觀一些，我們的粒線體是由細菌演變而來，這表示人體也能代謝它。這比吃進身體卻無法代謝要好得多，就像反式脂肪那樣（請見第二十章），粒線體功能障礙是慢性病的主要成因。

永續國家

土壤流失、廢棄物、水污染、空氣污染和溫室氣體排放……工業化的加工食品體系正嚴重破壞全球生態系統，而單一作物栽培意味著化石燃料、氮污染和海洋死亡區，抗生素和農藥則帶來超級雜草和超級細菌，塑膠代表污染和更多的溫室氣體。而這些問題，環保署不會編任何經費來清理，因爲畢竟這是食物，對吧？

自從尼克森總統（Richard Nixon）要他的農業部長厄爾·巴茨（Earl Butz）「讓糧食變便宜」以來，在過去五十年裡經過政治、經濟和農業科技的努力，黃豆、小麥、玉米等這些商業化生產的作物價格都下降了，但卻都助長了慢性病的發生。我們的確得到了便宜的食物，但同時也得到了昂貴且無效的現代醫學，這讓醫療保健體系陷入困境。

本書從前言就提到，我認爲要解決醫療保健困境，得先解決健康問題；而要解決健康問題，必須先解決飲食問題；要解決飲食問題首先得了解問題出在哪裡，更別說這些廉價食品政策所帶來的環境變化正在破壞地球。健康和永續發展不會憑空發生，它們與食物、經濟緊密的連動著。

第二十六章 真食物更經濟

因爲種種原因，各國陷入經濟陣痛期，其中最重要的原因是醫療保健支出節節攀升。各國政府都在試著找出最經濟的方式來應付這股潮流，但卻沒人有意願重塑食品供應體系，因爲這得重新調整食品系統和模式，大家都只想用簡單快速的方式，解決系統性的問題。

拿出錢來

在二〇一五年八月，我與舊金山分校（UCSF）和伯克來分校（UC Berkeley）的研究團隊一起前往墨西哥城，與時任總統潘尼亞尼托（Enrique Peña Nieto）執政團隊討論，研究該國近期開徵每公升一披索的汽水稅對健康和經濟的影響。我們被帶進總統府裡的會議室，與代表社會福利、勞工、衛生、教育、國家公共衛生研究所，還有最重要的財政部門等，共計二十名部長進行閉門會議。

財政部副部長一開始就對我們說：「我們不在乎汽水稅能挽救多少生命，重點在於錢。告訴我們，到底能省下多少錢。」

也沒錯，政府通常不關心生命，不過碰到選舉當然又是另一回事，到時會爲了爭取選票，他們什麼話都說得出口。拯救生命、預防疾病的需求已不容忽視。但人命並沒有納入成本考量，儘管這應該考慮進去，因爲有生產力、身體健康的國民會納稅，而生病、虛弱的人民，則會消耗醫療補助和社會保障等政府預算。但這效應並不會立卽發生，所以在任政府的種種努力只能留給後面的政府去收割，而政治求的又是短期成效、要的是能直接增加政治資本。

副部長的話說得清楚又響亮：重點在錢。那麼讓我們來看看美國的數字。整個食品業（零售通路和餐館）年收爲一．四六兆美元，利潤爲六千五百七十億美元，毛利率45%。然而，美國的醫療支出每年達到三．五兆美元，其中二．六七兆約合75%，是花在與食品相關的慢性病。在這其中又有75%，相當於一．九兆美元的醫療支出應該是能省下來的，這是用一九七〇年的水準，是在代謝症候群出現之前的慢性病比例推估出來的。

相對於製藥業，年收約七千七百一十億美元，其中21%爲毛利。單一家公司光賣糖尿病藥物，每年就能獲利一百九十億美元，而大食品公司規模甚至更大、更糟，而且顧客更多。

你算算，食品業和製藥業每年能吸金二．一兆美元入袋，而大衆健康卻越來越惡化，醫療保健體系正在瓦解。我們花在清理這些爛攤子的錢，是食品業賺到的三倍，這情況難以長久。但只要能少買加工食品，就可以大幅降低罹病率和醫療費用，甚至解決醫療預算赤字。別再相信製藥公司的承諾，根本沒有藥物可以解決慢性病，因爲這八種細胞內病理機制根本無法用藥物治療。

那麼保健食品市場如何？這是個價值兩千一百億美元的產業。有些人必須服用膳食補充劑，比如有飲食失調、胃腸吸收不良問題，或服用會拮抗、妨礙微量營養素吸收的藥物的人。我不會全盤否定保健食品市場，它還是有正當的用途，因爲西式飲食中微量營養素並不豐富，還是有許多人需要透過補充的方式，來預防這八種細胞內病理機制。但如果你沒有任何疾病或飲食失調，那麼需要膳食補充劑的唯一原因，就是沒有從食物中獲取足夠的微量營養素。只有吃加工食品的人才會有這個問題，因爲維生素、礦物質、微量營養素尤其是纖維都被加工去除了。的確有些加工食品添加了營養素來補充，例如在麵包中添加葉酸預防胎兒神經缺陷，但即使是這樣的食品，也遠遠無法提供足夠的營養，支撐起代謝健康。爲了這個效果有限的解藥，我們的資產負債表上又添了一筆兩千一百億美元，現在支出達二．三兆美元。

再談到能源的情形呢？除了花錢解決所造成的氣候變遷問題之外，食品加工業會產生還是消耗能源？氮肥的生產會使用大量的天然氣和部分煤炭，能占到商業化農業生產總能源使用量50％以上。石油占能源投入30～75％，實際多少要看種植方式。非有機農業看來比有機農業多耗費至少10％能源，而且隨著原油成本的上升，成本也會提高。將玉米轉化爲乙醇無法成爲能源，而且花的錢可能還比省下的更多，所謂乙醇生質能源的存在，不過是創造玉米需求、哄抬價格的手段而已。

再來，食品加工會產生還是消耗水資源呢？毫無疑問的，加工食品的水資源用量遠高於其他食品；看看發展中國家的水資產如何被移去生產可口可樂就知道。當然氮滲入地表污染了全世界的地下水，讓水質變的不適宜飲用，這些都會增加成本。

最後，讓我們看看房地產市場。由於水污染導致的財產損失高達兩百六十億美元，而禽畜糞便外洩造成土壤和地下水污染損失達四十一億美元，但與醫療保健成本相比，這三百億美元根本不算什麼。不過還是沒人願意住在工廠化農場或集約式飼養場附近，因為那裡臭氣燻天，洪水一來還可能污染飲用水，就像在颶風佛羅倫斯掃過北卡羅來納州之後的情形那樣。

食品和農場

基本上沒有行業能夠逃脫加工食品的禍害，除了食品業本身和製藥業之外。食品巨頭之所以能夠平安無事，並不是因為他們做得好，而是因為每年一千七百三十四億美元的農業法案中，也編列了食品補貼預算。農村代表投票支持營養補充援助計畫，前提是城市代表投票支持農作物保險（占農業法案8％）、商品補貼（占農業法案5％），還有土壤保育（占農業法案6％），最後這項比較沒有爭議。

農業（至少在市場經濟中）接近完全競爭。因此無論品質如何，能成為贏家的總是生產

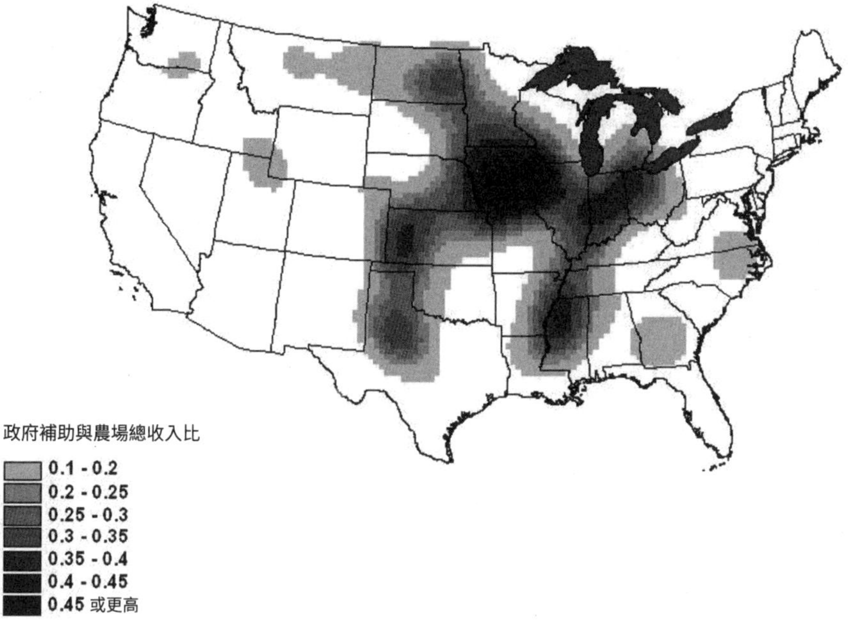

圖 26-1　2007 年美國政府補助與農場總收入比。愛荷華州獲得大部分政府補貼，用於生產玉米，但實際收入甚少，但根據州人口統計，愛荷華州參議員人數並不少，以人口來看，議員人數是平均值兩倍以上。資料來源：美國農業局。

成本最低的企業，這表示工業化的農業，不管品質、只管產量。未來扣除通貨膨脹因素之後，商品成本很可能會比現在更便宜。此外，低成本有利於下游企業，也就是食品加工業。沒什麼簡單的方法可以阻止食品加工商追求低成本，除非能對透過差別化補貼，減少商業化農產品的生產意願。有些人認爲這是不可能的，這種方式可能比疾病本身更糟糕（想想蘇聯、委內瑞拉），但我們確實別無選擇。

圖 26-1，簡單說明了政治問題。愛荷華州占美國人口 0.95%，居民有三分之二的人與

農業相關，其中包含本身務農、曾經務農或有親戚務農者，所以愛荷華參議員前往華府，去確保能照顧到本地農民利益。這張圖描繪了政府補貼與農場總收入比，看的出來政府發多少補助，不見得與農場收入相關，主要還是選票考量，用選舉看事情，角度就不同了。

製藥業也差不多了

大型製藥公司手上多的是病情更嚴重的人，這些患者是由醫生開處方，他們也因此賺得巨額利潤，就連歐巴馬醫改也阻止不了這場狂歡派對，因為法案只把保險公司的利潤限縮在15%，根本沒有觸及製藥公司利潤。製藥業賺多少，完全看患者能給得起多少，那利潤可以無邊無際。舉糖尿病藥物為例，二十年來價格上漲了十倍，利潤無比可觀。事實上這場遊戲裡的兩個贏家，都犯了本書提到的不道德風險。

那政府呢？它正為這兩個贏家製造的災難買單，卻沒想到兩者密不可分，所以繼續看業者獲利，卻要大眾付出代價。

打破現狀

二〇一一年五月我受美國廚藝學院（Culinary Institute of America）邀請，在會議上與山姆．凱斯（Sam Kass）同台，他是蜜雪兒．歐巴馬的私人廚師，也是她的兒童肥胖問題工作小組的負責人。我和他在休息室單獨相處了二十分鐘，他跟我說白宮裡的人包括總統，都讀過二〇一一年四月《紐約時報》刊登的「糖有毒嗎？」這篇文章，內容引述了我們加州大學的研究。他祝我好運，但也表示絕不會出手相助。後來與會時，他與我沒有半點交集，甚至連眨眼或點頭都沒有。他們不想和食品業有衝突，歐巴馬政府的敵人已經夠多了，不想再生事端。

不過，有時候就是得惹點事才能扭轉局面，這場戰鬥早就該來了，指責受害者並沒有用，那些奇思妙想的點子也沒有用，是時候做點事情了。在下一章裡，我會提供一系列促進食品系統改革的建議，都是收集各地既有做法而來的。我會以科學的角度解釋什麼有效、什麼無效。接著，就輪到你作選擇了。

第二十七章　不要加工食品

該如何改善行為？英國首相強森（Boris Johnson）自稱是自由主義者，在二〇一八年他曾公開表示英國的汽水稅是「持續讓國家保姆化」，但是他本人最後因為COVID-19合併肥胖，被送進了加護病房。現在他為了降低肥胖人口，花了一千三百萬美元預算在教育廣宣。但這管用嗎？別抱太大希望，因為這些活動改變不了食品的本質。

那麼要如何真正改變全國民眾的行為呢？或者是如何改變世界？美國成功的減少了吸菸和酒駕。那我們能否減少加工食品和糖類的消費，轉而支持真食物？這個嘛……我們可以不抽菸、不喝酒，但一定得吃飯。不過，我們還是可以從菸酒管控過程汲取經驗。

一般策略有兩種：個人介入（例如戒癮），還有社會介入（例如法律），兩者缺一不可。

只靠教育是行不通的

從菸草和酒精政策研究中，我們學到的最重要的一點是，儘管公共教育是所有預防手段之中，最受歡迎也是最必要的部分，但是只靠教育是行不通的。國內數據顯示，政府要求產品標示飲酒過量傷害健康，結果酒精銷售完全不受影響，對於危險飲酒模式例如酒後駕駛，或許有點效果。

香菸盒上那些令人不安的黑肺照片情況如何呢？也沒解決多少問題。常用的防治方法包含校園健康教育、公共資訊宣傳活動、產品標示和政府指南等，若分開執行難以看到成效。最後，看到防制酒精濫用的經驗，想要長久預防肥胖，這條路其實也不容樂觀。

只靠教育並不能解決任何物質濫用問題。它沒有解決酒精問題、菸草問題，也不會解決海洛因、冰毒或古柯鹼的問題，當然，也不可能解決糖的問題。像「對毒品說不」（Just Say No）這樣活動，也沒看到什麼效果。這情況正好貼合了物質濫用的定義：明知某種物質正在傷害生命、健康、家庭和錢包，但卻無能爲力。因爲那種渴望、需要和濫用的驅動力實在太強大了。

儘管如此，教育仍是成功的基石，雖然它無法獨自發揮效用，但它能讓社會政策的介入，變得更容易被人接受、向下扎根。

什麼是有效的：公共衛生鐵律

別忘了我們在處理的是糖，一種天生容易成癮的化合物，而且大多數加工食品都有添加（請見第二十一章）。咖啡因是成癮性物質也是食品添加物之一，另外巧克力和咖啡本身就含有天然的咖啡因。那些含糖、含咖啡因的食品也缺乏價格彈性，即使價格調漲大家仍然會買，因爲已經上癮了。

我們必須研究如何有效減少成癮物質消費。酒精政策研究顯示，各國管控定價、行銷和販售政策，能有效減少飲酒的負面影響。這個策略對於菸草也很有效，雖不完美但顯然效果更好，肺癌和肺氣腫的病例減少了。這些政策都建立在公共衛生鐵律之上：減少供應量就能降低攝取，進而減低健康危害。如果你讓不好的東西（比如加工食品）變得難以取得，人們一開始就不會生病。

降低可近性的方法有三種：價格策略（例如課稅）、限制購買（例如限購令），以及禁止購買（例如禁令）。沒有人認爲禁止是個好主意吧，你能想像私賣霜淇淋嗎？美國曾嘗試用憲法第十八修正案禁酒，但後來被第二十一條修正案廢除，事實證明了這個策略難以見效。但另外兩個方法：價格策略、限制購買，不但實際、可行，而且也被證實非常有效。

公衛鐵律的假設前提之一，是認爲減少消費是正面的。對於有道德風險或者會損害代謝的產品，減少消費通常對社會有利，最終也會對個人有利，只是個人可能不會這樣看，投資人當然也不會。二〇一七年食品藥物管理局公告，將要求菸商降低在美國販售產品的尼古丁含量。消息一出，各大菸草公司股價紛紛下跌。這眞是意外，香菸中尼古丁含量減少，不就表示菸的危害也減少了嗎？也許會吸引更多吸菸的人？

罪惡稅

正如我們上面所探討的，享樂物質都是沒有價格彈性的（請見第二十一章）。咖啡因可能會讓人上癮卻沒有受到監管，因爲它不具有毒性。事實上它有正面的效果（例如提高生產力、GDP），而且不會加重負面的影響（例如失能、醫療費用）。實話說，當享樂物質不會給社會造成麻煩時，那就讓市場發揮作用也無妨。監管物質的公共衛生標準如下：

一、**隨處可見**。幾乎所有加工食品都加糖，這限制了消費者的選擇。從進化的角度來看，早期人類一年只有一個月的收穫季，那時才能採收水果吃到糖分，或採蜂蜜來吃。自然界糖分不易取得，我們人類卻把產糖變得容易了（請見第二十章），現在一般食物裡都有糖的身影。

二、**含有毒性**。每個採西式飲食的國家，慢性病盛行率都上升了，而糖分正是始作俑者。果糖會增加肝臟脂肪、促進糖化反應，還會抑制粒線體功能，這些都會造成慢性病（參見第七章和第八章）。

三、**遭到濫用**。糖顯然遭到濫用了，因爲有一部分的人已經成癮。就像菸草和酒精一樣，它會刺激大腦獎勵中心，讓人不斷想要吃。它還符合會產生耐受性和依賴性的標準（參見第二十一章）。

四、外部影響。你的消費影響到了我，我當然有權表示意見（請見第二十三章）。

如果某種物質滿足以上四個標準，鐵律就應該生效。這表示地方、州政府和聯邦政府必須介入，也因此才成立了美國菸酒槍炮及爆裂物管理局（Bureau of Alcohol, Tobacco, Firearms and Explosives）。到目前爲止，因爲涉及的資金太多，加工食品還沒有這樣的聲浪，儘管浪費掉的錢比賺到的還多。這就是爲何大家陷入這種荒謬的困境裡。

美國吸菸率從柯林頓時代的24%，下降到了歐巴馬的15%，香菸消費量在這二十年裡減少了37%。然而菸草公司的收入卻增長了32%，股價也相應上漲。總是會有成癮的忠實顧客，而投資者知道享樂物質很容易暢銷，成癮者會遵循著既有的經濟規律。

罪惡稅無關罪惡，關乎多巴胺

哪種成癮物質的生產和採購成本最低，但卻給社會帶來最昂貴的負擔？尼古丁曾經是最便宜的。最嚴重的時候，肺癌每年奪走四十四．三萬人的生命，醫療保健費用每年達到一百四十億美元。但這也讓美國政府賺了很多錢，因爲吸菸者平均餘命中位數爲六十四歲，還沒來得及起領社保和醫保之前，就先去世了。

即使在電視廣告被撤下後，菸草巨頭仍然大獲成功，香菸稅爲政府帶來了一百二十五億美元的收入。即使我們知道尼古丁會讓人上癮，菸草消費也沒有明顯減少。

直到一九九六年《菸商與美國各州集體和解協議》（*Master Settlement Agreement*）簽定之後，對菸草的管制才被認真對待，消費量開始下降。然而，儘管有種種警示數據，政府仍持續補貼菸草種植。

那麼酒精呢？每年因酒駕死亡人數約有一萬人，還有另外兩萬五千人死於肝硬化及相關疾病，同時衍生出各種不同疾病，每年醫療系統因此造成的損失高達一千億美元。但它每年會爲各州與地方政府帶來五十六億美元的稅收，沒人會想賭上這個財源（除非有人能注意到聯邦政府在掏錢負擔62%的醫療費用）。

有罪惡就有罪惡稅，它一直存在，而且也有效。社會能接受這個稅賦，因爲只有買這些產品的人要付這個錢。事實上，當某個州出現財政赤字時，罪惡稅往往是立法者用來塡補預算缺口的首要方式。

問題是，罪惡稅眞正的目標是什麼？爲了充實國庫？還是要減少消費？如果消費減少了，那麼國庫收入也會受限。事實證明，收到罪惡稅的同時，也必須付出相應的代價。

毫無疑問，社會最昂貴的負擔是糖。碳酸飲料是價格彈性第二低的消費品，僅次於速食。

當價格上漲10%（例如加稅使售價上揚），消費量就會下降7.6%，主要是貧困人口減少購買，正如我們在墨西哥看到的那樣。但牛津大學的研究小組預測，汽水稅必須至少抽到20%，才能大幅壓低整體消費量。慢性代謝疾病包含第二型糖尿病、心血管疾病、脂肪肝、慢性腎衰竭等，目前占所有醫療保健費用的75%（三．五兆美元），而這其中75%是可預防的，是由於我們過度攝取糖分造成的（是的，你沒看錯）。糖和加工食品浪費了一．九兆美元醫療保健預算，引起糖尿病、洗腎和失能，在這四十年間拖累了經濟生產力，耗盡社保信託基金。

讓汽水沒氣

儘管飲料業全力反對，但汽水稅已在許多國家施行。事實上全球有二十八個國家已經開徵了各種不同的糖稅，其中最著名的要屬英國。就連主張減稅的前首相大衛．卡麥隆（David Cameron）也曾提議開徵含糖飲料稅，而保守黨也接受了這項建議，因爲這有助於籌措英國國民健保資金。然而，後來的首相強生（Boris Johnson）卻沒有開徵碳酸飲料，沒有考慮這項稅收有助挹注脫歐後的財政不足，只想到英國糖業公司泰德萊集團（Tate & Lyle）贊助了英國保守黨大會。再次證明，錢、權力和政治總是環環相扣。

美國糖稅可以追溯到一七九〇年，是第二古老的法規，然而美國政府卻仍持續實施配額限制，用補貼來支撐糖業。爲什麼？全民減糖能防止壽命減少，省下數十億美元經濟損失、改善全球數百萬人的生活品質。我與加州大學健康經濟學家吉姆．卡恩（Jim Kahn）合作，他用先進的馬爾可夫模型（一種預測未來的模型）量化，以非酒精性脂肪肝患者爲範圍，研究加工食品引起的「新」現象。數據顯示，如果美國人平均飲食中能去除20%的糖分，三年內就能降低肥胖、第二型糖尿病、心臟病、死亡與醫療支出，每年總共能省下一百億美元醫療費用，而若能減糖50%，更能省下三百一十八億美元。

以生產效率的角度來看，摩根士丹利就糖分攝取高低不同，預測了美國二〇一五～二〇三五年的經濟成長率，若能減少糖分攝入，經濟成長率會保持在2.9%，但如果維持高糖飲食習慣，經濟增長率將逐漸下降至零。然而，要減少攝取量，稅收必須高到足以產生實質影響。

碳酸飲料稅的複雜之處，在於它實際上涉及三種稅務：

一、**聯邦政府糖類生產政策**。包括限制糖類進口關稅配額，還有國內生產配額和聯邦價格補貼計畫；同時還貸款給糖類加工商，讓他們能以保證價格向農民收購農產製糖。種種補貼造成的結果，就是美國納稅人爲糖多付了數十億美元。稅收也能達到同樣的效果，差別在於抽稅錢進的是國庫，而不是到農民手上。就連二〇一六年參加總統初選的參議員泰德．克魯茲（Ted Cruz），也認爲政府該停止補貼。

二、**慢性病的成本已納入醫療保健費用之中**。我們不稱之爲稅收，而叫作保費。如果雇主支付基礎醫療保險費用，那麼員工薪水就會變少，如果雇主不付醫療保險，大家也得自付。

三、**汽水本身就是一種稅**。對於各州來說，要針對那些聯邦政府補貼的產品抽稅，似乎有些荒謬，這難道是在挖東牆補西牆？爲什麼不廢止食品配額（生產和進口配額）和所有相關稅收？說得簡單一些，爲何不取消食品市場管控和補貼呢？讓市場按照該有方式運轉。

老問題

玉米也是如此，補貼金額很大。四成的玉米作物用來生產乙醇彌補汽油不足，但這並沒有帶來任何能源收益，而且最終花費的錢可能比省下來的還要多。汽油中加入乙醇的眞正目的，只不過是爲了提高玉米需求量，用以支撐價格。剩下的玉米農穫之中，有36%用於養牛、雞和豬（支鏈胺基酸攝取量因此增加，也產生了代謝症候群，進而需要用抗生素）。最後10%用於出口。最重要的是，目前國內種植的玉米之中，只有17%是供人類食用的，而其中大部分都做成了高果糖玉米糖漿。那我們爲什麼要補貼呢？是爲了讓人能在農業博覽會上買得起裹上玉米粉漿的炸熱狗嗎？還是爲了讓人能在國慶日吃上玉米？不幸的是，把玉米用於生產乙醇和高果糖玉米糖漿的做法，在我們經濟結構中已經根深蒂固，如果補貼突然取消，玉米價格就會大漲，農民可能會跑到華府示威遊行，就像一九八〇年代初那樣。玉米和乙醇補貼確實需要逐步淘汰，但要按步就班的來，避免傷害農業。

減少補貼

更重要的問題是，補貼政策是從何而起呢？農業補助指的是聯邦政府撥款支持農民和農業。有些人認爲這些措施對農民和經濟相當重要，也有人認爲這是在扶植企業。這些措施基本上是源自一九三三年初版的農業法案，當時需要向全國貧困人口提供廉價食品，而要讓食品變得更便宜、更易於運輸，就需要靠加工，總之結果是提振了大宗商品市場，但當時主要商品卻是棉花。

可儲存的食物也是種商品。回到一九三〇年，有將近25%的人口約三千萬人，住在六百五十萬個農場裡，他們對華府的影響力很大。但如今只有三百萬農民、兩百一十萬個農場。有七個州獲得了45%的補貼：德州9.6%、愛荷華州8.4%、伊利諾州6.9%、明尼蘇達州5.8%、內布拉斯加州5.7%、堪薩斯州5.5%、北達科他州5.3%。這些州也是玉米、大豆、小麥和稻米的最大產地，是加工食品生產的基礎。雖然大部分的玉米和大豆用途是加工，不是直接拿來煮食，但我們也的確透過加工食品吃進了支鏈胺基酸、高果糖玉米糖漿和Omega-6脂肪酸，也因此生了病。

雖然《農業法案》本意在於保護在地小農，但不可避免地，這無法與現代化農業技術抗衡，無論如何，科技的浪潮都會淹沒他們。如今，前15%的農產大宗物供應商，也是技術最先進的那群，獲得了85%的補貼。小型供應商只能拿到微薄的補助，而肉類、水果和蔬菜的生產小農，能得到的只有沉重的負擔。美國農業部二〇一七年的報告指出，只有14.6%的食品費用流向了農民，這項指標已經連續第六年下降。相對的，其餘85%用於其他開銷，包含勞力、包裝、運輸、廣告等。例如，一條售價二．五五美元的麵包，成本只有十六美分，占麵包零售價值6.3%，而農民的利潤是〇．四美分，只占售價0.15%。這些都因爲補貼不是針對農民，而是給加工食品生產商的，這項政策是阻礙食品進步的絆腳石。

補貼之所以能夠運行，是因爲它們抬高了美國農村地價，但現在反而變成了問題，因爲地價已經抬得太高了，這是需要重新考慮補貼政策的原因之一。儘管《農業法案》預算越編越高，但二〇〇九～二〇一八年間的淨農業收入減少了四十三億美元，大約降了6.7%，所以現在他們更加堅決要求政府繼續補貼。一旦政府給了好處，說要廢止等於搶走嬰兒手上的玩具，既得利益者的不滿是難以平息的。

重要的是，全球沒有任何經濟學家相信食品補貼有用，因爲這些措施只會扭曲市場運作，讓錯誤的東西更容易取得，同時又使正確的東西變得更難買到。食品價格越便宜，「眞食物」對大多數人來說就越是遙不可及。

此外，美國食品市場充斥著享樂物質。事實上前幾名包含第一、二名的油品、咖啡，第四、五名的糖和可可，還有第八名的玉米（可轉化爲生質酒精），基本上都是享樂物質，這些物質推動了我們的經濟。如今我們徵收香菸和酒稅，但是政府卻補貼菸草生產，我們考慮徵收糖稅，而且有六個城市已經開徵蘇打稅，但製糖原料卻是中央政府補貼的商品。倒不如停止食品補貼、配額和價格管制政策如何？人們會說食品價格將因此上漲，但加州大學伯克萊分校賈里尼小組的食品成本模型顯示，唯一會上漲的兩項商品是糖和玉米，而這兩個也是力爭維持現狀的主要行業，毫不意外。

儘管如此，人們還是會爭辯，說食品總體價格會上漲，或多少都會漲一點。縱觀各國，美國在食品上的支出占ＧＤＰ的比例最低，只有７％，這是因爲所有加工食品的基礎都是大宗物質。接下來的兩個支出最少的國家是英國（９％）和澳洲（11％），而我們三個都是慢性病泛濫的國家。

眞食物的成本比加工食品高得多，通常是兩倍。所以說食品加工商賣的是經過補貼的廉價食品，還從中賺取巨額利潤。一九七〇年之前，食品加工業年利潤率爲１％，加上人口每年會成長１％。換句話說，他們每年能按照這個比例賣東西給更多的人口牟利。

自一九八〇年以來，食品加工業年利潤率上升至５％。然而人口年成長率已降至0.7％。儘管人口減少，但他們的收入卻還在上升，這就是在食品中添加成癮物質能得到的經濟效益。

從前還有汽水製造商在產品中添加古柯鹼。雖然現在他們只加糖和咖啡因，但總之人們還是上癮了。

職場禁令

職場能提供教育與所需要的環境，尤其是在職教育與工作目標一致時尤其如此。比如說，哪裡會先禁菸？醫療中心。一般而言，醫藥衛生人員與醫院員工應該爲大衆樹立良好的健康習慣典範，但要是28%的兒童醫院大廳裡有速食店，這對大衆來說又示範了些什麼呢？

在加州大學舊金山分校，我們也問了一樣的問題，同時還採取了行動。從二〇一三～二〇一五年，校內健康委員會推動工作場所禁止含糖飲料政策。結果就是所有含糖飲料，無論是汽水或是調味咖啡等，都禁止在校內販售，不但從病人的餐盤上消失，也不再出現於任何外部供應商的菜單上，如果員工想喝汽水，可以自己從家裡帶來。儘管無糖汽水和果汁仍可販售，至少還是邁出了一小步。

我們當然對這項政策的成果很感興趣，也因此研究了校內兩百一十四名員工，這些員工在禁令實施之前和實施一年後都常喝含糖飲料。他們平均每天要喝上一公升的含糖飲料，政策施行後攝取量減到約半公升，等於減半。此外，含糖飲料攝取量與減少腰圍、改善胰島素敏感性和降血脂有關。而且……幾乎沒有人抱怨，眞的。那學校收入如何呢？學校的自助餐廳賣出了更多水，收入並沒有下降。

在社會層面，私人企業透過職場禁令推動改革，解決了許多政府解決不了的政治障礙。當然這涉及到一般合約和所謂可樂經營權合約問題，決策需要考量校園行銷、推廣和銷售量。一些雇主在實施含糖飲料銷售禁令時，可能會受到挑戰，被員工認爲管的太多。儘管如此，公共衛生鐵律無可辯駁，只要減少供應量就能降低攝取，進而減少健康危害。如果我們願意的話，是眞的可以解決這個問題的。

獨特的英國提案

每次美國總統大選，都會看見有候選人把發放全民最低基本收入列爲政見。這就是社會主義與自由主義衝突之處。畢竟基本收入能拿來買任何東西：大麻、性交易、線上遊戲，當然還有甜甜圈，很多甜甜圈。

英國有個更好的主意，投資當地永續農業系統，這會有助於減少肥胖和疾病。每月發放「甜菜根債券」，而這個券只能拿來買眞食物。大家還可以用他們自己的、家人的甜菜根分額來支持在地農糧政策，進而支持在地農民與有機耕作。

最佳推動方式

如果這想法太社會主義了，那麼還有一種策略，在抵消食物成本同時也能嘉惠農民，並顧及食品工業和公共衛生，那叫作差別補貼。蘿蔔和棍子齊出，有賞有罰。一九七七年，北歐國家包括瑞典、丹麥和挪威等，開始實行差別補貼，目的在抑制各國酗酒者人數上升。這三個國家採取了兩項立法措施：首先，他們將賣酒場所國有化，讓同樣的酒類在各地均以相同的價格出售。其次，他們對烈酒徵稅，然後使用這些稅款來補貼酒精度較低的啤酒。用這個辦法，能使大眾遠離烈酒，改喝酒精含量較低的啤酒，進而減少酒精消費。在這個過程之中，不但住院人數減少、車禍減少、肝硬化減少，生產力也提高了，這些政策至今仍在執行。

以下是把這個概念應用在糖類的方法。首先，對汽水徵稅（世界上有二十八個國家已經這樣做了），接著用這個稅收來補貼水。飲料製造商不會在意，因爲他們也賣水，這不過是換個東西賣，這樣的零和計畫能促使人們作出更健康的選擇。其次，不再補貼玉米和大豆，而是對玉米和大豆徵稅，並用收入補貼新鮮水果和蔬菜。這會迫使農民重新考慮土地利用，考慮到迫在眉睫的氣候變遷災難，這點刻不容緩。在美國低收入戶食品計畫（例如WIC、SNAP和NSLP）中推廣高纖維食品，會是最便捷的起點。這樣一來可以引導人們朝著更健康的方向前進，而他們也不會抱怨。其實大部分時候，他們甚至都不會注意到。

第二十八章 真食物案例

加工食品會讓人走向死亡、讓人散盡家財、耗盡國家預算，最終會毀滅地球。這是個無比緩慢的過程，但我們知道它正在發生，至少有些人清楚。但總會有人無論如何都會繼續吃加工食品，因爲這不花腦子、看來便宜、方便又美味，而且最重要的是，容易上癮。

其實食品加工曾讓世界各地無數人免於餓死（就像一九三〇～一九三六年間連環沙塵暴侵襲事件時，它讓西南地區的人口渡過難關）。再換個角度看，也能說它強化了大宗商品市場，帶出了雀巢、百事可樂、可口可樂、瑪氏食品、達能食品、家樂氏和聯合利華等企業巨頭，爲全球經濟注入了活力。這些都是事實。但如果加工食品這麼好，爲什麼這麼多國家站在它的對立面，支援永續和再生農業？爲什麼歐洲銀行和金融家要設立永續食品股票基金？或許他們心裡終究還是明白，加工食品畢竟不好？

眞食物有用嗎？

加工食品只是求一時方便快樂，長期下來是痛苦的。對於個人乃至於社會層面，任何毒物和成癮物質都是如此。眞食物能減輕這種長期痛苦嗎？另外，眞食物是否會降低短期快樂？

我可以親身證明眞食物可以改善健康，我根據的是二十年來照護肥胖兒童的經驗，我們也發表研究結果，讓其他人可以複製我們的成功經驗。加州大學舊金山分校青少年和兒童健康體重評估（Weight Assessment for Teen and Child Health, WATCH）門診，每個月會有十二～十六名新患者。患者初診時，家長得塡上長長的資料然後與醫生會談，空腹血液檢驗評估代謝情況，接下來最重要的是，患者和家長會參加我們的「眞食物教學早餐」，這是個一小時的課程，每次會安排六名患者和家長參與，我們會提供早餐並由專業營養師說明。營養師會解釋菜單上有的食物，也會說明其他食物爲何不在菜單上，並告訴他們理想的早餐應該是什麼樣子。這是我們做過的最重要、最有效的事情，父母們會看到他們的孩子願意吃這些食物，看到其他父母和孩子也會吃，並了解他們有能力負擔、取得和烹飪這些食物。如果我們滿足了以上這些條件，那麼患者就能夠減肥並維持體重，他們的代謝健康也會改善。如果沒有，那麼我們就不得不嘗試其他治療方式，在某些情況下需要用藥物治療。

我們的目標是給家長們足夠的知識，讓環境與生物化學相結合，再讓生物化學導向行爲，然後行爲就能和疾病狀態對接起來，這樣他們就可以看到，改變環境會改變行爲，進而改善健康狀況，這是公共衛生鐵則應用於臨床醫學的實例。我們預估50%患者只需要營養教育和實踐就足夠，如果全國都能實施這樣的教育，絕大部分的兒童慢性病都會改善，而且是迅速改善。

讓孩子們改吃眞食物聽起來不是什麼高深的學門，但卻不是件簡單的事，尤其是對於低收入家庭而言。加工食品很便宜，是《營養補充援助計畫》買得起的範圍，也是食品銀行會發放的東西、最方便的選擇，卽使父母能看出這對孩子健康不是很好，我總在WATCH門診裡看到這樣的狀況。改善健康得用簡單而且能持續的方式，而眞食物是唯一有效的方法。

鼓勵吃眞食物

二〇一八年美國有一·二七六億個家庭，總共花費了七千七百九十億美元在食物上，其中約六千一百七十億美元是花在傳統雜貨店。二〇一八年這些雜貨店的平均稅前收入僅占1.3%。所以食品零售商平均只從每戶人家賺了六十三美元。加工食品對加工生產商或許有利可圖，但對零售商可不是。然而加工食品引發慢性病，導致美國健保體系每年損失一·九兆美元，每戶平均超過一萬四千美元，誰要來付這些錢？更重要的是，未來是誰在負擔這樣的費用？

當有公司造成污染或致人生病死亡時，人們可以提起集體訴訟要求該公司負責。同樣的，政府可以使用國家親權（Parens Patriae），以監護人的角色提起訴訟。想想大型菸商、阿拉斯加港灣漏油事件，以及普渡製藥公司那些例子。但誰來追究大型食品公司的責任呢？可口可樂應該支付你的保險費用嗎？沙拉醬製造商也該承擔責任嗎？這聽來或許不無可能，但你能想像政客和那些遊說團體反應會多大嗎？儘管如此，各州還是有理由起訴飲料公司，拿回他們花在補助糖尿病醫療的預算。

除此之外，唯一可行的方法是醫療保健付費方與保險公司，共同提供食品零售商誘因，鼓勵消費者選擇眞食物。食品零售商有限的收入，相較於加工食品所帶來的損失，可說是天差地遠，選擇眞食物對大家都有利。如果保險公司承擔眞食物的成本，那麼受保人的健康狀況就能改善，降下來的醫療費用可能是食品零售商每戶賺到的那六十三美元的好幾倍。用增加食品零售商淨收入的方式，來刺激眞食物銷售，共同推動人們朝著正確的方向前進，能讓零售商收入增加一兩倍，這應該能引起人們的興趣。

Foogal-Perfact 程式

淘汰慢性病的唯一方法，是讓眞食物成爲美國、甚至世界各地所有家庭的圭臬。這顯然是個艱巨的任務，因爲要考量成本、可近性，以及大型食品公司在廣告和供應方面的問題或誤導性做法。

業者把事情怪在消費者身上，認爲他們寧願吃加工食品而不是眞食物。美國食品消費有62%花在加工食品，所以他們的看法多少有些道理。但爲什麼人們選擇加工食品呢？因爲更好吃？較少腐敗和損耗？成本低？節省做飯和清理的時間？業者行銷？又或者，大家只是上癮了？大型食品公司利用行銷兩大法則：**了解大眾的需求、滿足大眾需求。客人自然會上門**。

我的同事們在一家名爲Foogal的新創食品配送系統群組裡討論過「大眾爲什麼吃垃圾食品」這個話題。事實證明，大多數人認爲費心去想晚餐要做什麼，想完還得去買食材，是件非常麻煩的事。他們希望在家吃到的食物是對身體有益的，但要以健康的角度和營養成分來挑食材，實在是傷腦筋，而且當前的食品標示不足，也讓他們感到無所適從。他們不知道包裝上的標示要怎麼看（想知道爲什麼嗎？或許標示裡沒任何有用的資訊？參見第十七章），所以當然也不知道如何據以選擇食物。人們進到超市就像走進鴉片館，走廊盡頭滿是各種吵雜的聲音，叫著「買我！買我！」。結果消費者就在玉米穀片、碳酸飲料和餅乾的誘惑下，成了犧牲品。

爲了解決這個問題，我在Foogal的同事開發了數位平臺，將四個主角串連在一起：患者與消費者、醫療業者、食品零售業者，以及保險公司。平臺運作邏輯如下：首先由醫師將確認過的生化數據輸入Foogal平臺（例如是否有高血脂、高血壓、糖尿病、乳糜瀉，以及正在服用什麼藥物等）。接下來，這些資訊會與預防性營養（也就是避免加工食品）的資訊比對，以個人化的角度建議能改善健康的食物。假設你正在煩腦晚餐要吃什麼，Foogal能提供你數以萬計的食譜，而且都是由符合你生化特徵、能促進代謝健康的食材組成。Foogal運用了另一家新創公司 Perfact 開發的綜合食品資料庫，Perfact 會逐一檢查食品營養成分標示，然後用這個資訊與各種生化特徵比對（例如，無糖、低鹽、低血糖波動、無麩質等）。比如說，當你想吃燴雞肉時，輸入 Foogal 搜尋引擎，程式就會過濾數十萬種食譜數據庫，找到最適合你的生體狀況的食譜，然後 Foogal 會照這個食譜去訂食材，送貨到府。商店會向保險公司請款，不會要你付錢，而保險公司應該很樂意支付這筆費用。因爲這些食物（有些甚至是眞食物等級）的成本，不過是他們原本可能給付的醫療理賠金的十分之一。你的病情改善了，醫生也能少花點時間在你身上，增加可以看診的病人數量，爲保險業帶來更多利潤，超市也能賣出更多較不防腐，但利潤相對高的眞食物。減少浪費、增加利潤，人人都是贏家。

這場遊戲中只有兩個潛在的輸家：大食品商和大製藥商。他們之所以能像土匪一樣賺錢，是仗著我們現有的食品模式：補貼用於食品加工的那些大宗商品，還有獎勵製藥公司放棄抗生素這類急症用藥，走向慢性病藥物製藥模式。美國專利及商標局（U.S. Patent Office）給予藥商二十年專利保護和七年的藥品資料專屬權，再加上額外六個月的兒科研究時間，降低了製藥業新藥研發動機。大型製藥公司利用病人的不幸賺錢，他們應該改變，走正途獲利。

人人都需要吃飯，所以食品業應該能適應這種改變，他們可以改爲提供盒裝鮮食，採購在地農產品減少運輸時間、成本和浪費，並以速凍技術防止食物纖維破壞。目前高收入族群都已在運用盒裝鮮食配送服務，我們只需要把這項服務擴及社會各階層。如果食品公司願意冒險開發眞食物相關產品，他們應該得到獎勵（也許是補貼），而且那些堅持加工習慣的公司也應該繳更多稅，借此拉高售價阻止購買加工食品。同樣的，如果製藥公司願意投入新藥研發，應該得到獎勵，而那些生產既有藥品者，不應該擁有隨意哄抬藥價的自由。

吃眞食物

美國只有一處完全沒有眞食物，那就是公立學校，這是我們自己造成的。過去在一九四六年實施的「公立學校午餐計畫」，要求公立學校提供底層貧困的學生膳食，也因此「午餐服務」應運而生，戴著藍色髮網的婦女們，在全國學校餐廳備餐、供應食物。有些食物毫無味道，有的甚至還難以下嚥，但這些都是眞食物。然後到了一九七〇年代初期，全國各地教育局面臨財政壓力，這迫使學校重新思考他們的供餐服務理念。速食業伸出援手，爲兒童提供預煮的「加熱卽食」餐食像是披薩，這些食物都是加工食品，但是這樣的餐點成本更低、需要的人力更少，不但能精減備餐人力，還可以將廚房空間改造成其他用途。當然，拆掉學校廚房正是食品加工業的企圖。一旦廚房消失，校方只能依賴加工食品，但孩子們的健康會惡化，在學校考試成績也會變差（請見第十五章）。

二〇〇九年歐巴馬執政時期，第一夫人大聲疾呼要改革兒童午餐！於是二〇一〇年《兒童健康、不挨餓法案》（*Healthy, Hunger-Free Kids Act; HHFKA*）應運而生。這個法案本意在於讓孩子們在學校吃到眞食物，但受到兩個因素影響最後沒有成功。首先，每頓午餐的價格雖然從二．八美元調漲到二．八六美元，但這點錢大概也就夠買點葡萄而已。其次，學校沒有廚房了，這個空間已經被改造成了教室，那校方該去哪備餐、怎麼做呢？於是歐巴馬政府妥協了。他們能拿出的解方就是在學校設沙拉吧。但正如我一直強調的那樣，有問題的是加工食品，沙拉吧並不是改變糟糕飲食的解藥，特別是在孩子們老是吃披薩或薯條的情況下。還有，這些速食不也都被規類爲蔬菜，不是嗎？

學校需要改變。我們正在開發一款軟體，是由兩個志同道合的非營利組織 Eat REAL 與 LifeLabs 合作，利用學校餐廳作爲教育中心開發營養課程。我們與舊金山東部康郡（Contra Costa County）迪亞布羅山聯合學區（Mount Diablo Unified School District, MDUSD）的供餐服務主管多明尼克．馬奇（Dominic Machi）合作，以學區爲單位建立了校外廚房，讓學區內每所學校每天都能提供現煮的膳食。我們還在午餐時間教四年級學生營養和烹飪技巧，我們的方式是教育與服務併行。傑米．奧利弗（Jamie Oliver）還曾在學校巴士上倒了五十七噸的白沙子，讓學生理解等量的糖體積有多少。到目前爲止，在學期中九個月的過程裡，我們成功讓兩萬七千名學生平均每年每人少吃了四．五公斤糖，總共去掉了一百二十一．五噸的糖量。相較之下，傑米的巴士看來就沒那麼壯觀了。

在家吃眞食物

培養吃眞食物的習慣，祕訣是要在家也可以備餐，而且不會比加工食品多花太多時間，而眞食物的確要多花點時間切菜，所以要有鋒利的菜刀。在某次示範活動裡，我和我的同事兼烹飪書聯合作者辛蒂（Cindy Gershen），在不到三十分鐘的時間裡，準備了二十人份的餐點，每個人都有六道菜。

和吃加工食品不同之處，在於眞食物需要事先規劃、找對食譜。在COVID-19大流行期間，Eat REAL在官網www.eatreal.org上發布了我和辛蒂在二〇一三年合著的《抗糖減重烹飪書》（*Fat Chance Cookbook*）全文，眞食物是預防慢性病的基礎。

但如果你根本就不買眞食物，當然也就無法在家裡吃到，而這一切都要從生鮮蔬果店開始。在COVID-19疫情期間，特別能看出美國人對加工食品的依賴：超市貨架上找不到義大利麵、早餐麥片、洋芋片和糖果。超市本身就是個問題：它布滿地雷，很容易被炸飛。以下是七個購物規則，請大家在走進超市或網購前作好心理準備，避免誤踩雷區。

一、不要餓著肚子去購物。

二、盡量買外圍擺著的蔬果鮮食。要是你逛進了貨架區，那就是偏離了正軌。

三、如果產品擺在貨架上顯眼的位置，那是產品公司付費上架的，別當傻瓜。

四、任何有你聽過的商標或有營養標示的食品，都是加工過的。

五、包裝上要是提到結構功能性聲明，寫著有益人體機能的，不要購買。比如特別標有低脂或無反式脂肪的食品，可能會有其他不健康的成分，別被誤導了。

六、如果沒寫全麥那就不是，但即使標示了全麥也可能不是眞的。要是碳水化合物與纖維的比例大於十比一，就不要買。

七、如果糖類是前三大成分之一，不管是什麼產品，那就算是甜點。

當糖消失，加工食品也會消失

糖是加工食品的特色也是誘因，因此我們需要眞正的食品改革，而不僅僅是口頭支持。以下是七個可以立即施行的政策建議：

一、公共衛生教育強調人體不需要添加的糖分，而且糖也沒有營養價值。

二、要求食品業標示「添加糖」，因爲這本來就是他們添加進去的！

三、全面禁止糖類相關公司贊助體育賽事。此外，應該鼓勵體育偶像和娛樂界人士與含糖產品（包括置入性行銷）脫鉤，就像金州勇士隊的球星史蒂芬．柯瑞（Stephen Curry）和印度板球隊隊長維拉．哥利（Virat Kohli）所做的那樣。

四、禁止超市利用打折來促銷加工食品，就比照酒精和菸草的規定。

五、各地均應徵收碳酸飲料稅，並且也應該擴大至含糖食品。徵稅目標應視含糖量而定，而不是碳酸飲料的體積。

六、全面禁止電視和網路播放含糖飲料廣告，包括果汁。

七、停止所有政府糧食補貼政策，特別是製糖用作物補貼，這樣的政策已被證實有害健康。正如第二十六章所述，政策性的補貼扭曲了市場，並增加其他未受補貼作物的成本，讓許多人買不起其他作物。要嘛放手讓市場發揮作用，不然就利用差別補貼對汽水徵稅去補貼水。

公共觀念的力量

希望我已經說服你加工食品是罪魁禍首，而眞食物是分子、生化、醫學、心理、經濟、環境和社會層面上唯一的解方。

更重要的是，我希望我已經讓人明白選擇吃眞食物並不難。現在，我們與成功之間障礙只剩：人口中的糖類癮君子、醫療和輔助行業中的傲慢癮君子、食品和製藥行業中的金錢癮君子，以及華盛頓及其他地區的權力癮君子。但當文化改變時，事情就會改變。

如何改變整個文化？在過去的四十年裡，我們四度見證了美國文化轉變，包含：公共場所禁菸、禁止酒駕、騎自行車戴安全帽和乘車繫安全帶，還有旅宿業提供保險套。回到一九八〇年代，要是有議員站在州議會或國會殿堂裡提這些案，那大概會被人嘲笑到下臺，而時至今日，這些早已變成我們的生活日常。

我們也教育孩子們，長大了要開始懂得投票。至於那些老古板，這個嘛……到時候也都作古了。這就是爲什麼文化轉變等於世代的轉變。現在的氣候變遷議題裡，也能看出這一點。我們要改變這個世界對食品的認知。這個趨勢已經開始，但是需要有更多動力。

今天的你能做些什麼？你有選擇權，不是眞的用選票去表示，而是你的刀叉。投票結果立竿見影。你每週可以投票二十一次，每頓飯、一天三次，每一天。

盡早投票，經常投票，改變你的購物習慣。如果地方上有肉品或蔬果店，請支持在地農產品，只選擇健康的食物。可惜的是全國有很多便利店都不賣新鮮農產品，所以你得告訴店長自己想要什麼產品，同時鼓勵你孩子學校的家長們也這樣做。

你還必須改變對食物和金錢的看法。無論如何代價都是得付的，錢可以付給農民，但也可以付給醫院，哪個比較好？作出理性的選擇。

明日的你可以做什麼？前南非總統曼德拉（Nelson Mandela）曾說，政客們總是落後一步的，不能等待他們來領頭。像石化工業和氣候變遷，就是種不道德危害的結果，史丹佛研究所早在一九六八年就警告美國石油學會（American Petroleum Institute），化石燃料排放氣體會威脅環境，然而這行業五十年來卻一直躲著粉飾太平。是颶風珊迪、加州野火和瑞典環保少女格蕾塔・童貝里（Greta Thunberg）把我們從麻木中喚醒，讓我們正視這個問題。

食品問題也是這樣開始的。一開始是有個叫凱薩・查維斯（César Chávez）的人，揭露了農業的眞面目。然而，加工食品工業和慢性病的不道德危害，這五十年來卻仍隱身在宣傳廣告的背後。下一波食品革命早已到來，大衆需要同樣的討論熱度，我們必須讓食品成爲選票問題，就像民衆讓氣候變遷成爲選票問題一樣。

曾幾何時，看到大街上有人抽菸，覺得他們又酷又時髦。時至今日，看到有人抽菸，眞會覺得抽菸不好。我相信十年後，你走在街上，看到有人喝可口可樂，也會覺得這對健康不好。

這就是文化的轉變，你會一步步的感受到，這也是能改變世界的方式。

結語

《內科醫學年鑑》（*Annals of Internal Medicine*）曾有過十三歲男孩因爲只吃垃圾食品而失明的病例。即使已經確定失明是因爲微量營養素缺乏所導致的視網膜和神經功能障礙，但即便是再把這些微量營養素補充回去，依然無法恢復男孩的視力。這是個獨立的事件，但它解釋了食物的力量，也警告著我們，如果不解決這個問題，後果會是什麼。

從某個角度來看，寫本書對我來說其實很容易，因爲我已經準備了四十五年，書中所談的內容多來自所學或是親身經驗。但換個角度看，寫本書卻也是我做過的最困難的事情，因爲無論我說什麼，都會得罪人。食物是衆人之事，因此人人都該有自己的意見，不管是否具備專業知識。書中有很多會被視爲「異類」的說法，在當今直觀的、敵對的和訊息快速傳播的環境中，我能想見未來批評本書的熱度會多於掌聲。科學立論必須正確，才能經得起醫療機構、科學界、政治界、食品業，當然還有大衆的檢視，還有潛在可能針對本書的抹黑和攻擊。

我常提到一些名人，並不是爲了炫耀，而是要讓大家明白書中觀點並非獨有，我們並不孤單。接下來要提到的是我的四位同事、同胞和熟人，他們對當前全球糧食災難都有獨到見地。

二〇一四年在《惡食工廠》（*Fed Up*）洛杉磯首映會上，我有幸見到了珍·西摩爾（Jane Seymour）。她在《007：生死關頭》（*Solitaire*）、《荒野女醫情》（*Dr. Quinn, Medicine Woman*）、《婚禮終結者》（*Wedding Crashers*）等作品中都表現得很出色。當時她已經六十三歲，但看起來卻像三十六歲，而且幾乎是素顏。她向我透露，她的父親是婦產科醫生，對加工食品向來謹慎。她說她的外貌之所以能保持得這麼好，要歸功於她從來都不吃加工食品。就我對糖類、糖化和皺紋的了解和研究來說，她眞是個活生生證明。

在本書中，我提到過一些我景仰的人，包括韋斯頓·普萊斯（Weston Price）、約翰·於金（John Yudkin）和佛瑞德·庫默羅（Fred Kummerow）。還有一位是拉傑·派特爾（Raj Patel），他是作家、記者、活動家，也是前 **Eat REAL** 董事。他不遺餘力地揭發世界糧食系統的不平等，並爲眞食物而奮鬥。他在二〇〇七年的著作《糧食戰爭》（*Stuffed and Starved*）中，將肥胖和糧食危機視爲社會不平等的一環，而且也認爲有道德風險，是飽食終日者對飢民的不道德。他說得沒錯，這的確是關乎飽飢之間的議題，但有更深層、更生物學層次的問題，就因爲加工食品的關係，我們的肝臟被塞滿，腸道卻開始挨餓了。

知名記者麥可·波倫是二〇〇六年《雜食者的兩難》、二〇〇八年《食物無罪》（*In Defense of Food*）的作者，他認爲以科學角度將食物分解還原成單獨的營養素和成分這個概念，容易被業者利用於食品標示上，讓自家產品看起來沒那麼糟，或是利用添加物補進食物成分裡，使產品看起來健康。這個嘛……我是科學家，也是還原論者，而且也正是還原成分邏輯，我才能「逆向操作」個別飲食成分，把它們變回眞食物。事實上，本書描述的還原論將我們帶回了建構主義，並且得出了簡單的結論：只有眞食物才有效。我希望臨床醫師、科學家，以及有能力影響大眾的食品活動領袖，都能擁抱他們的哲學，並且仍能得出相同的結論。

最後我想和大家分享我和哥倫比亞大學經濟學家、聯合國永續發展方法網路（UN Sustainable Development Solutions Network）主席傑佛瑞・薩克斯（Jeffrey Sachs）教授意見交流情形，傑佛瑞運用明確的經濟術語點出了我們的問題，我認爲這很有說服力。經濟學家凱因斯（John Maynard Keynes）記錄了「理性行爲者」，指的是能夠理性評估價值（效用除以成本）的人；而丹尼爾・康納曼（Daniel Kahneman）與阿莫斯・特莫斯基（Amos Tversky）記錄了「非理性行爲者」，指因爲心理因素造成偏誤，以爲認爲成本過高，始終低估價值的人。傑佛瑞指出，我們有足夠的證據證明第三類參與者的存在：享樂主義者，指的是明知成本卻爲了滿足自我不顧代價的人。享樂主義者正是推動了菸草流行的人，後來又推動了槍枝、鴉片和加工食品。你所需要做的就是將以上種種問題按縣市分布的地圖疊加，就能找到重點區域。享樂主義者對於讓人感到愉悅的事物有反應，而加工食品就是種愉悅物質，順藤摸瓜、簡單明瞭。要解決加工食品問題，需要的不僅僅是眞食物，我們還需要理解並接受科學，而不是廠商的宣傳詞。我們要用批判性思考的角度去看所謂「健康」的說詞、宣稱和觀點來源爲何、如何產生，以及背後有哪些贊助者。我們要將成癮模式納入公衛體系與法律之中，「推動」人們作出健康的決定。每種物質濫用行爲都需要個人介入（例如戒癮治療）和社會介入（例如法律），兩者缺一不可。對於菸草和酒精，我們都有相對應的措施，對於鴉片類藥物也終於有所進展，普渡製藥公司破產了、嬌生公司也已經放棄，但我們對加工食品還是一籌莫展，消費者的憤怒尚未成形，但它必須成形，而且必定出現。

謝辭

不論是在我私領域或是職業生涯中，都有不少人幫助我一起完成本書。其中有些人甚至讀過我早期的草稿，還提供了建言。每個人都給予我許多幫助，都是因爲有他們的貢獻，才能讓我順利完成這項工作，這些人值得讚揚。

首先我必須感謝加州大學舊金山分校和杜魯大學聯合研究團隊的同事們。我們確實是團隊合作，每個人的貢獻都是同等的：亞歷山大・古柳奇博士（Alejandro Gugliucci）、尚馬克・史瓦茲博士（Jean-Marc Schwarz）、凱西・茉雷根博士（Kathy Mulligan）、蘇・諾華斯基博士（Sue Noworolski）、葛瑞絲・瓊斯博士（Grace Jones）、艾卡・艾爾金-卡克馬克博士（Ayca Erkin-Cakmak），還有糖化、氧化和疾病（Glycation, Oxidation, and Disease）實驗室的成員們，這些都是我的同事也是好朋友。我一天之中最重要的時刻，就是和他們聚在一起討論科學的時候，本書中所闡述的觀念是我們共同的智慧結晶。

接下來，我必須感謝我在美國飲食和慢性疾病領域中的同行，特別是達里烏許・莫扎法里安（Dariush Mozaffarian）、提姆・哈倫（Tim Harlan）、榮恩・克勞斯（Ron Krauss）、伊森・偉斯（Ethan Weiss）、馬塞爾・西達爾（Marcelle Cedars）、帕羅・雷諾朵（Paolo Rinaudo）、蘇尼爾・克利瓦德（Suneil Koliwad）、米歇爾・米圖史奈德（Michele Mietus-Snyder）、金伯・史坦霍普（Kimber Stanhope）、蓋瑞・陶布斯（Gary Taubes）、彼得・阿蒂亞（Peter Attia）、莫尼卡・杜斯（Monica

Dus）、比爾・格蘭特（Bill Grant），我在英國的同事艾西姆・馬霍特拉（Aseem Malhotra）、柔依・哈科姆（Zoe Harcombe）、邁可・尤德金（Michael Yudkin）、大衛・昂溫（David Unwin）、艾佛・康明斯（Ivor Cummins）和艾倫・愛布林格（Alan Ebringer），以及我在紐澳的同事蓋瑞・費特克博士（Gary Fettke）、格蘭特・斯考菲爾德（Grant Schofield）、瑪麗安・德馬西（Maryanne Demasi）、西蒙・索爾利（Simon Thornley）、格哈德・桑伯恩（Gerhard Sundborn）和奇隆・魯尼（Kieron Rooney）。他們以各種方式在不同場合幫助推動代謝疾病的研究發展，每一位都讓我感激不盡。馬克・海曼博士（Mark Hyman）、瑞秋・艾比拉姆斯博士（Rachel Abrams）、喬・默柯拉博士（Joe Mercola）、大衛・泊爾穆特博士（David Perlmutter）、安德列亞・恩費爾特博士（Andreas Eenfeldt），和傑生・馮博士（Jason Fung）也都同樣活躍於代謝領域，協助傳播資訊。

我還有一群活躍在飲食和心理健康領域的同事，包括在美國的同事比爾・威爾遜（Bill Wilson）、喬・伊夫蘭（Joan Ifland）、妮可・雅維納（Nicole Avena）、馬克・戈登（Mark Gold）、丹尼爾・阿曼（Daniel Amen）、喬治亞・艾德（Georgia Ede）、戴爾・布萊德森（Dale Bredesen），以及在英國同事艾力克斯・理查森（Alex Richardson）、邁可・克勞福（Michael Crawford）、派翠克・霍福德（Patrick Holford）、柯克蘭・紐曼（Kirkland Newman）、瑞秋・高（Rachel Gow）和費歐娜・菲（Fiona Fay），感謝他們開明的態度和建議。

營養學相關章節確實是最難下筆的，我的初衷不在推翻誰，而是希望幫助這個領域發展。派翠西亞・蔡（Patrika Tsai）、凱瑟琳・史密斯（Kathryn Smith）、艾蜜麗・佩瑞托（Emily Perito）、路易士・羅德格茲（Luis Rodriguez）、南茜・葛蒂諾（Nancy Guardino）、安德列亞・加伯（Andrea Garber）以及我在加州大學舊WATCH門診的團隊成員，在撰寫這方面資訊對我的幫助最大。另外我還要感謝派特・克勞福（Pat Crawford）、肯・赫克特（Ken Hecht）、羅瑞爾・梅林（Laurel Mellin）、塔拉・凱利（Tara Kelly）、萊斯禮・李（Leslie Lee）、貝琳達・費特克（Belinda Fettke）和派蒂・詹姆斯（Patty James），他們幫忙把關了書中語氣與撰寫方向的正確性。

我在牙科和肌肉功能研究領域的同事，是解說口腔、氣管和全身健康之間的關係章節的要角，感謝凱文・博伊德（Kevin Boyd）、蘇珊・梅普斯（Susan Maples）、約翰・費瑟斯通（John Featherstone）、亞斯米・克里斯托（Yasmi Crystal）、金・庫奇（Kim Kutsch）、喬治・泰勒（George Taylor）、布萊恩・霍克爾（Brian Hockel）、雅各・派克（Jacob Park）、馬克・穆勒（Marc Moeller）、珊曼莎・韋弗（Samantha Weaver）、保羅・艾里希（Paul Ehrlich）、珊卓・卡恩（Sandra Kahn）、喬治亞・羅傑斯（Georgia Rodgers）、凱倫・索卡古特雷（Karen Sokal-Gutierrez）、邁可・格里克（Michael Glick）、大衛・威廉（David Williams）和胡達・尤索福（Huda Yusuf）。

就如大家感覺起來的那樣，食品加工科學相當複雜難解，光是將這些科學與代謝症候群連結，也足以讓人望而生怯。因此我必須感謝卡蘿・蒙泰羅（Carlos Monteiro）、尚克勞德・穆巴拉克（Jean-Claude Moubarac）、塞吉・赫克伯格（Serge Hercberg）、凱莉・布洛內（Kelly Brownell）和約吉・亨德林（Yogi Hendlin）的建議。我還得感謝布蘭達・艾凱納茲（Brenda Eskenazi）、金・賀莉（Kim Harley），以及我加州大學伯克萊分校環境研究與兒童健康中心（Center for Environmental

Research and Children's Health）的同仁們，在內分泌干擾化學物質和代謝症候群方面所作的前瞻性研究。我還要特別感謝米切爾・溫伯格（Mitchell Weinberg），他是來自紐約的律師，開創了全球打擊食品詐欺的先河，也與我共同起草了該章節內容。

如果沒有解決方案，就別抱怨問題。我在加州大學舊金山分校衛生政策研究所的朋友們，一直在幫助我草擬測試各種政策倡議。我們加州大學倡議小組有個綽號叫「糖山幫」（The Sugar Hill Gang），成員包括愛麗莎・艾佩爾（Elissa Epel）、蘿菈・施密特（Laura Schmidt）、克萊兒・布林迪（Claire Brindis）、克里斯汀・卡恩斯（Cristin Kearns）、艾許莉・梅森（Ashley Mason）、珍妮特・沃西基（Janet Wojcicki）、迪恩・席林格（Dean Schillinger）和史丹・格蘭茲（Stan Glantz）。還有在英國的「向糖宣戰」（Action on Sugar）組織的葛拉罕・麥奎格（Graham MacGregor）、傑克・溫克勒（Jack Winkler）和凱瑟琳・珍納（Katharine Jenner），以及我在荷蘭非營利組織 Voeding Leeft 的朋友馬丁・范貝克（Martijn Van Beek）、芭芭拉・卡斯坦（Barbara Karstens）、彼得・沃索爾（Peter Vosho）、漢諾・皮爾（Hanno Pijl），和已故的亞伯特・范德維爾得（Albert Van de Velde），讓這個理念持續堅持下去，而西蒙・巴克拉（Simon Barquera）、阿蘭查・科爾切羅（Arantxa Colchero）和胡安・里維拉多馬科（Juan Rivera-Dommarco）則在墨西哥南部廣爲推動。

我在法學界的同事，加州大學舊金山法學院的大衛・法格曼（David Faigman）和瑪莎・科恩（Marsha Cohen），以及加州大學洛杉磯分校雷斯尼克食品法與政策中心的邁可・羅伯茲（Michael

Roberts）和戴安娜・溫特斯（Diana Winters），在分析政策方面發揮了重要作用。我還要感謝吉姆・卡恩（Jim Kahn）、瑞克・弗里曼（Rick Vreman）、特拉維斯・波爾科（Travis Porco）、泰德・諾貝爾（Todd Knobel）、亞蘭・貝禮（Alainn Bailey）和羅里・羅伯遜（Rory Robertson），他們對於協助解釋和審查本書中的經濟學和環境論點方面，有著無比的貢獻。

許多食品和公共衛生界的人都在努力改變現狀，他們也不吝分享自己的專業知識，包括艾瑞克・史密斯（Eric Smith）、潔西・伊昌烏斯（Jessie Inchauspe）、渥爾福・奧德森（Wolfram Alderson）、安德莉亞・科恩斯塔（Andreas Kornstadt）、肯・諾奇姆森（Ken Nochimson）、艾倫・法拉戈（Alan Farago）、里卡多・薩爾瓦多（Ricardo Salvador）、娜賈・皮納瓦亞（Nadja Pinnavaia）、帕羅・科斯（Paolo Costa）、莎拉・威爾森（Sarah Wilson）、尚塔爾・博諾（Chantal Bonneau）和丹尼爾・梅納德（Daniel Menard）。我在非營利組織Eat REAL的同事喬丹・史萊恩（Jordan Shlain）、諾拉・拉托雷（Nora LaTorre）、貝絲・塞利格曼（Beth Seligman）、克里斯汀・澤爾哈特（Kristin Zellhart）和莎拉・佛里德（Sarah Friedkin），以及董事會成員蘿拉・莫迪（Laura Modi）、吉姆・沃倫（Jim Warren）、泰莎・伯（Tesha Poe）、里瓦・羅賓遜（Riva Robinson）、勞倫斯・威廉斯（Lawrence Williams）和艾倫・格林（Alan Greene）對舊金山灣區的孩子們有重大貢獻；感謝我的烹飪書聯合作者辛蒂（Cindy Gershen），她在我困難時一直支持著我。

總有自世界各地學界來的朋友們，帶著最精闢的科學思維來和我討論，名單難以盡數羅列，但我還是得感謝拉姆・韋斯（Ram Weiss）、索尼婭・卡佩奧（Sonia Caprio）、阿尼亞・賈斯特博夫（Ania Jastreboff）、克里斯多夫・加德納（Christopher Gardner）、大衛・路德維格（David Ludwig）、詹姆斯・強森（James Johnson）、理查・強森（Richard Johnson）、傑克・亞諾夫斯基（Jack Yanovski）、邁可・戈蘭（Michael Goran）、馬丁・瓦比奇（Martin Wabitsch）、烏瑪・皮沙羅迪（Uma Pisharody）、布魯斯・阿爾伯特（Bruce Alpert）和佩德羅・維拉斯奎梅爾（Pedro Velasquez-Mieyer）的友誼。還有法國巴黎跨學科研究中心的同事法蘭斯・塔代（Francois Taddei）、阿里爾・林奈（Ariel Lindner）、紮維耶・德斯普拉斯（Xavier Desplas），以及賽爾齊蓬多瓦茲大學（Université de Cergy-Pontoise）的菲力普・高西耶（Philippe Gaussier）、法蘭斯・傑米內（Francois Germinet）、阿諾・拉弗蘭克（Arnaud LeFranc）和許許多多未能盡列的人。

有三位我要特別的感謝，第一位是我的好友斯蒂法諾・奈特拉（Stefano Natella），他是位才華橫溢又謙遜的學者，幫助我確立了本書的必要性和範圍，接著是在學術上指導我的兩位學者瓦特・米勒（Walter Miller）和霍華德・費德羅夫（Howard Federoff），他們和我是三十多年的朋友，也讓我體會到科學和道德是分不開的，而且無論發生什麼事，他們始終信任我。

最後，我要感謝協助本書付梓的人，包含我的編輯艾咪（Amy Dietz）、我的平面設計師格倫・蘭德爾（Glenn Randle）和崔珍妮（Jeannie Choi）、我的經紀人珍妮斯・當娜（Janis Donnaud），以及Harper Wave出版商凱倫・里娜迪（Karen Rinaldi）和瑞貝卡・拉斯金（Rebecca Raskin），感謝你們對我的信任和支持。最後當然我也要感謝我的妻子和孩子們包容我的缺點，尤其是在疫情大流行的近距離相處期間，我愛你們。

專有名詞與縮寫

1. **ACE2：**第二型血管收縮素轉化酶（Angiotensin-Converting Enzyme 2, ACE2）受體；存於細胞表面，功能爲調節血壓。冠狀病毒利用其爲通道，將病毒 RNA 注入感染細胞。
2. **ACLM：**美國生活型態醫學會（American College of Lifestyle Medicine），由醫師領導的素食倡導團體。
3. **ADA：**可指美國牙科協會（American Dental Association, ADA）或指美國糖尿病協會（American Diabetes Association, ADA），兩者英文縮寫相同。也可能指美國膳食協會（American Dietetic Association），但此組織現已更名爲美國營養與膳食學會（Academy of Nutrition and Dietetics, AND）。
4. **Addiction：**成癮。因爲強烈且有害的需求，無法克制自己的行爲，而有定期使用某物（例如毒品）或從事某項特定行爲（例如賭博）的情況。
5. **AGE：**晚期糖化終產物（Advanced Glycation End Product, AGE），是食物加熱過程或人體中自然發生梅納反應的產物。
6. **ALEC：**美國立法交流委員會（American Legislative Exchange Council），受業界委託代爲擬定立法方向，並據以遊說政府的非營利組織。
7. **ALT：**丙胺酸轉胺酶（Alanine Aminotransferase, ALT），反映肝功能的血液檢驗指標，對肝臟脂肪量敏感，但並沒有具體用以判斷脂肪肝的數據範圍。
8. **AMP-kinase：**單磷酸腺苷激酶（Adenosine Monophosphate-kinase, AMPK），將能量導向粒線體燃燒產生能量的酶。
9. **Amygdala：**杏仁核，壓力 - 恐懼 - 記憶迴路的一部分。這個位於大腦中核桃大小的區域，能產生恐懼和壓力的感覺，刺激下視丘傳遞訊息，以促進腎上腺分泌皮質醇。
10. **Anandamide：**大麻素，一種天然存在的神經傳導物質，可與內源性大麻素受體結合，降低焦慮的感受。
11. **AND：**美國營養與膳食學會（Academy of Nutrition and Dietetics, AND），前身爲美國膳食協會（American Dietetic Association, ADA）。
12. **Apoptosis：**細胞凋亡，細胞的程序性死亡（Programmed cell death），細胞中特定蛋白質被活化，導致細胞自我毀滅。
13. **ARDS：**急性呼吸窘迫症候群（Acute Respiratory Distress Syndrome, ARDS），由細胞發炎風暴引起的肺部疾病。
14. **ATP：**三磷酸腺苷（Adenosine Triphosphate, ATP），細胞內儲存能量的化學物質。
15. **Autonomic nervous system：**自主神經系統，維持生命基本功能的神經系統，不受大腦意識控制。它包含兩個部分，其中交感系統控制心跳加速、血壓和體溫升高；而副交感系統（迷走神經）則控制飲食、消化和吸收，能減慢心跳並降低血壓。兩者共同控制身體能量平衡。
16. **Autophagy：**細胞自噬，細胞清除老舊與功能失調的胞器與碎片，以保持細胞最佳狀態的過程；大腦細胞自噬發生在睡眠期間。
17. **BCAA：**支鏈胺基酸（Branched-Chain Aamino Acids, BCAA）包含白胺酸、異白胺酸、擷胺酸，是肌肉生長必需蛋白質，也可以進入肝臟代謝產生能量。
18. **BMI：**身體質量指數（Body Mass Index, BMI），用以評估是否肥胖的指數，由體重和身高計算而得。
19. **BP：**血壓（Blood Pressure, BP）。

20. **BPA：**雙酚 A（Bisphenol A, BPA），存在於食品和家居用品中的化學物質，進入人類之後，作用類似於雌激素。
21. **CAFO：**集約式飼養經營（Concentrated Animal Feeding Operation, CAFO），工業化養殖方式，用以生產動物性產品。
22. **CDR：**營養師協會（Commission on Dietetic Registration, CDR），辦理臨床營養師認證業務，並提供法律免責保護的協會。
23. **CGM：**連續血糖監測儀（Continuous Glucose Monitor, CGM）。
24. **Cortisol：**皮質醇，腎上腺所分泌的壓力荷爾蒙，會使血糖迅速升高供身體運用，但長期下來會導致內臟脂肪堆積。
25. **COVID-19：**2019 年冠狀病毒疾病，是一種由新型冠狀病毒 SARS-CoV-2 所引發的疾病。
26. **CVD：**心血管疾病（Cardiovascular Disease, CVD）。
27. **Cytokine：**細胞激素，細胞所合成的蛋白質胜肽，能傳播到其他細胞，引起身體發炎症狀。
28. **Depression：**憂鬱症，一種嚴重沮喪、無力和內疚感爲特徵的精神疾病，通常伴有精神不濟、食慾不振和睡眠障礙等症狀，需要治療。
29. **Developmental programming：**胎兒發育規劃，懷孕期間的子宮環境可導致胎兒的大腦或身體功能的改變。
30. **DGAC：**美國飲食準則諮詢委員會（Dietary Guidelines Advisory Committee, DGAC），每五年召開一次會議，目的在提供美國農業部國人飲食建議。
31. **DNA：**去氧核糖核酸（Deoxyribonucleic Acid, DNA），細胞內攜帶遺傳資訊的分子。
32. **DNL：**脂質新生（De Novo Lipogenesis, DNL），肝臟將碳水化合物轉化爲脂肪酸的過程。
33. **DO：**全人治療醫師（Doctor of Osteopathy），由全人治療醫學院授予的醫學學位。
34. **Dopamine（多巴胺）：**一種神經傳導物質，大量分泌時會使人有愉悅感，進而引發大腦獎勵反應，但長期分泌時會使受體數量減少，導致身體產生耐受性。
35. **Dopamine receptor：**多巴胺受體，能與多巴胺結合產生獎勵反應的蛋白質，當數量減少時，會產生耐受性。
36. **EC：**內源性大麻素（Endocannabinoid, EC），一種神經傳導物質（例如大麻素），與大腦受體結合後能發揮大麻般的作用，提升大腦獎勵反應減少焦慮。
37. **EDC：**內分泌干擾物質（Endocrine-Disrupting Chemical, EDC），能與細胞激素受體結合，產生活化或抑制效果的化學物質。
38. **EFSA：**歐盟食品安全局（European Food Safety Authority, EFSA）。
39. **EOP：**內生性鴉片胜肽（Endogenous opioid peptide, EOP）；大腦分泌的神經傳導物質，與受體結合能發出獎勵訊息或快感。
40. **EOP receptor：**內生性鴉片胜肽受體，大腦獎勵迴路的一環，此受體能與鴉片類藥物（例如海洛因）或內生性鴉片胜肽（例如 β- 內啡肽）結合，刺激獎勵反應產生快感。
41. **Epigenetics：**表觀遺傳，能調節基因表現但不會改變基因遺傳序列，通常在出生前即已受到某種調節。
42. **ER stress：**內質網壓力（Endoplasmic Reticulum stress, ER），細胞受到壓力使內質網代謝失調，導致蛋白質合成異常與折疊構形錯誤。
43. **Estrogen：**雌激素，爲女性性激素，由卵巢或脂肪組織合成。
44. **EWG：**美國環境工作組織（Environmental Working Group, EWG）。

45. **FDA**：美國食品和藥物管理局（US Food and Drug Administration, FDA）。
46. **Fructose**：果糖，爲單醣類，一般飲食中的糖類與高果糖玉米糖漿都有一半是果糖。這種分子使糖嘗起來呈甜味，能活化大腦獎勵系統，同時也是導致成癮性的成分。
47. **FTC**：美國聯邦貿易委員會（Federal Trade Commission, FTC）。
48. **Galactose**：半乳糖，屬於單醣，占乳糖成分一半，大腦結構代謝所需分子。
49. **GGT**：丙麩胺醯胺轉酸酶（γ-glutamyl transpeptidase, GGT），肝功能測試指標之一，可以了解肝臟受損的程度。
50. **GHG**：溫室氣體（Greenhouse Gase, GHG），尤指甲烷、一氧化二氮和二氧化碳。
51. **Ghrelin**：胃飢餓素，一種由胃產生的激素，可向下視丘傳達飢餓訊息。
52. **Glucose**：葡萄糖，屬於單醣類，膳食中的糖類與高果糖玉米糖漿有半數都是葡萄糖；也是澱粉中的分子，地球上所有細胞都能燃燒葡萄糖產生能量。
53. **Glycogen**：肝醣，細胞內儲存的熱量；結構上爲一串葡萄糖分子，很容易裂解釋出葡萄糖。
54. **HbA1c**：糖化血紅蛋白（HbA1c），糖尿病血液檢驗項目之一。
55. **Hcy**：同半胱胺酸（Homocysteine, Hcy），克氏循環代謝副產物，若濃度過高需了解是否有心臟病。
56. **HFCS**：高果糖玉米糖漿（High-Fructose Corn Syrup），從玉米分離萃取分離而得，經與葡萄糖氧化酶反應後，部分葡萄糖會轉化爲果糖，最終產品也因此含有更高量的果糖。
57. **Hippocampus**：海馬迴，壓力 - 恐懼 - 記憶迴路的一部分。大腦中儲存記憶的部分，影響杏仁核和前額葉皮質區。
58. **HOMA-IR**：胰島素阻抗指數（Homeostatic Model Assessment of Insulin Resistance, HOMA-IR），根據空腹血糖和胰島素濃度計算而得。
59. **Hypothalamus**：下視丘，大腦底部的區域，控制人體激素分泌，特別是皮質醇。
60. **IEA**：英國經濟事務研究所（UK Institute of Economic Affairs, IEA），一個政治行動組織。
61. **ILSI**：國際生命科學會（International Life Sciences Institute, ILSI），代表食品業和藥品業的非營利組織。
62. **Insulin**：胰島素，胰腺產生的一種激素，能使脂肪細胞儲存能量，並能干擾瘦素訊號增加進食行爲。
63. **Insulin resistance**：胰島素阻抗，胰島素訊息減弱的狀態，胰腺 β 細胞在此狀況下，必須分泌更多胰島素，因此促使人增肥並產生慢性病。
64. **Insulin secretion**：胰島素分泌，會因爲血糖升高刺激與迷走神經放電刺激而分泌。
65. **IRKO**：胰島素受體剔除（Insulin Receptor Knockout, IRKO），屬於動物模型，用以研究身身體不同組織的胰島素阻抗情形。
66. **Ketogenic Diet**：生酮飲食，一種幾乎不吃碳水化合物的飲食，迫使身體以酮爲能量來源，完全不使用葡萄糖。
67. **LCHF**：低碳水化合物、高脂肪飲食（Low-Carbohydrate, High-Fat diet, LCHF），常簡稱爲低碳飲食。
68. **LDL-C**：低密度脂蛋白膽固醇濃度（Low-Density Lipoprotein cholesterol Concentration, LDL-C）。
69. **LDL-P**：低密度脂蛋白顆粒數（Low-Density Lipoprotein Particle number, LDL-P）。
70. **LDL**：低密度脂蛋白（Low-Density Lipoprotein, LDL），一種會導致心臟病的血脂型態。
71. **Leptin**：瘦素，脂肪細胞分泌的一種激素，通過血液循環進入腦部，刺激下視丘產生飽足感。
72. **Leptin resistance**：瘦素阻抗，瘦素信號不敏感，致使下視丘判定身體處於飢餓狀態。
73. **Maillard reaction**：梅納反應，單醣（葡萄糖或果糖）與蛋白質自然發生結合，使蛋白質活性降低，過程中會產生氧自由基。

74. **Metabolic syndrome：**代謝症候群，泛指慢性代謝性疾病，共通點爲粒線體功能障礙。
75. **Micronutrient：**微量營養素，眞食物所含有之維生素或礦物質，在食品加工過程通常會連同纖維素一起被分離去除。
76. **Mitochondria：**粒線體，細胞內部胞器，專門燃燒脂肪或碳水化合物以產生能量。
77. **mTOR：**雷帕黴素標靶蛋白，調控平衡細胞存亡的酵素之一。
78. **NAFLD：**非酒精性脂肪肝（Nonalcoholic Fatty Liver Disease, NAFLD）。
79. **NCD：**慢性病（Noncommunicable Disease）。
80. **Necrosis：**細胞壞死，由於毒素、缺血或缺氧而導致的細胞死亡。
81. **Neurotransmitter：**神經傳導物質，由大腦神經細胞產生的化學物質，分泌後會導致其他神經細胞放電產生反應，或停止放電。
82. **NNT：**必需治療病人數（Number needed to treat, NNT），衡量某種治療方式，針對特定人群的療效指標。
83. **NSLP：**國立學校午餐計畫（National School Lunch Program, NSLP），一項由美國農業部補助的計畫。
84. **NAc：**伏隔核（Nucleus accumbens, NAc），大腦中接收多巴胺訊號轉爲獎勵反應的區域。
85. **Obesity：**肥胖，體內脂肪堆積過多。
86. **Obesogen：**肥胖原，一種化學物質，會增加儲存的脂肪量，讓身體儲存能量多於消耗。
87. **OECD：**經濟合作暨發展組織（Organisation for Economic Co-operation and Development, OECD），由全球最富有的 37 個國家聯合而成。
88. **OGTT：**口服葡萄糖耐量試驗（Oral Glucose Tolerance Test, OGTT），用於篩檢糖尿病和高胰島素血症的試驗。
89. **Omega-3 脂肪酸：**野生魚和亞麻都含有的脂肪酸，是神經元外鞘的重要成分之一，可降低發炎症狀。
90. **OSA：**阻塞性睡眠呼吸中止（Obstructive Sleep Apnea, OSA），由於肥胖或是舌頭位於咽部阻塞氣管，導致睡眠期間缺氧，通常會導致代謝功能障礙。
91. **PAH：**多環芳香烴碳氫化合物（Polycyclic Aromatic Hydrocarbon, PAH），一種致癌化學物質，是燃燒煤炭、石油、菸草、木材或肉類的產物。
92. **PBDE：**鄰苯二甲酸酯（Polybrominated Diphenyl Ether, PBDE），一種化學阻燃劑，常添加到床墊和睡衣之中，會引發胰島素阻抗。
93. **PCRM：**美國責任醫師協會（Physicians Committee for Responsible Medicine, PCRM），積極反對肉食的組織。
94. **Peptide YY(3–36)：**胜肽 YY(3–36)；由小腸分泌的一種激素，能向下視丘發出飽足感訊號。
95. **Peroxisome：**過氧化體。細胞的一個區域，含有抗氧化劑，能中和氧自由基解毒。
96. **Phenylalanine：**苯丙胺酸，一種膳食胺基酸，可轉化爲多巴胺。
97. **PI3-kinase：**磷酸肌醇 3- 激酶（Phosphatidylinositol-3-Kinase, PI3K），能促進葡萄糖進入細胞的酶。
98. **Prefrontal cortex：**前額葉皮質區（PFC）：壓力－恐懼－記憶迴路的一部分，屬於大腦結構，位於前額（眼睛上方），能抑制衝動、反社會行爲和危險行爲。
99. **Pyruvate：**丙酮酸，葡萄糖的代謝分解產物，可被粒線體進一步分解爲二氧化碳和水，產生 ATP。
100. **Reactive Oxygen Species：**活性氧，由細胞代謝產生的化學物質，可能導致蛋白質或脂質損傷，若未透過抗氧化劑解毒，可導致細胞功能障礙或死亡。
101. **RNA：**核糖核酸，存在細胞內，攜帶有特定蛋白質遺傳基因。

102. **ROS**：活性氧（Reactive Oxygen Species, ROS），或稱為氧自由基（Oxygen Radical），是細胞代謝或發炎症狀的副產物，如果沒有被抗氧化劑中和，就會傷害身體。

103. **SARS**：嚴重急性呼吸道症候群（Severe Acute Respiratory Syndrome, SARS），由冠狀病毒引起，於 2002 年首次發現。

104. **Satiety**：飽足感，能讓人停止繼續進食的感覺。

105. **SDA**：基督復臨安息日會（Seventh-day Adventists, SDA），一個倡導蛋奶素甚至全素的基督教派。

106. **Serotonin**：血清素，滿足感迴路的一部分，是由色胺酸合成的神經傳導物質，當與神經元上的 1a 受體結合時，會傳遞滿足感；若與 2a 受體結合時，會引發迷幻感。

107. **Stress**：壓力，一種不舒服的心理或情感狀態，會因為外在情況不佳或受到別人嚴苛要求而引發；由杏仁核訊息傳遞，會使下視丘向腎上腺發出分泌皮質醇的訊號。

108. **Subcutaneous fat**：皮下脂肪，腹部以外的脂肪，是儲存多餘能量的倉庫，但不見得會使代謝症候群的風險增加。

109. **Sympathetic nervous system**：交感神經系統，自主神經系統的一部分，作用時能提高心率、升高血壓，並促進能量燃燒。

110. **TEF**：進食相關產熱（Thermic Effect of Food, TEF），食物消化過程產生的熱能。

111. **Telomere**：端粒，染色體的末端穩定染色體的結構，但會隨著細胞老化而縮短。

112. **TG**：三酸甘油酯（Triglyceride, TG），會導致心臟病的血脂。

113. **THI**：眞實健康行動計畫（True Health Initiative, THI），一個反肉食的組織。

114. **TOFI**：外瘦內肥（Thin On the outside, Fat on the Inside, TOFI），也有人稱作瘦胖子，指內臟脂肪多但外表不胖的人。

115. **Tolerance**：耐受性；指獎勵訊息受到抑制的狀態，只能透過增強刺激例如吃更多（尤其是適口性高的食物）或做更多（例如賭博）強化獎勵訊號。

116. **Transcription factor**：轉錄因子，細胞中的一種蛋白質，可開啟細胞基因表現，改變細胞功能。

117. **Tryptophan**：色胺酸，飲食中最稀有的膳食胺基酸，可轉化為血清素。

118. **Type 1 diabetes**：第一型糖尿病，胰腺的 β 胰島細胞因功能障礙無法分泌足夠的胰島素，進而導致血糖過高的疾病。

119. **Type 2 diabetes**：第二型糖尿病，由於胰島素阻抗所導致的血糖過高的疾病。

120. **Tyrosine**：酪胺酸，一種膳食胺基酸，可轉化為多巴胺。

121. **Uric acid**：尿酸，核酸分解產物，會導致痛風及高血壓，攝食糖和肉類容易使尿酸增高。

122. **USDA**：美國農業部（US Department of Agriculture, USDA）。

123. **Vagus nerve**：迷走神經，自主神經系統的一部分，促進食物消化、吸收和能量儲存，並能減慢心率。

124. **VTA**：中腦腹側蓋區（Ventral Tegmental Area, VTA）；獎勵迴路的一部分；大腦中能向伏隔核傳遞獎勵訊息的區域。

125. **VMH**：下視丘腹中部（Ventromedial Hypothalamus, VMH）；屬於下視丘的區域，能接收來自身體的激素資訊，並據以調節能量平衡。

126. **Visceral fat**：內臟脂肪；腹部器官周圍的脂肪，是糖尿病、心臟病和中風的風險因子，也是代謝症候群的標誌。

萬象 005

代謝：破解加工食品、營養和現代醫藥的僞裝和謊言

Metabolical: The lure and the lies of processed food, nutrition, and modern medicine

作　　者　羅伯・魯斯提（Robert Lustig）
譯　　者　范瑋倫

堡壘文化有限公司

總 編 輯　簡欣彥
副總編輯　簡伯儒
責任編輯　郭純靜
文字協力　翁蓓玉
行銷企劃　游佳霓
封面設計　mollychang.cagw.
內頁構成　劉孟宗

出　　版　堡壘文化有限公司
發　　行　遠足文化事業股份有限公司（讀書共和國出版集團）
地址　231 新北市新店區民權路 108-2 號 9 樓
電話　02-22181417　傳真　02-22188057
Email　service@bookrep.com.tw
郵撥帳號　19504465 遠足文化事業股份有限公司
客服專線　0800-221-029
網址　http://www.bookrep.com.tw
法律顧問　華洋法律事務所　蘇文生律師
初版 1 刷　2024 年 6 月
定　　價　620 元

ISBN　978-626-7375-95-2
978-626-7375-94-5 (PDF)
978-626-7375-93-8 (EPUB)

國家圖書館出版品預行編目資料

代謝：破解加工食品、營養和現代醫藥的偽裝和謊言 / 羅伯．魯斯提 (Robert H. Lustig) 著；范瑋倫譯．-- 初版．-- 新北市：堡壘文化有限公司出版：遠足文化事業股份有限公司發行，2024.06
448 面；17x23 公分．（萬象；5）
譯自：Metabolical : the lure and the lies of processed food, nutrition, and modern medicine.
ISBN 978-626-7375-95-2(平裝)
1.CST: 營養 2.CST: 新陳代謝 3.CST: 健康飲食
415.2　　113007380